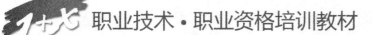

职业技术·职业资格培训教材

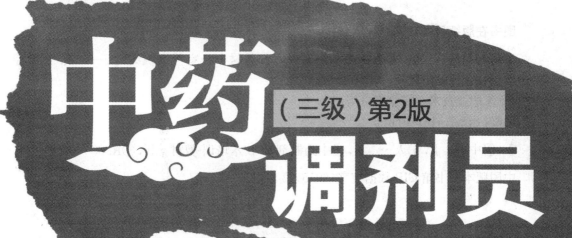

中药调剂员

（三级）第2版

主　编　许锦柏

副主编　吴正风　程声华

编　者（排名不分先后，按姓氏笔画排列）

师文道　孙蓉蓉　吴正风　张增良　陈伟德

程声华　傅立峰

主　审　毛　平

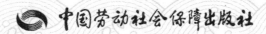
中国劳动社会保障出版社

图书在版编目（CIP）数据

中药调剂员：三级/人力资源和社会保障部教材办公室等组织编写. —2版. —北京：中国劳动社会保障出版社，2015

1＋X职业技术·职业资格培训教材

ISBN 978-7-5167-2032-5

Ⅰ.①中… Ⅱ.①人… Ⅲ.①中药制剂学-技术培训-教材 Ⅳ.①R283

中国版本图书馆 CIP 数据核字（2015）第 224838 号

中国劳动社会保障出版社出版发行

（北京市惠新东街 1 号 邮政编码：100029）

*

北京北苑印刷有限责任公司印刷装订 新华书店经销

787 毫米×1092 毫米 16 开本 22.25 印张 413 千字

2015 年 9 月第 2 版 2015 年 9 月第 1 次印刷

定价：52.00 元

读者服务部电话：(010) 64929211/64921644/84643933

发行部电话：(010) 64961894

出版社网址：http://www.class.com.cn

内 容 简 介

　　本教材由人力资源和社会保障部教材办公室、中国就业培训技术指导中心上海分中心、上海市职业技能鉴定中心依据上海 1＋X 中药调剂员（三级）职业技能鉴定细目组织编写。教材从强化培养操作技能，掌握实用技术的角度出发，较好地体现了当前最新的实用知识与操作技术，对于提高从业人员基本素质，掌握中药调剂员（三级）的核心知识与技能有直接的帮助和指导作用。

　　本教材在编写中根据本职业的工作特点，以能力培养为根本出发点，采用模块化的编写方式。全书共分为 9 章，内容包括：中医诊断基础知识、中药和中成药保管养护知识、中成药知识、中药调剂知识、中药零售企业的经营与管理、饮片检识、中药饮片处方的调剂、中药临方制剂、中成药调剂。全书后附有理论知识考试模拟试卷及参考答案、技能考核模拟试卷及参考答案。

　　本教材可作为中药调剂员（三级）职业技能培训与鉴定考核教材，也可供全国中、高等职业技术院校相关专业师生参考使用，以及本职业从业人员培训使用。

改 版 说 明

《1＋X职业技术·职业资格培训教材——中药调剂员（高级）》自2007年出版以来，受到广大学员和从业者的欢迎，在中药调剂员职业技能培训和资格鉴定考试过程中发挥了巨大作用。近几年来，由于《中华人民共和国药典》《中药调剂员》国家职业技能标准，以及《上海市中药饮片炮制规范》都进行了修订，特别是近年来中药零售药店的快速发展，对中药调剂员和营业人员提出了新的要求和工作标准。为此，2015年人力资源和社会保障部教材办公室与上海市职业技能鉴定中心联合组织相关专家对教材进行了改版工作，使之更好地适应社会的发展和行业的需求，更好地为从业人员和广大读者服务。

第2版教材在形式、结构和内容上相对初版教材有了许多变化，其中，上篇为基本知识部分，侧重于理论内容的讲解，使知识面更加丰富和完善。下篇为工作要求，增加了操作技能部分内容，按照明确的操作步骤并配图片的方式，方便读者看懂，突出了实用性的特点。教材改版中对章节及内容进行了调整，删除了与中药调剂员初级、中级中重复的内容，使教材更精练。且在编写形式上采用任务引领型，每一章都提炼了学习目标，让学员通过章节学习，明确自己应达到什么要求，使学员的学习目的更清晰，每章后增加了复习思考题，从而使学员能系统地掌握知识和技能。

教材中若存在不足和疏忽，欢迎读者、专家及业内同仁批评指正。

前　言

　　职业培训制度的积极推进，尤其是职业资格证书制度的推行，为广大劳动者系统地学习相关职业的知识和技能，提高就业能力、工作能力和职业转换能力提供了可能，同时也为企业选择适应生产需要的合格劳动者提供了依据。

　　随着我国科学技术的飞速发展和产业结构的不断调整，各种新兴职业应运而生，传统职业中也愈来愈多、愈来愈快地融进了各种新知识、新技术和新工艺。因此，加快培养合格的、适应现代化建设要求的高技能人才就显得尤为迫切。近年来，上海市在加快高技能人才建设方面进行了有益的探索，积累了丰富而宝贵的经验。为优化人力资源结构，加快高技能人才队伍建设，上海市人力资源和社会保障局在提升职业标准、完善技能鉴定方面做了积极的探索和尝试，推出了1＋X培训与鉴定模式。1＋X中的1代表国家职业标准，X是为适应经济发展的需要，对职业的部分知识和技能要求进行的扩充和更新。随着经济发展和技术进步，X将不断被赋予新的内涵，不断得到深化和提升。

　　上海市1＋X培训与鉴定模式，得到了国家人力资源和社会保障部的支持和肯定。为配合开展1＋X培训与鉴定的需要，人力资源和社会保障部教材办公室、中国就业培训技术指导中心上海分中心、上海市职业技能鉴定中心联合组织有关方面的专家、技术人员共同编写了职业技术·职业资格培训系列教材。

　　职业技术·职业资格培训教材严格按照1＋X鉴定考核细目进行编写，教材内容充分反映了当前从事职业活动所需要的核心知识与技能，较好地体现了适用性、先进性与前瞻性。聘请编写1＋X鉴定考核细目的专家，以及相关行业的专家参与教材的编审工作，保证了教材内容的科学性及与鉴定考核细目以及题库的紧密衔接。

　　职业技术·职业资格培训教材突出了适应职业技能培训的特色，使读者通过学习与培训，不仅有助于通过鉴定考核，而且能够有针对性地进行系统学习，真正掌握本职业的核心技术与操作技能，从而实现从懂得了什么到会做什么的飞跃。

职业技术·职业资格培训教材立足于国家职业标准，也可为全国其他省市开展新职业、新技术职业培训和鉴定考核，以及高技能人才培养提供借鉴或参考。

新教材的编写是一项探索性工作，由于时间紧迫，不足之处在所难免，欢迎各使用单位及个人对教材提出宝贵意见和建议，以便教材修订时补充更正。

人力资源和社会保障部教材办公室
中国就业培训技术指导中心上海分中心
上 海 市 职 业 技 能 鉴 定 中 心

目　录

下篇　中药调剂员工作要求

上篇　中药调剂员知识要求

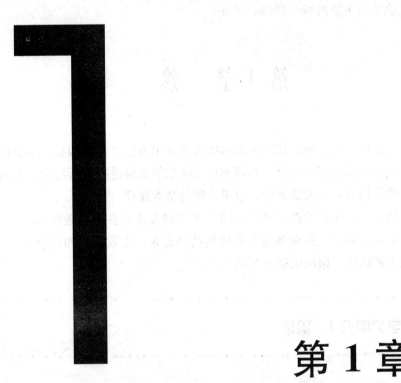

第1章

中医诊断基础知识

中医诊断学是在中医基础理论指导下，研究诊察疾病，辨别证候的学科。

中医认识疾病的三大原则：审察内外、辨证求因、四诊合参。

中医诊断的主要内容：四诊、辨证。

第 1 节 诊 法

诊法是指望、闻、问、切四种诊察疾病的基本方法，也称四诊。不借助仪器，只在感官所及范围内直接地获取信息，并即刻运用医生的头脑进行分析综合，及时作出判断，这些方法非常简捷直观、灵活方便，也是诊断的基本途径。

望、闻、问、切是调查了解疾病的四种不同方法，各有其独特作用，不能相互取代。因此，在临床运用时，必须将它们有机地结合起来，也就是"四诊合参"，这样才能全面而系统地了解病情，做出正确的判断。

 学习单元 1 望诊

 学习目标

➤ 了解望诊的内容

➤ 熟悉面色的临床意义

➤ 掌握舌诊的表现和临床意义

 知识要求

望诊是医生对人体全身和局部的一切情况及其排出物进行有目的的观察，以了解健康或疾病情况的一种诊法。是对人的神、色、形、态、舌象等进行有目的的观察，以测知内脏病变，了解疾病的一种诊断方法。

望诊包括望全身情况和望局部两部分。

一、望神

神是人体生命活动的外在表现的总称，又指精神意识活动。

望神，就是观察病人的精神好坏、意识是否清楚、动作是否矫健协调、反应是否灵敏等方面的情况，以判断脏腑阴阳气血的盛衰和疾病的轻重预后。

神的表现虽然是多方面的，但望神的重点在于目光、神志、面色和形态等方面。

望神包括得神、神气不足、失神、假神等方面内容。

1. 得神

得神即有神，是精充、气足、神旺的表现。

[临床表现] 神志清楚，语言清晰，目光明亮，精神内含；面色红润含蓄，表情自然，反应灵敏，动作灵活，体态自如；呼吸平稳。

[临床意义] 健康或即使有病，但脏腑未衰，正气未伤，预后良好。

2. 神气不足

神气不足是轻度失神的表现。

[临床表现] 精神不振，健忘困倦，声低懒言，乏力，动作迟缓。

[临床意义] 虚证病人，多属心脾两亏或肾阳不足，以致神气不足。

3. 失神

失神即无神，是精损、气亏、神衰的表现。

[临床表现] 神志昏迷，瞳神呆滞，面色晦暗，表情淡漠，反应迟钝，动作失灵，呼吸异常。

[临床意义] 脏腑功能衰败的表现，正气已伤，预后不佳。

4. 假神

假神是垂危病人出现精神暂时好转的假象，是临终前的预兆。

[临床表现] 久病重病之人，本已失神，但突然精神转佳，目光转亮，言语不休；或病至语声低微，忽而清亮起来；或原来面色晦暗，突然颧红如妆；或原来不欲饮食，突然食欲增强。

[临床意义] 精气衰竭已极，阴不敛阳，虚阳外越，欲将阴阳离决。

二、望色

望色是指观察病人面部的颜色与光泽。面部的色泽是脏腑气血之外荣。

1. 常色

常色是人在正常生理状态时面部的色泽。健康人脏腑功能正常，精神气血充盈，由于精神内含，容光焕发，血华其色，所以面色应是光明润泽的。

中国人的正常面色是微黄红润而有光泽，但由于体质的差异，所处地理环境的不同，季节、气候、工作的不同，面色可以有略黑或稍白等差异。只要是明润光泽，都属于正常面色的范围。

2. 病色

病色是指人体在疾病状态时的面部色泽。

五种不同病色的主病、病机见表1—1。

表1—1　　　　　　　　　五种不同病色的主病、病机

病色	主病	病机
青色	主寒、主痛、主瘀、主惊风	气血不通、经脉瘀阻；寒性凝滞则气滞血凝，经脉瘀阻，不通则痛，所以青色多见于寒证、痛证、瘀血；经脉瘀阻，血不养筋，肝风内动，则惊风抽搐
赤色	主热	脉络充盈；气血得热则行，热盛而血脉充盈，血色上荣，故面色红赤
黄色	主虚、主湿	脾虚湿蕴；脾失健运，气血不充，水湿内停，故面色发黄
白色	主虚、主寒、主失血	气血不足；阳气虚衰，内寒凝滞，气血运行无力；或耗气失血，致使气血不充，颜面皆具白色
黑色	主肾虚、主寒、主痛、主水、主瘀	肾阳虚衰、阴寒水盛、气血凝滞；阳虚则寒从内生，阴寒凝滞，血脉不通则痛；阳虚不能温化水液，则水湿泛滥。故肾虚、寒证、痛证、水湿、瘀血皆见面色发黑

三、望形体

望形体主要是观察病人形体的体形、胖、瘦、强弱等情况。

1. 体形

与体质有关，往往也代表着阴阳气血等禀赋特点，在一定程度上反映了对疾病的抵抗力。

2. 胖

是指肥胖，并非健壮。胖而能食，为形盛有余；肥而食少，是形盛气虚，多为脾虚有痰。胖人大腹便便，每易聚湿生痰，易患中风暴厥之证。故有"肥人多痰"之说。

3. 瘦

指瘦削，也非正常。形瘦食多，为中焦有火；形瘦食少，是中气虚弱。瘦人阴虚，血液衰少，相火易亢，故易患劳嗽。又有"瘦人多火"之说。

4. 强弱

形体强弱的表现、临床意义见表1—2。

表1—2　　　　　　　　　形体强弱的表现、临床意义

形体	表现	临床意义	预后
强	骨骼粗大、胸廓宽厚、肌肉充实、皮肤润泽	气血旺盛	虽病预后良好
弱	骨骼细小、胸廓狭窄，肌肉瘦削、皮肤枯燥	气血衰弱	预后较差

四、望姿态

望姿态就是观察病人的动静姿态。不同的疾病会产生不同的病态，所以观察病人的动静姿态，对了解疾病有很大帮助。"动主阳，静主阴"。

病人喜动、躁动、多言的，多属阳证；病人喜静、沉静少言的，多属阴证。

病人身轻能自转侧，面常向外，多为阳证、热证、实证；若身重难以转侧，面常向里，精神萎靡者，多属阴证、寒证、虚证。

头痛者常以手抱头；腰痛者常以手叉腰；胃痛者常以手扪脘；哮喘病人喘息抬肩，不能平卧。

五、望舌

又称舌诊，是望诊的重要组成部分，也是中医诊断辨证的重要依据之一。舌为心之苗，又为脾之外候。

1. 舌诊的临床意义

中医舌诊的临床意义在于其为辨证的不可缺少的客观依据，无论八纲、病因、脏腑、六经、卫气营血和三焦等辨证方法，都以舌象为重要的辨证指标。舌象的变化，能客观地反映正气盛衰、病位深浅、病邪性质、病情进退（见表1—3）。

表1—3 　　　　　　　　　舌诊的临床意义

	舌象的变化	临床意义
判断正气盛衰	舌质红润	气血旺盛
	舌质淡白	气血虚衰
	苔薄白而润	胃气旺盛
	舌光无苔	胃气衰败，胃阴枯竭
分辨病位深浅	苔薄	疾病初期，邪入尚浅，病位在表
	苔厚	病邪入里，病位较深
	舌质绛	热入营血，病位更深，病情危重
区别病邪性质	黄苔	主热邪
	白滑苔	主寒邪
	腐腻苔	食积痰浊
	黄厚腻苔	湿热
	舌有瘀斑瘀点	瘀血
推断病情进退	舌苔由白转黄	病邪由表入里，由轻变重，由寒化热
	舌苔由润转燥	热渐盛而津渐伤
	苔由厚变薄，由燥转润	病邪渐退，津液复生

但是，临床上有时也遇到某些特殊情况，如有时病重而舌象无大变化，有时正常人却舌象异常等。

2. 舌体和脏腑的关系

在长期的临床实践中，古人还发现舌的一定部位与一定的脏腑相联系，所以脏腑的精气可上营于舌，脏腑的病变也可从舌象变化反映出来（见表1—4）。

表1—4　　　　　　　　　　舌的部位和脏腑的关系

部位	脏腑
舌尖	心、肺
舌中	脾、胃
舌根	肾
舌边	肝、胆

3. 舌诊的内容

舌诊的内容主要分为望舌质和望舌苔两方面（见表1—5）。

表1—5　　　　　　　　　　舌诊的内容

内容	含义	正常舌象
舌质	又称舌体，是舌的肌肉脉络组织	淡红舌
舌苔	舌体上附着的一层苔状物，由胃气所化生	薄白苔

正常的舌象，简称"淡红舌，薄白苔"。具体说，是舌体柔软，运动灵活自如，颜色淡红而红活鲜明；其胖瘦、老嫩、大小适中；无异常形态；舌苔色白，颗粒均匀，薄薄地铺于舌面，揩之不去，其下有根，干湿适中，不黏不腻等。总之，将舌质、舌苔各基本因素的正常表现综合起来，便是正常舌象。

（1）舌质。

1）舌色。舌色的变化和主病（见表1—6）。

表1—6　　　　　　　　　　舌色变化和主病

舌色	主病	病机
淡白舌	寒证虚证	阳气不足，生化阴血的功能减弱，推动血液运行的力量也衰，致使血液不能充分营运于舌质中
淡红舌	正常	气血充盈
红舌	热证	血得热则行，热盛则气血沸涌，舌体脉络充盈，故色呈鲜红
绛舌	内热深重	热入营血

2）舌形。是指舌体的形状（见表1—7）。

表1—7　　　　　　　　　　　舌形与主病

舌形	表现	病机
胖大舌	舌体较正常舌为大，伸舌满口	水湿痰饮阻滞
瘦薄舌	舌体瘦小而薄	气血阴液不足，不能充盈舌体
裂纹舌	舌面上有多少不等、深浅不一，各种形态明显的裂沟	一是热盛伤阴；二是血虚不润；三是脾虚湿侵
齿痕舌	舌体边缘见牙齿的痕迹	舌体胖大而引起齿缘压迫所致，故常与胖大舌同见
瘀斑舌	舌面上出现大小不等、形状不一的青紫色或紫黑色斑点，并不突出于舌面	外感热病，为热入营血，气血壅滞，或将要发斑；内伤杂病，多为血瘀之症

（2）舌苔。

1）苔色。苔色变化和主病（见表1—8）。

表1—8　　　　　　　　　　　苔色变化和主病

苔色	主病	病机
白苔	表证、寒证	外感邪气尚未传里，舌苔往往无明显变化，仍为正常之薄白苔；若舌淡苔白而湿润，常是里寒证或寒湿证
黄苔	里证、热证	热邪熏灼，所以苔现黄色
灰苔	里热证、寒湿证	苔灰而干，多属热炽伤津；苔灰而润，见于痰饮内停，或为寒湿内阻
黑苔	热极、寒盛	苔黑而燥裂，甚则生芒刺，多为热极津枯；苔黑而滑润，多属寒盛阳衰

2）苔质。苔质变化和主病（见表1—9）。

表1—9　　　　　　　　　　　苔质变化和主病

苔质	表现	病机
薄苔	透过苔能隐隐见到舌体	正常舌苔；若有病见之，也属疾病轻浅，正气未伤，邪气不盛，故薄苔主外感表证，或内伤轻病
厚苔	透过苔不能见到舌体	胃气夹湿浊邪气熏蒸所致，故厚苔主邪盛入里，或内有痰饮湿食积滞
	由薄增厚	病情由轻转重，为病进
	由厚变薄	病情由重变轻，多属病退
润苔	干湿适中	津液上承之征，说明病中津液未伤
燥苔	津不上承	热盛伤津、阴液亏耗、阳虚气不化津、燥气伤肺

续表

苔质	表现	病机
	舌苔由燥转润	热邪渐尽或津液渐复，病情好转
	舌苔由润转燥	津液已伤，热势加重，或邪从热化
腻苔	舌面上覆盖着一层浊而滑腻的苔垢，颗粒细腻而致密，刮之难去	痰饮、湿温
腐苔	苔质颗粒较大，松软而厚，形如豆腐渣堆积舌面，刮之易脱	食积、痰浊
光剥舌	舌苔全部退去，以致舌面光洁如镜者	胃阴枯竭、胃气大伤，属胃气将绝的危候
花剥苔	舌苔剥落不全，剥落处光滑无苔，余处斑斑驳驳地残存舌苔，界限明显	胃的气阴两伤

 学习单元2 闻诊

 学习目标

➢了解闻诊的内容

➢熟悉语言错乱的表现和临床意义

 知识要求

闻诊包括听声音和嗅气味两方面。

一、听声音

听声音指听病人的声音高低、语言错乱、呼吸、咳嗽、呕吐、呃逆、嗳气、太息、喷嚏、肠鸣等各种声音的异常。

1. 语声

语声高亢洪亮，声音连续，前轻后重，多是形壮气足，患病闻此，多属实证、热证。

语气低微无力，声音断续，前重后轻或语声轻清，沉静少语，多属虚证、寒证。语声重浊并带鼻音，多见伤风感冒。

2. 语言错乱（见表1—10）

表1—10　　　　　　　　　　　　　　语言错乱的分类

分类	表现	临床意义
谵语	热病神昏、胡言乱语、语无伦次、声高有力	热扰心神的实证
郑声	神志不清、精神衰惫、语言重复、时断时续、声音低弱	心气大伤，神经散乱之虚证

3. 呼吸异常（见表1—11）

表1—11　　　　　　　　　　　　　　呼吸异常的分类

分类	表现	病机
气微（少气）	呼吸微弱，短而声低	正气不足，属内伤虚损
气促	呼吸有力，声高气粗	邪热内盛，属实热之证
喘	呼吸困难，短促急迫，甚则鼻翼扇动，或张口抬肩，不能平卧	外邪袭肺，肺失宣肃或肾不纳气，肺气失降
哮	似喘而断续声高，喉间有哮鸣音	内有痰饮，外感寒邪，以致肺气上逆

4. 咳嗽（见表1—12）

表1—12　　　　　　　　　　　　　　咳嗽的分类

分类	表现
实证	咳声重浊
虚证	咳声低微气弱
肺热	咳痰稠、色黄
寒痰或湿痰	咳时有声有痰，痰多易咳
燥邪犯肺或阴虚肺燥	干咳无痰，或痰少难出

二、嗅气味

嗅气味是指嗅病人体内所发出的各种气味以及分泌物、排泄物和病室的气味。

1. 口气

口气秽臭，多属胃热，或消化不良，或有龋齿，或口腔不洁；口出酸臭之味，乃胃有宿食。

2. 排泄物和分泌物

包括二便、痰液、脓液、妇女经带恶露等发出的异常气味，一般恶臭者，多为实热；略带腥味者，多属虚寒；矢气酸臭，乃宿食停滞。小便臭味，属热；浑浊者，多为湿热。咳吐浊痰脓血，有腥臭味者，多为肺痈。带下臭秽的属湿热，有腥气的属寒湿。

学习单元3 问诊

 学习目标

➤ 了解问诊的内容

➤ 熟悉饮食口味、睡眠等的变化和临床意义

➤ 掌握问寒热、问汗的表现和临床意义

 知识要求

问诊是医生询问病人或陪诊者，了解疾病的发生发展、治疗经过、现在症状或其他与疾病有关的情况，以诊察疾病的方法。对于疾病的很多情况，如病人的病史、自觉症状、既往健康状况和家族史等，只有通过问诊才能了解。

问诊是临床诊察疾病的重要一项，在四诊中占有重要地位。历代医家向来重视问诊，明代医家张景岳在总结前人问诊要点的基础上写成《十问歌》，后人又将其略作修改补充为"一问寒热二问汗，三问头身四问便，五问饮食六胸腹，七聋八渴俱当辨，九问旧病十问因，再兼服药参机变，妇女尤必问经期，迟速闭崩皆可见，再添片语告儿科，天花麻疹全占验"。内容言简意赅，可作为问诊时的参考。

一、问寒热

病人寒与热的不同感觉，主要决定于病邪的性质和机体的阴阳盛衰两方面，为确定疾病的表里寒热虚实提供依据（见表1—13）。

表1—13 　　　　　　　　　　　　　　寒热的分类

寒热	分类	临床表现	临床意义
寒	恶寒	病人有寒冷的感觉，虽覆被加衣或近火取暖仍不能解其寒	外感寒邪
	畏寒	病人有寒冷的感觉，添加衣被或近火取暖能得以缓解	阳衰阴盛
热	发热	病人体温升高	外感邪气
	潮热	定时发热或定时热甚，有一定规律，如潮汐休止有定时	阴虚阳盛

1. 恶寒发热

恶寒重、发热轻：是外感风寒的特征。因寒邪束表伤阳，所以表现为寒性反应为主的

恶寒重；寒性收引凝滞，使卫阳郁闭不宣，所以发热，且常伴有头身痛、无汗、脉浮紧等症。

恶寒轻、发热重：外感风热常为恶寒轻、发热重，因风热为阳邪，阳邪致病则阳盛，故发热重。风热袭表，卫外不固，腠理开泄，所以微恶风寒，并常兼见口渴、微汗、脉浮数等症。

2. 但寒不热

指病人只感畏寒而无发热。可见于里寒证。阳气虚于内，阳虚则寒，不能温煦肌表，故同时并见面色苍白、肢冷蜷卧、喜着衣被等虚寒证的表现。寒邪直中脏腑，阳气被伤，也可见畏寒或病变部位冷痛，此即所谓"阴盛则寒"。

3. 寒热往来

指恶寒与发热交替发作，是半表半里证的表现，可见于少阳病和疟疾。

恶寒与发热交替而作，邪气虽不太盛，正气也不强，邪气不能透入于里，正气也不能祛邪使之出表，是正邪交争、两不相下的表现。

4. 但热不寒

指病人只有发热而无怕冷的感觉。可见于里热证。

（1）壮热。病人身发高热，持续不退（体温超过39℃），属里热实证。伴有满面通红、口渴饮冷、大汗出、脉洪大等症，是表邪入里或风热内传、正盛邪实、邪正剧争、里热亢盛、蒸达于外的表现。

（2）潮热。指病人定时发热或定时热甚，有一定规律，如潮汐休止有定时。潮热的分型（见表1—14）。

表 1—14   潮热的分型

分型	表现	特征	兼症	病机
阴虚潮热	午后或入夜发热，甚至有热自深层向外透发的感觉	五心烦热 骨蒸潮热	盗汗、颧赤、口咽干燥、舌红少津	阴虚内热
湿温潮热	初扪之不觉很热，扪之稍久则觉灼手	午后热甚身热不扬	胸闷呕吐、头身困重、大便溏薄、苔腻	湿遏热伏，热难透达
阳明潮热	常于日晡阳明旺时而热甚	日晡潮热	腹满痛拒按、大便燥结、手足汗出、舌苔黄燥甚则生芒刺	肠胃燥热内结

二、问汗

阳气蒸化津液从玄府出于体表者谓之汗，汗是津液的组成部分。正常的出汗有调节营卫、滋润皮肤等作用。询问病人出汗的异常情况，可以鉴别疾病的表里寒热虚实。

1. 表证辨汗

对外感表证病人，询问出汗情况，可辨别外感表邪的性质和了解机体营卫是否失常（见表 1—15）。

表 1—15 表证辨汗

分类	兼症	病因	病机
表证无汗	恶寒重、发热轻、头项强痛、脉浮紧	寒邪	表寒实证：寒为阴邪，其性收引，寒邪收敛束表，腠理玄府闭塞
表证有汗	发热恶风、脉浮缓	风邪	表寒虚证：风为阳邪，其性开泄，风邪袭表，腠理玄府开张，津液外泄
	发热重、恶寒轻、头咽痛、脉浮数	热邪	表热证：热为阳邪，其性升散，热邪袭表，则可使腠理开、津液外泄

2. 里证辨汗

对里证病人询问出汗情况，可了解病性的寒热和机体阴阳的盛衰（见表 1—16）。

表 1—16 里证辨汗

分类	表现	兼症	病机
自汗	日间汗出，活动后尤甚	畏寒、神疲、乏力	气虚证、阳虚证：卫气虚不能固密肌表，玄府不密，津液外泄
盗汗	睡时汗出，醒则汗止	潮热、颧红	阴虚证：化燥生热，入睡时卫阳入里，不能固密肌表，虚热蒸津外泄；醒后卫气复出于表，肌表固密
大汗	汗出量多	高热不已、烦渴冷饮、脉洪大	实热证：阳热内盛迫汗外泄
	大汗淋漓	呼吸喘促、神疲气弱、四肢厥冷、脉微欲绝	亡阳证：阳气将绝、元气欲脱、津随气泄的危候，故称为"绝汗""脱汗"

三、问饮食口味

问饮食多少，可知脾胃的盛衰；问口味的好恶，可察脏腑的虚实。

1. 问口渴与饮水

口渴是临床上常见的一个自觉症状。饮水是人体内津液的主要来源。口渴与否、饮水多少，与机体内津液的盈亏、输布情况和阴阳的盛衰有密切的关系。故询问病人口渴与饮水的情况，可以了解病人津液的盛衰或输布障碍以及病性的寒热虚实（见表 1—17）。

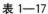

表 1—17　　　　　　　　　　　　　　　口渴的临床意义

分类	表现	兼症	临床意义	辨证
口不渴	—	—	津液未伤	寒证 无明显热邪
口渴多饮	口大渴喜冷饮	面赤壮热、烦躁多汗、脉洪大	里热亢盛津液大伤	实热证
	大渴引饮	小便量多，能食消瘦	肾阴亏虚	消渴证
	口渴多饮	大汗、吐、下、大量利尿	耗伤津液	津液大伤
渴不多饮	虽口渴但不想饮水或饮水不多	—	轻度伤津液或津液输布障碍	阴虚证、湿热证、痰饮证、瘀血证

2. 问食欲与食量

胃主受纳、腐熟水谷，脾主运化、传输水谷精微，两者为后天之本。人的饮食情况与脾胃功能正常与否关系非常密切；人以胃气为本，胃气有无直接关系到疾病的轻重和转归。所以，询问病人的食欲和食量情况，可以了解脾胃功能的强弱，判断疾病的轻重和估计预后的好坏（见表 1—18）。

表 1—18　　　　　　　　　　　　　　　食欲变化

分类	兼症	病机
食欲减退食少纳呆	消瘦乏力、腹胀便溏、舌淡脉虚	脾胃气虚证：脾胃腐熟运化功能低下
脘闷纳呆	头身困重、便溏苔腻	湿邪困脾证：脾喜燥恶湿，湿困脾，脾失运化
纳少厌油食	黄疸胁痛、身热不扬	肝胆湿热证：湿热蕴结，肝失疏泄，脾失运化
厌食	嗳气酸腐、脘腹胀痛、舌苔厚腐	食滞内停证：暴饮暴食，损伤脾胃，致使脾胃腐熟运化功能失常
厌食呕吐	妇女停经、脉滑数冲和	妊娠恶阻证
多食易饥	口渴心烦、舌红苔黄、口臭便秘	胃火亢盛证：腐熟太过，代谢亢进
多食易饥	大便溏泄	胃强脾弱证：胃腐熟功能过亢，故多食易饥；脾运化功能减弱，故大便溏泄
饥不欲食	胃中有嘈杂、灼热感、舌红少苔、脉细数	胃阴不足证：虚火内扰
偏嗜食物	消瘦、腹胀腹痛，脐周有包块按之可移	虫积证

3. 问口味

口味即病人口中的异常味觉。口中的异常味觉，常是脾胃功能失常或其他脏腑病变的反映，故询问病人口味的异常变化，也可诊察内在脏腑的疾病（见表 1—19）。

表 1—19   口味异常和主病

口味	主病
口淡乏味	脾胃气虚证
口甜或黏腻	脾胃湿热证
口中泛酸	肝胃蕴热证
口中酸馊	伤食证
口苦	热证

四、问睡眠

睡眠情况与人体卫气的循行和阴阳的盛衰有密切关系。在正常情况下，卫气昼行于阳经，阳气盛则寤（醒来）；卫气夜行于阴经，阴气盛则寐（入睡）。

1. 失眠

失眠又称"不寐"。临床上以不易入睡、睡后易醒或彻夜不眠为其证候特点，并常伴有多梦，是阳盛阴虚、阳不入阴、神不守舍、心神不安的病理表现。

（1）病人不易入睡、心烦多梦、潮热盗汗、腰膝酸软者，属心肾不交。因肾阴亏虚或心火亢盛，心肾水火不能既济，水亏火旺扰乱心神，而致失眠。

（2）睡后易醒、心悸、纳少乏力、舌淡脉虚者，属心脾两虚。因忧思伤脾，脾气虚，不能运化水谷精微，血之化源不足，导致心血虚，心神失养，而致失眠。

（3）失眠而夜卧不安，兼见脘闷嗳气、腹胀不舒、舌苔厚腻者，属食滞内停。因饮食不节，损伤脾胃，胃失和降，浊气上犯，扰动心神而致失眠，所谓"胃不和则卧不安"。

2. 嗜睡

嗜睡又称"多眠"。临床上以神疲困倦、睡意很浓、经常不自主地入睡为其证候特点。多由机体阳虚阴盛或湿困脾阳所致，也可见于温病邪入心包的病人。

五、问二便

大便的排泄，虽直接由肠道所主，但与脾胃的腐熟运化、肝的疏泄和命门的温煦等有密切关系；小便的排泄，虽直接由膀胱所司，但与肾的气化、脾肺的转输肃降和三焦的通调也关系密切。故询问二便的情况，不仅可以直接了解消化功能和水液代谢是否正常，还是判断疾病寒热虚实的重要依据。

询问病人的二便情况，应着重了解排便的次数和时间以及大小便的量、色、质、气味、排便时的感觉和伴随症状等。

1. 问大便

健康人每日或隔日大便一次，排便通畅，成形不燥，内无脓血、黏液和未消化的食物。

（1）便秘。即大便燥结，排出困难，便次减少，甚则多日不便。

（2）泄泻。即大便稀软不成形或呈水样，便次增多。

（3）便质异常。

（4）排便感异常。

2. 问小便

小便为津液代谢之排泄物。询问病人小便的异常变化，如尿量过多，次数增多，或小便时尿道疼痛等，主要可以了解津液的盈亏和肺、脾、肾三脏的气化功能是否正常。

健康成人在一般情况下，日间排尿 3~5 次，夜间 0~1 次，每昼夜排尿量为 1 000~1 800 mL。

六、问旧病

问旧病就是问既往病史，是问病人的既往健康情况和曾经患过的主要疾病，可作为诊断现有疾病的参考。

如素体肝阳上亢，易患中风；如癫狂患者，常因受到精神刺激而复发。

七、问妇女

妇女有月经、带下、妊娠、产育等生理、病理特点，凡一般疾病引起上述方面的异常改变，均可诊为妇科疾病或与妇科疾病有关。

1. 问月经

月经是发育成熟妇女所特有的一种生理现象，其正常情况为：初潮年龄为 13~15 岁，周期为 28 天左右，持续时间为 3~5 天，经色正红而无血块，在妊娠或哺乳期月经不来潮，绝经期年龄为 50 岁左右。

月经不调是指月经周期及量、色、质发生异常改变者，一般可分为月经先期、月经后期和月经前后不定期三种。

2. 问带下

白带是女性发育成熟期阴道内正常的分泌物，呈无色透明的黏液状。在经期前后，或妊娠初期，带下量可相应增多。

问带下主要了解白带量、色、质、气味发生的变化。

八、问小儿

小儿的问诊比较困难，也不一定准确，需要依靠询问其父母或保育员。

问诊时，除了解一般问诊的内容外，还要结合小儿的生理病理特点进行询问。

1. 问出生前后情况

（1）新生儿（出生后至 1 个月）。这一时期小儿的疾病多与先天因素和分娩情况有关，故应着重询问母亲妊娠期及产褥期的营养健康状况和是否难产、早产等，可了解小儿的先天情况。

（2）婴幼儿（1 个月至 3 周岁）。这一时期小儿的发育较快，喂养不当易患营养不良、五软五迟、血虚等证，故应着重询问小儿的喂养情况和坐、爬、立、走、出牙、学语的迟早，可了解小儿后天营养是否充足和发育是否正常。

2. 问预防接种、传染病史和传染病接触史

小儿 6 个月至 5 周岁之间，先天免疫力已消失，而后天免疫力尚未形成，且接触感染机会较多，故应着重询问预防接种情况、传染病史和传染病接触史。

3. 问易使小儿致病的原因

婴幼儿神志发育不完善，易受惊吓、易致高热惊风，出现惊叫、抽搐等症；脾胃柔弱，消化力差，易于伤食，产生呕吐、腹泻、疳积等症；对外界环境适应力差，易患外感病，故应着重询问小儿的喂养情况、是否着凉、受惊等，以及有无吐泻、惊叫、发热咳喘等表现。

 学习单元 4 切诊

 学习目标

➤ 了解切诊的内容

➤ 熟悉正常的脉象

 知识要求

切诊分脉诊和按诊两部分，两者同是运用双手对病人体表进行触、摸、按、压，从而获得重要辨证资料的一种诊察方法。脉诊是按脉搏，按诊是对病体的肌肤、手足、胸腹及

其他部位的触摸按压。

一、脉诊

心主血脉，心脏搏动把血液排入血管而形成脉搏。心脏的搏动和血液在血管中的运行均由宗气所推动。血液循行脉管之中，流布全身，环周不休，运行不息，除心脏的主导作用外，还必须有各脏器的协调配合：肺朝百脉；脾胃为气血生化之源，脾主统血；肝藏血，主疏泄以调节循环血量；肾藏精，精化气，是人体阳气的根本、各脏腑组织功能活动的原动力，且精可以化生血，是生成血液的物质基础之一。故脉象的形成与各脏腑组织是密切相关的。所以，脏腑气血发生病变，血脉运行受到影响，脉象就有变化，通过诊察脉象，可以判断疾病的病位与推断疾病的预后。

1. 脉诊的部位

脉诊历来有遍诊法、三部法和寸口诊法三种。现一般选用寸口诊法。

寸口脉又称气口或脉口，其位置在腕后桡动脉所在部位。寸口脉分为寸、关、尺三部，以掌后高骨为标记（桡骨茎突），其稍为内方的部位为关，关前（腕端）为寸，关后（肘端）为尺，两手各有寸关尺三部，共六部脉。寸关尺分候脏腑，左手寸部候心，关部候肝，尺部候肾；右手寸部候肺，关部候脾，尺部候肾。这种分布候脏腑的方法，在临床上有一定的参考意义，但不能机械地看待，必须结合具体的病证，综合各方面的情况加以分析才能得出比较正确的诊断（见表1—20）。

表1—20　　　　　　　　　　　寸关尺三部分候脏腑表

分部	寸	关	尺
左手	心	肝	肾
右手	肺	脾	肾

2. 诊脉的方法和注意事项

（1）时间。诊脉的时间最好是清晨，因为清晨时病人未受饮食、活动等因素的影响，体内外环境都比较安静，气血经脉处于少受干扰的状态，故容易鉴别病脉。但也不是说其他时间就不能诊脉，在诊脉之前，先让病人休息片刻，使气血平静，诊室也要保持安静，以避免外界环境的影响和病人情绪的波动，并且有利于医生体会脉象。

（2）体位。要让病人取坐位或正卧位，手部放平和心脏近于同一水平，直腕，手心向上，并在腕关节背垫上布枕，以便于切脉。

（3）指法。医生和病人侧向坐，用左手按诊病人的右手，用右手按诊病人的左手；诊脉下指时，首先用中指按在掌后高骨内侧关脉部位，接着用食指按关前的寸脉部位，无名指按关后的尺脉部位，三指应呈弓形，指头平齐，以指腹按触脉体。布指的疏密要和病人的身长相适应，身高臂长者，布指宜疏；身矮臂短者，布指宜密。

1）总按。部位取准后，三指平布同时用力按脉，称为总按。

2）单诊。一指稍稍用力，微微提起其他二指，称为单诊。临床上总按、单诊常配合使用。

3）浮取。用轻指力按在皮肤上，又称为"举"。

4）中取。指力不轻不重，还可亦轻亦重，以委曲求之，又称为"寻"。

5）沉取。用重指力按在筋骨间，又称为"按"。

3. 正常的脉象

正常人的脉象，又称为平脉。平脉的形态是三部有脉，不浮不沉，中取可得，从容和缓，柔和有力，节律均匀，一息四至（一呼一吸称为一息，每分钟16～20次，每分钟脉来60～80次）。

但平脉常随人体内外因素的影响而有相应的生理性变化。受四季气候的影响，有春弦、夏洪、秋浮、冬沉的变化；地理环境的变化也能影响脉象，南方多细软或略数，北方脉多表现沉实；女性脉象较男子濡弱而略快；年龄越小，脉搏越快；因情志的变化，脉象也会发生变化，喜则伤心而脉缓，怒则伤肝而脉急，惊则气乱而脉动等，当情志恢复平静之后，脉象也就恢复正常。

4. 病脉

疾病反映与脉象的变化，称为病脉。一般来说，除了正常生理变化范围以及个体生理差异之外的脉象，均属病脉。

（1）浮脉。脉象：轻取即得，重按稍减。"举之有余，按之不足"。特点是脉搏显现部位表浅。主病：表证。浮而有力为表实，浮而无力为表虚。

（2）沉脉。脉象：轻取不应，重按始得。特点是脉象部位深在。主病：里证。沉而有力者为里实，沉而无力者为里虚。

（3）迟脉。脉象：脉来迟慢，一息不足四至（相当于每分钟脉搏60次以下）。主病：寒证。迟而有力者为寒积，迟而无力者为虚寒。

（4）数脉。脉象：一息脉来五至以上（相当于每分钟脉搏90次以上），去来促急。主病：热证。数而有力者为实热，数而无力者为虚热。

（5）细脉。脉象：脉细如线，软弱无力，但应指明显。主病：气血两虚、诸虚劳损、湿病。

（6）洪脉。脉象：脉体阔大，充实有力，状如波涛汹涌，来盛去衰。主病：邪热亢盛。

（7）滑脉。脉象：往来流利，如珠走盘，应指圆滑。主病：痰饮、食滞、实热。妇女妊娠也常见滑脉，是血气充盛而调和的表现。

（8）涩脉。脉象：往来艰涩不畅，犹如轻刀刮竹。主病：气滞、血瘀、精伤、血少。

（9）弦脉。脉象：端直而长，如按琴弦。主病：肝胆病、痛证、痰饮等。

（10）代脉。脉象：脉来缓弱而有规则歇止，间歇时间较长。主病：脏气衰微，七情惊恐，跌扑损伤。

二、按诊

按诊是对病人的肌肤、手足、脘腹及其他病变部位施行触摸按压，以测知局部冷热、软硬、压痛、痞块或其他异常变化，从而推断疾病的部位和性质的一种诊病方法。

按诊的手法大致可分触、摸、按三类。触是以手指或手掌轻轻接触患者局部，如额部及四肢皮肤等，以了解凉热、润燥等情况；摸是以手抚摸局部，已探明局部的感觉情况及肿物的形态、大小等；按是以手按压局部，以了解深部有无压痛，肿块的形态、质地、肿胀的程度等。

第 2 节　辨　　　证

辨证就是在整体观念的指导下，将四诊（望、闻、问、切）所收集的病情资料，运用中医的理论和方法，归纳分析疾病的各种症状和体征，从而认识判断疾病证候的性质。

辨证的方法有八纲辨证、气血津液辨证、脏腑辨证、卫气营血辨证、六经辨证等。

 学习单元 1　八纲

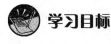 **学习目标**

➤了解八纲辨证的意义

➤熟悉表里辨证、寒热辨证的鉴别要点

知识要求

八纲，就是阴阳、表里、寒热、虚实八类证，是辨证论治的理论基础之一。

八纲辨证是通过四诊掌握病情资料之后，对病位的深浅、病邪的性质及盛衰、人体正气的强弱等进行综合分析，归纳为八类证候。

疾病的表现尽管极其复杂，但基本上都可用八纲加以归纳，如疾病的类别可分阴证与阳证；病位的深浅可分表证与里证；疾病的性质可分寒证与热证；邪正的盛衰，邪盛为实证，正虚为虚证。

一、表里辨证

表里辨证是辨别病变部位和病势趋向的两个纲领。表里是一个相对的概念，如体表和脏腑相对而言，体表为表，脏腑为里；脏与腑相对而言，腑属表，脏属里；经络与脏腑相对而言，经络属表，脏腑属里。从病势深浅论，外感病，病邪入里一层，病深一层；出表一层，病轻一层。表里辨证，适应于外感病，可察知病情的轻重深浅及病理变化的趋势。表证病在肌腠、皮毛，病位浅在；里证病在脏腑、血脉，病位深在。

1. 表证

六淫邪气经皮毛、口鼻侵入时所产生的证候。多见于外感疾病的初期阶段，具有起病急、病程短的特点。

［病因］风、寒、暑、湿、燥、火六种邪气侵袭肌表。

［临床表现］发热恶寒（或恶风）、头身痛、舌苔薄白、脉浮。兼见鼻塞流涕、咽喉痒痛、咳嗽等症。

2. 里证

疾病深入于里（脏腑、气血、骨髓）的一类证候。多见于外感疾病的中后期或内伤疾病。

［病因］

（1）由外邪不解，内传入里侵犯脏腑所致。

（2）外邪直接侵犯脏腑所致。

（3）情志内伤、饮食劳倦等因素，直接损伤脏腑，使脏腑功能失调，气血逆乱而出现的种种病证。

［临床表现］里证病因复杂，病位广泛，症状繁多，详见寒热虚实辨证和脏腑辨证等内容。

3. 表证与里证的区别（见表1—21）

表1—21　　　　　　　　　　　　表证与里证的区别

证候	起病	病程	寒热	舌象	脉象
表证	起病急	病程短	恶寒发热	苔薄	脉浮
里证	起病慢	病程长	但寒不热 但热不寒	苔厚	脉沉

4. 表证与里证的关系

（1）表证入里。凡病表证，本有发热恶寒，若恶寒自罢，不恶寒而反恶热，并见烦渴多饮、舌红苔黄、尿赤等症，即为由表入里转为里热证。

（2）里证出表。如里证内热烦躁，咳逆胸闷，继而发热汗出，烦躁减轻，则是病邪由里达表之证。

（3）表里同病。指表证和里证在同一时期内出现，除初病即见表证又见里证外，或因表证未罢又及于里；或本病未愈，又兼见标病，如本有内伤，又逢外感或先有外感，又伤饮食之类。

二、寒热辨证

寒热辨证是辨别疾病性质和机体阴阳盛衰的纲领。寒证与热证反映机体阴阳的偏盛与偏衰，阴盛或阳虚的表现为寒证，阳盛或阴虚的表现为热证。

1. 寒证

感受寒邪或阴盛阳虚所表现的证候。

［病因］外感阴寒邪气；内伤久病，阳气耗伤；过服生冷寒凉，阴寒内盛所致。

［临床表现］恶寒喜暖，面色白，肢冷蜷卧，口淡不渴，痰、涎、涕清稀，小便清长，大便稀溏，舌淡苔白而润滑，脉迟或紧等。

2. 热证

感受热邪或阳盛阴虚，人体的机能活动亢进所表现的证候。

［病因］外感火热之邪；寒邪化热入里；七情过激，郁而化热；饮食不节，蓄积为热；房事劳伤，劫夺阴精，阴虚阳亢所致。

［临床表现］恶热喜冷，口渴喜冷饮，面红目赤，烦躁不宁，痰、涕黄稠，吐血衄血，小便短赤，大便干结，舌红苔黄而干燥，脉数等。

3. 寒证与热证的区别（见表1—22）

表1—22 寒证与热证的区别

证候	寒热	面色	口渴	四肢	二便	舌象	脉象
寒证	但寒不热	白	不渴	不温	大便溏薄 小便清长	舌淡苔白	脉迟紧
热证	但热不寒	红	渴	温热	大便干结 小便短赤	舌红苔黄	脉洪数

4. 寒证与热证的关系

在一个病人身上同时存在，表现为寒热错杂的证候；又可以在一定条件下相互转化，出现寒证化热、热证转寒的情况。

（1）寒热错杂。

1）上热下寒。患者在同一时间内，上部表现为热，下部表现为寒的证候。如胸中烦热、呕吐嘈杂，又见腹痛喜暖、大便稀薄。

2）上寒下热。患者在同一时间内，上部表现为寒，下部表现为热的证候。如胃脘冷痛，呕吐清涎，又见尿频、尿急、尿痛。

上热下寒、上寒下热的病因为寒热错杂，病理为阴阳之气不得协调，阳盛于上，阴盛于下；或阴盛于上，阳盛于下所致。

3）表寒里热。寒在表，热在里的证候。食积内热，又感风寒，症见腹满、烦躁、口渴、苔黄，又见发热恶寒、身痛等证。

4）表热里寒。表证未解，而因过服寒凉以致脾胃阳气损伤，表里同病者。症见头痛、咳嗽、咽喉肿痛，又见大便溏泄、小便清白、四肢不温。

（2）寒热转化。寒热转化先见寒证，后见热证，热证出现之后，寒证渐消，此即寒转化为热；若先见热证，后见寒证，寒证出现之后，热证渐消，即为热转化为寒。

一般由寒化热，是人体正气充实，阳气亢盛，邪气能从阳化热。若虽为热证，正邪斗争结果正不胜邪，阳气耗伤，则热证也要转化为寒证。

（3）寒热真假。真热假寒证是由于内热过盛，阳气闭郁于内，不能布达于四肢而形成，故又称"阳盛格阴"。真寒假热，是由于阴寒内盛，逼阳于外，阴阳寒热格拒而成，故又称"阴盛格阳"。

三、虚实辨证

虚实辨证是分析辨别邪正盛衰的两个纲领。虚指正气不足；实指邪气盛实。

1. 虚证

对人体正气虚弱所致的各种临床表现的病理概括。

［病因］先天不足、后天失调（包括饮食失调、七情劳倦、房事过度、久病失治误治等）。

［临床表现］各种虚证的表现极不一致，很难全面概括。常见的症状有：面色淡白或萎黄；精神萎靡、神疲乏力、心悸气短、形寒肢冷、自汗、大便滑脱、小便失禁、舌淡胖嫩、脉虚沉迟；或五心烦热、消瘦颧红、口咽干燥、盗汗潮热、舌红少苔、脉虚细数。

2. 实证

对人体感受外邪或体内病理产物蓄积而产生的各种临床表现的病理概括。

［病因］外邪侵入人体；内脏功能失调，以致痰饮、水湿、瘀血等病理产物停留在体内所致。

［临床表现］由于实邪的性质及所在部位的不同，实证的表现也极不一致。主要有：发热，腹胀痛拒按，胸闷烦躁，甚至神昏谵语，呼吸气粗，痰涎壅盛，大便秘结，或下利、里急后重，小便不利，或淋漓涩痛，舌质苍老，舌苔厚腻，脉实有力。

四、阴阳辨证

阴阳是八纲辨证的总纲。在诊断上，可根据临床证候所表现的病理性质，将一切疾病分为阴阳两个主要方面。

1. 阳证

凡符合"阳"的一般属性的证候，称为阳证。

［临床表现］不同的疾病，所表现的阳性证候也不尽相同。一般常见的有：面色偏红、发热、肌肤灼热、躁动不安、语声粗浊、呼吸气粗、喘促痰鸣、口干渴饮、大便秘结或有奇臭、小便短赤；舌质红绛，苔黄黑生芒刺，脉象浮数、洪大、滑实。

［证候分析］阳证是表证、实证、热证的归纳，恶寒发热并见是表证的特征。面色偏红、神烦躁动、肌肤灼热、口干渴饮为热证的表现。语声粗浊、呼吸气粗、喘促痰鸣、大便秘结等是实证的表现。舌质红绛，苔黄黑生芒刺，脉象浮数、洪大、滑实均为实热之证。

2. 阴证

凡符合"阴"的一般属性的证候，或里、寒、虚证称为阴证。

［临床表现］不同的疾病所表现的阴性证候不尽相同，各有侧重。一般常见为：面色黯淡、精神萎靡、身重蜷卧、形寒肢冷、倦怠乏力、语声低怯、纳差、口淡不渴、大便腥

臭、小便清长、舌淡胖嫩、脉沉迟或弱或细涩。

［证候分析］阴证是寒证、虚证的归纳，精神萎靡、乏力、声低是虚证的表现；形寒肢冷、口淡不渴、大便溏腥臭、小便清长是里寒证的表现；舌淡胖嫩，脉沉迟、微弱、细涩均为虚、虚寒之表现。

3. 阴虚证

机体阴液亏虚，不能制约阳气而表现的一系列症状。

［临床表现］阴虚生内热，常出现骨蒸潮热、五心烦热、盗汗、口干咽燥、舌红少苔、脉细等。

4. 阳虚证

机体阳气不足，不能温煦机体所出现的一系列症状。

［临床表现］阳虚生内寒，常出现畏寒、肢冷、面色淡白、口淡不渴、大便稀溏、舌淡苔白、脉沉迟。

5. 亡阴与亡阳

亡阴与亡阳属于疾病过程中的危重证候，大都在高热大汗、剧烈吐泻、失血过多等阴液或阳气迅速亡失的情况下出现。

（1）亡阴。亡阴之汗，汗出热而黏，兼见肌肤热，手足温，口渴喜冷饮，脉细数疾、按之无力等阴液欲竭等症状。

（2）亡阳。亡阳则大汗淋漓，汗清稀而凉，兼见肌肤凉、手足冷、口不渴喜热饮、蜷卧神疲、脉微欲绝等阳气欲脱的症状。

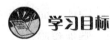

学习单元2 气、血、津液辨证

学习目标

➤了解气、血、津液辨证的内容

➤熟悉气陷证、气逆证的临床表现

➤掌握气虚证、气滞证、血虚证、血瘀证的临床表现

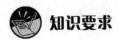 **知识要求**

一、气病辨证

1. 气虚证

脏腑组织机能减退所表现的证候。

［病因］久病体虚、劳累过度、年老体弱等。

［临床表现］少气懒言，神疲乏力，头晕目眩，自汗，活动后诸症加剧，舌淡苔白，脉虚无力。

2. 气陷证

气虚无力升举而反下陷的证候。

［病因］气虚证的进一步发展；劳累用力过度损伤某一脏气。

［临床表现］头晕目花，少气倦怠，久痢久泻，腹部有坠胀感，脱肛或子宫脱垂等，舌淡苔白，脉弱。

3. 气滞证

指人体某一脏腑、某一部位气机阻滞、运行不畅所表现的证候。

［病因］病邪内阻；七情郁结；阳气虚弱，温运无力等。

［临床表现］胀闷、疼痛。

4. 气逆证

指气机升降失常、逆而向上所引起的证候。

［临床表现］肺气上逆：咳嗽喘息；胃气上逆：呃逆、嗳气、恶心、呕吐；肝气上逆：头痛、眩晕、昏厥、呕血等。

二、血病辨证

1. 血虚证

血液亏虚，脏腑百脉失养，表现为全身虚弱的证候。

［病因］禀赋不足；脾胃虚弱，生化乏源；各种急慢性出血；久病不愈；思虑过度，暗耗阴血；瘀血阻络，新血不生；肠寄生虫等。

［临床表现］面白无华或萎黄，唇色淡白，指甲苍白，头晕眼花，心悸失眠，手足发麻，妇女经血量少色淡、延期或闭经，舌淡苔白，脉细无力。

2. 血瘀证

凡离经之血不能及时排出和消散，停留于体内，或血行不畅，壅遏于经脉之内，及淤积于脏腑组织器官的，由此引起的证候均称瘀血证。

[病因] 寒凝、气滞、气虚、外伤等。

[临床表现] 疼痛如针刺刀割，痛有定处，拒按，常在夜间加剧。肿块在体表者，色呈青紫；在腹内者，坚硬按之不移。出血反复不止，色泽紫暗，中夹血块，或大便色黑如柏油。面色黧黑，肌肤甲错，口唇爪甲紫暗，或皮下紫斑，或皮肤表面丝状如缕，或腹部青筋外露，或下肢筋青胀痛等。妇女常见经闭。舌质紫暗，或见瘀斑瘀点，脉象细涩。

三、气血同病辨证

1. 气虚血瘀证

[临床表现] 身倦乏力，少气自汗，疼痛拒按，舌暗或有瘀斑等。

2. 血虚血瘀证

[临床表现] 头晕眼花，心悸失眠，舌淡有瘀斑，脉细涩，或见肿块疼痛拒按，痛处不移。

3. 气滞血瘀证

[临床表现] 胸胁胀满走窜疼痛，性情急躁，并兼见痞块刺痛拒按，舌紫暗或有瘀斑等。妇女还可见月经闭止，或痛经、经色紫暗有块、乳房胀痛等症状。

4. 气血两虚证

[临床表现] 少气懒言，乏力自汗，面色苍白或萎黄，心悸失眠，舌淡而嫩，脉细弱等。

5. 气虚失血证

[临床表现] 出血的同时，见有气短、倦怠乏力、面色苍白、脉软弱细微、舌淡等气虚的症状。

6. 气随血脱证

[临床表现] 大量出血的同时，见面色白，四肢厥冷，大汗淋漓，甚至昏厥、脉微细等症。

四、津液病辨证

1. 常见的痰证

（1）风痰。痰盛而动风的病证，是为风痰。

[临床表现] 头晕目眩，喉中痰鸣，突然扑倒，口眼㖞斜，舌强不语，四肢麻木，偏瘫等。

（2）热痰。痰热互结，谓之热痰。

［临床表现］烦热，咳痰黄稠，喉痹，便结，或发癫狂，脉滑数等。

（3）寒痰。寒痰互相凝结或痰盛而有寒象的证候，为寒痰证。

［临床表现］畏寒肢冷，咳吐稀白痰或鼻痹刺痛，四肢不举，脉沉迟等。

（4）湿痰。湿聚成痰，痰盛而又兼湿象的证候，即为湿痰，或称痰湿。

［临床表现］胸痞，纳少，呕恶，痰多，身重困倦，脉濡滑，舌苔厚腻。

（5）燥痰。痰证而兼有燥象者，为燥痰。

［临床表现］咯痰黏稠如块如珠如线，量少，难以咯出，甚或痰中带血丝，口鼻干燥，咽喉干痛，大便干，舌干少津，脉细滑数。

2. 常见的饮证

（1）痰饮。水饮留于肠胃间所表现的证候，为狭义的痰饮。

［临床表现］胸胁支满，胃脘有振水音，呕吐痰涎清稀，口不渴或渴亦不欲饮，头目眩晕，心悸短气，苔白滑，脉弦滑。

（2）悬饮。水饮留于胁肋，因其上不在胸中，下不及腹中，故名悬饮。

［临床表现］胁痛，咳唾更甚，转侧呼吸均牵引而痛，胁间胀满，气短急促，脉沉而弦。

（3）溢饮。水饮滞留于四肢肌肉，与一般水气病相同。

［临床表现］肢体疼痛沉重，甚则肢体浮肿，小便不利，或见发热恶寒而无汗，咳喘痰多白沫，苔白，脉弦紧。

（4）支饮。水饮停留于胸膈胃脘所表现的证候，称为支饮。

［临床表现］咳喘上逆，胸满短气，倚息不能平卧，浮肿多见于面部，痰沫多而色白，苔多白腻，脉弦。

 学习单元3　脏腑辨证

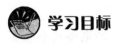 **学习目标**

➢熟悉心、肝、脾、肺、肾病的主要临床表现

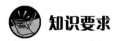 **知识要求**

一、心病辨证

凡表现为血脉及神志异常，如心悸、失眠、神昏、发狂等，应该考虑为心的病症。

1. 虚证

（1）心气虚、心阳虚。

［临床表现］心气虚和心阳虚的共同症状为心悸，气短，活动时加重，自汗，脉细弱或结代。若兼见面色白、体倦乏力、舌苔淡白，为心气虚；若兼见形寒肢冷、心胸憋闷、面色苍白、舌淡或紫暗，为心阳虚。

［治法］补心或温心阳。方用养心汤或保元汤等。

（2）心血虚、心阴虚。

［临床表现］心血虚和心阴虚的共同症状为心悸、失眠、多梦、健忘；若兼见面色无华、眩晕、唇舌色淡、脉细，为心血虚；若兼见心烦口干、手足心热、潮热、盗汗、舌红少津、脉细数，为心阴虚。

［治法］补血安神或养阴安神。方用归脾汤或补心丹等。

2. 实证

（1）心火上炎。

［临床表现］舌体糜烂、疼痛，口疮，心烦，失眠，口渴，尿赤灼痛，甚则尿血，舌尖赤，苔黄，脉数。

［治法］清心泻火。方用导赤散等。

（2）心血瘀阻。

［临床表现］心悸，心痛（心前区或胸骨后刺痛或闷痛），痛可影响两胁及肩膀（尤以牵及左肩膀痛为常见），时发时止，重者面、唇、指甲青紫，肢冷，汗出，舌质暗红，或有瘀斑，脉细涩或结代。

［治法］通阳化瘀，方用枳实薤白桂枝汤合通窍活血汤加减。

（3）痰火扰心。

［临床表现］重则神志错乱，哭笑无常，狂躁妄动，甚则打人骂人；轻则多见不寐多梦，面赤气粗，心烦口渴，尿赤，便秘，舌红苔黄腻，脉滑数。

［治法］涤痰泻火。方用礞石滚痰丸等。

（4）痰迷心窍。

［临床表现］神志昏迷，言语错乱，舌强不语，喉有痰声，苔白腻，脉滑缓。

［治法］热闭宜清心开窍，方用至宝丹；寒闭宜温通开窍，方用苏合香丸。

二、肝病辨证

肝病常见头晕目眩、筋脉拘急、胁肋胀痛、烦躁易怒。

1. 虚证

（1）肝血不足。

［临床表现］眩晕，面色无华，视物模糊，目干涩，夜盲，肢体麻木，筋脉拘挛，月经量少或经闭，舌淡，脉细。

［治法］补肝血。方用补血汤等。

（2）肝阴不足。

［临床表现］头痛眩晕，眼朦，耳鸣，耳聋，失眠多梦，手足麻木或震颤，舌红少津，脉弦细数。

［治法］滋阴养肝。方用杞菊地黄丸等。

2. 实证

（1）肝气郁结。

［临床表现］精神抑郁，易怒，胁肋胀痛，胸闷，叹气，纳呆嗳气，脘腹胀满，大便失调，或咽部有梗阻感。妇女月经不调，痛经或经前乳房胀痛，舌苔薄白，脉弦。若气滞血瘀，可见胁痛如锥刺，症瘕痞块，舌色紫暗或舌边有瘀点、瘀斑，脉弦涩。

［治法］疏肝解郁，方用柴胡疏肝散；梅核气，宜理气化痰，方用半夏厚朴汤；理气活血化瘀，方用膈下逐瘀汤。

（2）肝火上炎。

［临床表现］头痛，眩晕，面红目赤，急躁易怒，口苦咽干；胁肋灼痛，耳鸣耳聋，尿黄便秘，或吐血衄血，舌红苔黄，脉弦数。

［治法］清肝泻火。方用当归龙荟丸等。

（3）肝风内动。

［临床表现］肝风内动的主要症状有抽搐、震颤、麻木、半身不遂等。常见的有三种情况，即肝阳化风、热极生风、血虚生风。

（4）肝阳上亢。

［临床表现］眩晕耳鸣，头痛且胀，面红目赤，急躁易怒，失眠多梦，腰酸膝软，舌质红绛，脉弦细数。

［治法］滋阴平肝潜阳。方用天麻钩藤饮等。

（5）肝胆湿热。

〔临床表现〕胁肋疼痛，面目周身发黄，发热，口苦，呕恶，腹胀，尿黄短赤，苔黄腻，脉弦数。若见阴囊湿疹，或睾丸肿大热痛，或带下黄臭，外阴瘙痒，则为肝经湿热。

〔治法〕清泻湿热，疏肝利胆。方用茵陈蒿汤或龙胆泻肝汤等。

（6）寒滞肝脉。

〔临床表现〕少腹胀痛，睾丸坠胀，遇寒加重，得热则减，或阴囊收缩，痛引少腹，舌苔白滑，脉沉弦。

〔治法〕暖肝散寒。方用天台乌药散等。

（7）胆郁痰扰。

〔临床表现〕头晕目眩，口苦，恶心呕吐，虚烦不眠，易惊善恐，胸闷喜叹息，舌苔滑腻，脉弦。

〔治法〕祛痰理气，降逆和胃。方用温胆汤等。

三、脾病辨证

1. 脾病的虚证

（1）脾气虚弱。

〔临床表现〕面色萎黄，形体消瘦，四肢倦怠，少气懒言，食少便溏，舌淡，苔薄白，脉缓弱。

〔治法〕益气健脾。方用四君子汤或六君子汤。

（2）脾阳虚。

〔临床表现〕脘腹隐痛，喜温喜按，形寒肢冷，纳呆，便溏，舌淡苔白，脉沉迟。

〔治法〕温运中阳。方用理中汤等。

（3）脾气下陷（又称中气下陷）。

〔临床表现〕头昏眼花，少气，小腹坠胀，或久泻脱肛，子宫脱垂，其他内脏下垂，舌淡苔白，脉弱。

〔治法〕益气升提。方用补中益气汤等。

（4）脾不统血。

〔临床表现〕面色苍白，体倦乏力，少气懒言，月经量多，甚则崩漏，便血，溺血，皮肤紫斑，舌淡，脉细弱。

〔治法〕补气摄血。方用归脾汤等。

2. 脾病的实证

（1）湿邪困脾。

［临床表现］脘腹胀闷，不思饮食，口淡不渴，头重如裹，身重困倦，四肢、面目虚浮，大便溏薄，小便不利，舌苔白腻，脉濡缓。

［治法］祛湿健脾，宽中理气。方用平胃散等。

（2）脾胃湿热。

［临床表现］脘腹胀闷，恶心呕吐，不思饮食，口黏而甜，身重困倦，小便短赤，大便溏泄不爽，舌苔黄腻，脉濡缓。

［治法］清热燥湿。方用连朴饮等。

3. 胃病的虚证

胃阴不足

［临床表现］口干舌燥，饥不欲食，或干呕呃逆，胃痛嘈杂，大便干结，舌红少津，脉细数。

［治法］滋养胃阴。方用益胃汤等。

4. 胃病的实证

（1）胃火炽盛。

［临床表现］胃脘灼痛，渴喜冷饮，消谷善饥，呕吐口臭，或牙龈肿痛、出血，大便秘结，小便短赤，舌红苔黄，脉滑数。

［治法］清泻胃火。方用清胃散等。

（2）食滞胃脘。

［临床表现］脘腹胀痛，嗳腐吞酸，恶食，呕吐，大便秘结或泄泻，舌苔厚腻，脉滑。

［治法］消食导滞。方用保和丸等。

四、肺病辨证

1. 肺病的虚证

（1）肺气虚。

［临床表现］咳喘无力，少气懒言，声音低微，畏寒，自汗，面色白，倦怠无力，舌淡苔薄白，脉虚弱。

［治法］补益肺气。方用补肺汤等。

（2）肺阴虚。

［临床表现］干咳无痰，或痰少而稠，或咳痰带血，口干咽燥，潮热盗汗，颧红，五心烦热，舌红少苔，脉细数。

［治法］滋阴润肺。方用百合固金汤等。

2. 肺病的实证

（1）风寒束肺。

[临床表现] 咳嗽，痰稀白，鼻塞流清涕，或兼见恶寒发热，无汗，头身疼痛，苔薄白，脉浮紧。

[治法] 宣肺散寒，化痰止咳。方用杏苏散等。

（2）风热犯肺。

[临床表现] 咳嗽，痰黄稠，口渴，咽喉疼痛，头痛，身热，恶风，舌苔薄黄，脉浮数。

[治法] 辛凉宣肺，止咳化痰。方用银翘散等。

（3）热邪壅肺。

[临床表现] 咳嗽气喘，呼吸气粗，咳痰黄稠，发热胸痛，渴喜引饮，舌红苔黄，脉滑。

[治法] 清热宣肺，化痰平喘。方用麻杏石甘汤等。

（4）燥邪犯肺。

[临床表现] 干咳少痰，痰黏难咯，或喘咳唾白沫，鼻燥咽干，咳甚则胸痛，舌干苔薄而少津，脉象细数。或兼有发热恶风寒，头疼等表现。

[治法] 清肺润燥。方用桑杏汤、清燥救肺汤等。

（5）痰浊阻肺。

[临床表现] 咳嗽痰多，呈泡沫状，或色白而黏，容易咳出，胸闷气喘，喉中痰鸣，甚则不能平卧，舌淡苔白腻，脉滑。

[治法] 燥湿理气化痰。方用二陈汤等。

五、肾病辨证

1. 肾阳虚

[临床表现] 面色淡白，形寒肢冷，精神不振，腰膝酸软，小便清长，夜尿多，或尿少，水肿，头昏耳鸣，舌淡苔白，脉沉迟而腻。

[治法] 温补肾阳。方用附桂八味丸等。

2. 肾阴虚

[临床表现] 两颧红赤，五心烦热，头晕，健忘，腰膝酸软，耳鸣耳聋，盗汗，口干咽燥，失眠多梦，男子遗精，女子崩漏或经少，舌红少苔，脉细数。

[治法] 滋补肾阴。方用六味地黄丸等。

3. 肾不纳气

[临床表现] 呼多吸少，气短喘促，动则喘甚，腰膝酸软，声低气怯，咳逆汗出，四肢不温，面部虚肿，舌淡，脉虚。

[治法] 温肾纳气。方用参蛤散。

4. 肾精不足

[临床表现] 头晕，耳鸣，腰膝酸软，男子精少不育，女子经闭不孕，成人早衰，小儿生长发育迟缓、智力和动作迟钝，囟门迟闭，舌淡，脉细。

[治法] 补肾填精。方用河车大造丸等。

5. 肾气不固

[临床表现] 腰膝酸软，小便频数清长，或遗尿，小便失禁，夜尿多，滑精早泄，带下清稀，舌淡苔白，脉沉弱。

[治法] 固摄肾气。方用金锁固精丸等。

第 3 节　治则和治法

 学习单元 1　治则

 学习目标

➤ 了解治则的内容

 知识要求

治则即治疗疾病的原则，是长期临床实践的总结。治则的基本精神也是从整体观念出发的，使人体偏盛或偏衰的阴阳趋于平衡。即所谓"调节阴阳，以平为期"。

一、治未病

中医学非常重视治未病，在《黄帝内经》中就提出了"圣人不治已病治未病，不治已乱治未乱……夫病已成而后药之，乱已成而后治之，譬犹渴而穿井，斗而铸锥，不亦晚乎！"的预防思想。

治未病，包括未病先防和既病防变两个方面的内容。

1. 未病先防

未病先防是指在疾病未发生之前，采取各种措施，做好各种预防工作，以防止疾病的发生。

（1）培养正气。增强体质，培养正气，提高机体的抗邪能力，可以防止疾病的发生。基本方法有下列六种。

1）适应自然规律。

2）重视精神调养。

3）注意饮食起居。

4）加强身体锻炼。

5）房事有节。

6）药物预防。

（2）防止邪气。病邪侵犯人体会导致疾病发生，因此，未病先防，一是增强人体正气，二是消灭病邪和防止病邪侵害人体。具体方法有下列四种。

1）药物杀灭病原体。

2）讲究卫生。

3）避免病邪侵袭。

4）防范各种意外伤害。

2. 既病防变

既病防变是指如果疾病已经发生，则应争取早期诊断、早期治疗，以防疾病的发展与传变，达到早日治愈疾病的目的。

（1）早期诊治。对于病位较浅，病情较轻，正气未衰的疾病的早期及时进行诊断和治疗，易于祛除病邪，有利于保护正气，容易治愈。

（2）防止传变。防止传变是指在掌握疾病的发生发展规律及其传变途径的基础上，阻截疾病的传变途径或先安未受邪之地，以防止疾病的发展。

二、治本与治标

标与本是一个相对的概念，用以说明病变过程中各种矛盾双方的主次关系（见表1—23）。

标本在治疗方面的应用，主要是分析病症主次先后、轻重缓急，以确定治疗步骤。

表 1—23　　　　　　　　　　　　　　　　　标本的含义

分类	正邪关系	疾病的发生	疾病的先后	发病的性状
本	正气	病因	旧病、原发病	慢性病
标	邪气	症状	新病、继发病	急性病

1. 治病求本

治病求本是治疗疾病时，必须寻找出疾病的根本原因，并针对根本原因进行治疗。是辨证论治的根本原则。

2. 急则治标，缓则治本

急则治其标是指治病过程中，原有的病所出现的某些症状特别严重，或在原有疾病的基础上又患较急的新病，如果不及时处理，就会危及患者生命或影响本病的治疗，于是就必须先解决其标。

缓则治其本是指待病情缓解时再治其本。

3. 标本兼治

标本兼治是指疾病标本并重的情况下，采取既治标又治本的方法以缩短病程，即"标本兼顾"。

三、扶正与祛邪

1. 扶正

扶正是指扶助正气，增强体质，提高机体抗邪能力。扶正多用补虚方法，包括针灸、气功及体育锻炼等，而精神的调节和饮食营养的补充对于扶正具有重要的意义。

2. 祛邪

祛邪是指祛除病邪，使邪去正安。祛邪多用泻实之法，不同的邪气、不同的部位，其治法也不一样。

3. 扶正祛邪兼用

在疾病变化过程中，由于正与邪之间的互相斗争和消长，病情不断变化，临床上常把扶正与祛邪结合起来，以适应复杂病症的需要。根据邪正消长的情况灵活运用。

（1）扶正兼祛邪。以扶正为主，兼顾祛邪，适用于正虚而邪实的病症，但以正虚较重者为宜，在用药中就是在补剂中适当加入祛邪药。

（2）祛邪兼扶正。以祛邪为主，兼顾扶正，适用于邪实而正虚的病症，但以邪实较重者为宜，在用药上就是在祛邪剂中适当加入扶正药。

（3）先扶正后祛邪。适用于正虚而邪不甚或正虚邪实而正气过于虚弱不耐攻伐者，必须先予扶正，后予祛邪。

（4）先祛邪后扶正。运用于邪实而正不甚虚或虽邪实正虚，倘若兼以扶正，反而会进一步助邪，故先祛邪，而后扶正。

四、正治和反治

1. 正治

正治是逆证候性质而治的一种常用治疗法则，又称逆治。逆是指采用方药的性质与疾病的性质相反。常用的正治法有"寒者热之""热者寒之""虚则补之""实则泻之"。

2. 反治

反治是顺从疾病假象而治的一种治疗方法，又称从治。从是指采用方药的性质顺从疾病的假象，与疾病的假象相一致而言，究其实质，还是在治病求本法则的指导下，针对疾病本质而进行治疗的方法。

常用的反治法有"寒因寒用""热因热用""塞因塞用""通因通用"。

（1）寒因寒用。用寒性药物治疗内有真热而外有假寒的方法。

（2）热因热用。用热性药物治疗内有真寒而外有假热的方法。

（3）塞因塞用。用补益的药物治疗正气虚而致闭塞不通症状的方法。

（4）通因通用。用通利的药物治疗因邪实而通泻的方法。

五、因人、因时、因地制宜

就是要具体问题具体分析，临床治疗中必须根据不同季节、不同地区、不同人的特点，区别对待。

1. 因人制宜

因人制宜是根据病人年龄、性别、体质、生活习惯和精神状态的特点，考虑用药原则。

2. 因时制宜

因时制宜是根据气候变化的特点考虑用药原则。如夏季不宜过用辛温，冬季则可重用辛温。

3. 因地制宜

因地制宜是根据不同的地理环境特点考虑用药的原则。北方多寒，外感多用辛温重剂；南方多热，外感多用辛凉轻剂。

学习单元2 治疗八法

 学习目标

➤ 了解治法的内容

 知识要求

治法是指汗、吐、下、和、温、清、消、补等八法。

一、汗法

1. 定义

汗法是通过宣发肺气、调畅营卫、开泄腠理等作用，通过人体的汗出，使在肌表的外感六淫之邪随汗而解的一种治法。

2. 应用

汗法主要治疗外感六淫之邪的表证，但凡是腠理闭塞、营外不通而寒热无汗，或腠理疏松，随汗出而寒热不解的病证，皆可用汗法治疗。因为汗出标志着腠理开、营卫和、肺气畅、血脉通，通过发汗能祛邪外出。

二、吐法

1. 定义

吐法是通过涌吐，使停留在咽喉、胸膈、胃脘等部位的痰涎、宿食或毒物从口中吐出的一种治法。

2. 应用

凡是痰涎壅塞在咽喉，或顽痰蓄积在胸膈，或宿食停滞在胃脘，或误食毒物尚留在胃中未下等，都可及时用吐法使之涌吐而出。

三、下法

1. 定义

下法是通过荡涤肠胃，泻出肠中积滞或积水，使停留于肠胃的宿食、燥屎、冷积、瘀血、结痰、停水等从下窍而出，以驱邪除病的一种治疗方法。

2. 应用

凡邪在肠胃，而致大便不通、燥屎内结，或热结旁流以及停痰留饮、瘀血积水等邪正俱实之证，均可使用。

四、和法

1. 定义

和法是通过和解或调和的作用，以祛除病邪为目的的一种治法。

2. 应用

和法是专治病邪在半表半里的一种方法，适用于脏腑气血不和，或寒热混杂，或虚实互见的病证。

五、温法

1. 定义

温法是通过温中、祛寒、回阳、通络等作用，使寒邪去、阳气复、经络通、血脉和，适用于脏腑经络因寒邪为病的一种治法。

2. 应用

温法是适用于脏腑经络因寒邪为病的一种治法。

六、清法

1. 定义

清法是通过清热泻火，以清除火热之邪，适用于里热证的一种治法。

2. 应用

清法的运用范围较广，尤其治疗温热病中更为常用。火热最易伤津耗液，大热又能伤气，所以清法中常配伍生津、益气之品；若温病后期，热灼阴伤，或久病阴虚而热伏于里的，又当清法与滋阴并用，更不可纯用苦寒直折之法，否则热必不除。

七、消法

1. 定义

消法是通过消食导滞和消坚散结作用，对气、血、痰、食、水、虫等积聚而成的有形之结，使之渐消缓散的一种治法。

2. 应用

消法所治，主要是病在脏腑、经络、肌肉之间，邪坚病固而来势较缓，且多虚实夹杂，必须渐消缓散。

八、补法

1. 定义

补法是通过滋养、补益人体气血阴阳，适用于某一脏腑或几个脏腑，或气、血、阴、阳之一，或全部虚弱的一种治法。

2. 应用

补法的目的在于通过药物的补益，使人体脏腑或气血阴阳之间的失调重归于平衡，同时，在正气虚弱不能祛邪时，也可用补法扶助正气，或配合其他治法，达到扶正祛邪的目的。

复习思考题

1. 望舌包括哪些内容？不同的舌色和苔色各有何临床意义？

2. 问诊包括哪些内容？恶寒发热、自汗、盗汗的临床表现和临床意义是什么？

3. 表证和里证如何鉴别？寒证和热证如何鉴别？

4. 气虚证、气滞证、血虚证、血瘀证的临床表现是什么？

5. 治疗的八法是什么？如何应用？

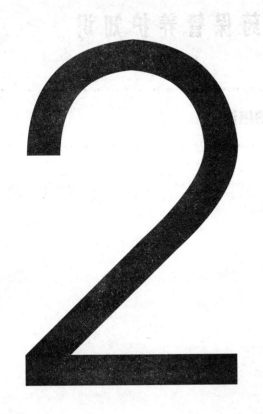

第 2 章

中药和中成药保管养护知识

第 1 节　中药保管养护知识

学习单元 1　中药保管养护的概述

学习目标

➢了解中药仓储的作用

➢熟悉中药商品的理化特性

➢掌握中药商品质量变化的各种因素

知识要求

一、中药的仓储

1. 中药商品的含义

中药商品是指由中药生产部门提供的中药材、中药饮片和中成药，通过各种流通渠道供给消费者的产品。

中药仓库应做到：按经济规律办库，进出快，讲时效；周转快，讲实效；信息快，讲速效；保质量，讲有效；费用省，讲增效。建设一个符合 GSP（《药品经营质量管理规范》）要求的为市场经济服务的中药仓库。

2. 中药仓储的作用

有商品生产就有商品流通，也必然有商品储存。中药仓储的主要作用有：

（1）保证市场调拨和供应。中药仓储可以解决收购与销售时间上的矛盾，解决产地与销售在空间上的矛盾，解决供需不平衡的矛盾。

（2）保证药品质量，制止伪劣药品入库和流入市场。中药仓储工作要加强在库商品养护，保证人民用药安全。

质量验收是仓库职能之一，通过验收，防止伪药、劣药等不合格药品进库，从而杜绝伪劣药品流向药品市场。同时，对储存药品加强保管养护，保证药品的质量，维护消费者利益，保证群众用药安全。

（3）促进购销业务，加速资金周转，创造更多利润。中药仓储可以简化手续，使吞吐迅速，方便客户和挑选加工，减少损失。

仓库既是"蓄水池"，又是工商之间的桥梁。仓库应向药品生产企业提供品种、质量及流转信息，为提高药品质量和生产市场需要且疗效确切的中药商品服务。仓库应向药品经营企业提供库存动态信息，使物流渠道畅通，加快流转；提供近期失效或提供积压、滞销及有可能发生质量变异的商品信息，以避免或减少损失。

二、中药商品的物理性质

中药商品的物理性质是指商品在外形、体积、大小、完整性方面产生的变化，一般不改变其本质，亦即不会有新的物质产生。商品的形态变化将造成商品数量减少、质量降低，甚至丧失药用价值。

1. 中药商品的形态变化

中药商品的形态变化有折断、裂解、干缩、枯朽等。

2. 中药商品的吸湿性

在一定条件下，中药商品从空气中吸收水蒸气或散发水蒸气的性能，称为吸湿性。商品从空气中吸收水蒸气的性能，称为吸湿；向空气中散发水蒸气的性能，称为散湿。在一定温湿度条件下，中药商品都具有吸湿性，特别是含有生物碱盐、苷类、有机酸、盐、鞣质、蛋白质、糖类、无机盐等亲水性成分的中药商品，表现出较强的吸湿性。

空气中的水蒸气具有一定水蒸气分压力，简称水气压。湿度越大，空气中水蒸气含量就越多，水气压也越大。具吸湿性的商品所含有的水分，在商品表面及周围也会产生一定密度和压力的水蒸气，这种水气压的大小，取决于商品含水量（％）的大小、水分子与成分结合的程度及一定温度下的湿度大小。即当空气水气压大于商品表面周围水气压时，商品便吸湿增加含水量（％）；反之，则散湿减少含水量（％）。

中药商品的吸湿性所产生的变化是吸湿方面有潮解、融化等，散湿方面有风化、干裂等。

3. 中药商品的导热性

中药商品的导热性是指商品间传递热能的性能。

（1）商品体温。商品体温是指商品冷热程度的温度值，商品体温的高低受空气温度的影响和制约。

在库房单位体积里，热由温度高的一方朝着温度低的一方传递。当库温比商品体温高时，热空气以对流方式向商品垛传递，使商品垛表面体温升高。同一商品垛表面吸热后，与垛体内部产生温度差，商品垛表面以热传导方式向垛体内部进行热传递，直到垛温与库温完全一致为止。当商品体温高于库温时，通过商品垛表面导热将热散发出去。

在保管工作中，利用商品导热性，可以通过升高商品体温进行商品防冻工作，通过降低商品体温以散热。其实质就是利用气温、库温、商品温度之间的差异进行热平衡，调节商品体温。

（2）导热性对商品储存的影响。中药商品具有导热性，从导热程度上区别，种子、花粉、粉末、矿石类药材比根及根茎、皮类药材导热性大。

商品包装导热性大小，决定着商品产生的热能传递与散发。由于中药商品本身因素及温湿度、微生物的作用往往产生热，因而如果包装导热性差，积热不散就会引发质量变化。

（3）中药商品的导热性所产生的变化有自燃、挥发、升华等。

4. 中药商品的耐热性

中药商品的耐热性是指中药商品对温度变化的适应能力，即商品在温度高低变化中，不致破坏或显著降低强力的性质。

耐热性是某些中药商品质量安全的一个重要指标。由于各类中药商品的耐热性不同，因而对储存环境的温度要求也不同。温度超过一定范围，一些熔点、软化点较低的中药（如含树胶、蜡质、糖类等成分）会出现变形、粘连或融化；膏药、橡皮膏会发生渗流、发黏和强度下降；糖浆、膏滋会发生物理膨胀。

商品耐热性的另一方面还表现于在温度较低条件下的变化，如冻结，膏药、橡皮膏发硬变脆等。

三、中药商品的化学性质

1. 泛油

油脂氧化、脂酶水解、微生物水解及其他泛油。

2. 变色

酶引起的变色、非酶引起的变色。

3. 气味散失

成分挥发、氧化变味。

4. 发酵流失

发酵、黏性差。

四、中药质量变化的内因

内在因素是指中药的化学成分、结构和性质。中药成分不同，化学结构不同，其理化性质也不同。中药成分性质越不稳定，在外在因素影响下发生质量变化的可能性越大。

1. 水分（结合水、游离水）

一般药物都含有一定量的水分，如过高或过低于本身应有的水分含量，就易发生质量的变化。水分过高，霉菌容易寄生繁殖，以致产生发霉变质的现象，对药物安全储藏危害很大。反之，若水分过低，也会使药物失润，出现干枯、碎裂等现象。

2. 色素

一般药物都含有不同的色素，特别是花类药物。但其色素很不稳定，受到日光、空气等影响易破坏，受潮后也易发霉变色。

3. 蛋白质

蛋白质是由许多氨基酸组成的高分子有机化合物。它的分子量很大，在分子颗粒外面有许多亲水基团，溶解于水，具有胶质体溶液性质。含有蛋白质成分的中药在储存中会出现的情况有：商品容易被害虫、微生物侵害；因商品增加含水量而产生变异；中药液体凝集而产生沉淀；因蛋白质的分解导致商品产生异臭与变色等。

4. 糖类

中药成分中常见的糖类有葡萄糖、蔗糖、淀粉、纤维素、黏液质、树胶等。根据糖类水解的情况，可分为单糖、双糖和多糖。根据糖类的性质，含有糖分的中药在储存中会产生商品虫蛀或霉变、溶化或粘连。

5. 油脂（脂肪油、脂肪）

油脂是脂肪油和脂肪的总称，有植物性油脂和动物性油脂两大类。一般植物性油脂大多含有色素，呈淡黄色或淡绿色。有些动物性油脂也常含有丰富的维生素。

含植物油脂的药物，若经常与空气、日光等接触，就会逐渐产生异味，这是因为水解及氧化的作用使油脂分解变质。

含动物油脂的药物，也会因微生物的作用产生氧化物质，这时除了出现气味特殊外，如油毫气味，其游离脂肪酸也会增多，使油脂呈酸性反应，这种现象就是油脂的酸败。

6. 苷类

苷又称甙或配糖体，种类很多，有些苷的亲水性较强，有些苷在空气中易氧化，因此，含苷的中药在储存中出现的变异现象有商品吸潮返软、泛糖、虫蛀、霉变、颜色变深等。

7. 挥发油

挥发油在植物药材中分布较广，在伞形科、唇形科、樟科、姜科等植物中含量都很大。含挥发油的药物，都具有不同的浓郁气味，但在20℃以上的温度条件下便会逐渐挥发，如长期与空气接触，随着油分的挥发，其气味也会随之减退。

五、中药质量变化的外因

外在因素包括：环境因素，主要指温度、湿度、空气、日光；生物因素，主要指害虫、微生物；人为因素，主要指人的生产、管理活动。此外，中药包装、制药工艺技术、时间等因素也会对中药储存质量产生一定的影响。

1. 环境因素

（1）温度。温度对中药商品质量变化的间接影响主要表现在商品生物学方面的变异，即直接影响中药仓虫和微生物的生理功能，从而决定中药虫蛀、发霉的程度。对中药质量变化的直接影响，主要表现在控制物理或化学变异速度。

中药对温度有一定的适应范围，一般仓储的温度为25℃左右，此时害虫和霉菌开始生长繁殖，如温度过高（35℃以上），易使药品发生霉蛀、泛油、融化粘连或气味散失等。

温度对中药的质量变异现象，最为常见的是虫蛀、发霉、泛油、变色。含挥发性成分的中药易发生"气味散失"，少数中药品种易发生风化、潮解、升华、融化粘连等质量变异现象。

（2）湿度。湿度是指空气中的水蒸气含量的多少，亦即空气的潮湿度。一般中成药仓储以相对湿度65%～70%为宜，室内相对湿度过高（75%以上），如药品存放不当或包装不妥，就易吸收空气中的水蒸气，使药品本身含水量增加，再遇适宜的温度就易引起霉变、虫蛀。

湿度可以表示空气干燥和潮湿的程度，定量表示湿度的方法有许多，常用的有绝对湿度、饱和湿度和相对湿度。

湿度是空气中最易变动的部分，对中药质量变化的影响过程极为复杂，几乎每一种质量变异现象都与湿度有直接或间接的关系。

湿度对中药商品质量变化的影响主要表现在：以生物学变化形式为主的质量变异，如虫蛀、发霉等；以物理变化形式为主的质量变异，如潮解、风化、皱缩、脆裂、变形等；以化学变化形式为主的质量变异，如泛油、变色等。湿度是中药商品质量变化的一个重要影响因素。

（3）空气。空气的主要成分是氮、氧、二氧化碳以及某些惰性气体。其中氧对中药质量变化有重要影响，此外，空气中的水蒸气、微生物及环境污染产生的二氧化硫、硫化氢等气体对中药储存也会造成不良影响。

空气中含的氧气能直接使某些成药中的油脂类、挥发性成分或其他易发生氧化反应的成分氧化而导致变味、变色、泛油等现象。

（4）日光。光线中的红外线和紫外线都是不可见光线，长期与中药商品接触，可引起物理变异或化学变异。

红外线光线波长长于 7 600 埃（1 埃＝10^{-8} cm）的为红外线，它的热能大，又称热线，一般不引起商品的化学质量变异，只通过升高商品体温加速水分蒸发，起到干燥作用。中药材采收和饮片切制后的晒干或暴晒等干燥方法，就是利用红外线热能使其保持干燥状态，降低酶的活性，便于储存。中药商品不应在日光照射下储存，因为如果商品体温高于储存环境温度，也易引发化学变异。

紫外线光线波长短于 4 000 埃的为紫外线，又称化学线。紫外线除能直接引起成分化学变化外，还能促进某些化学反应进行，在很多情况下，常常伴随氧、水等因素引起商品变色、氧化、分解。

紫外线常使叶绿素、花色素等植物色素分解、褪色，也可使红粉变色。紫外线促进化学反应的作用，可使黄酮苷类、羟基蒽醌类成分分子内部产生复杂的氧化、聚合反应，生成有色物质，使商品变色。

日光具有大量热能，能使温度增高而致药品受热后易发生融化粘连、发酵变味、气味散失、挥发浑浊等。但日光中的紫外线和热能，同时能起到杀菌、散潮、防霉的作用。

2. 生物因素

（1）仓库害虫。

1）仓虫的来源。仓虫是指以储存环境为匿居场所，能够危害商品或仓、厂建筑物，包装器材，仓储运输工具的昆虫和螨类。广义上还应包括啮齿目动物老鼠。

仓虫约有 2 纲、13 目、59 科、210 余种。其中绝大多数是昆虫纲鞘翅目和鳞翅目昆虫，极少数是蛛形纲的螨类。

危害中药商品的鞘翅目仓虫俗称"甲虫"类仓虫，鳞翅目仓虫称为"蛾类"仓虫。

2）仓虫的危害。仓虫的蛀蚀活动造成的危害，通常有以下几方面：常使商品内部被蛀空或表面残缺不全及形成众多蛀孔，影响外观质量，或者使其失去药用价值；仓虫的蛀屑、排泄物、分泌的异物等造成商品污染；仓虫是微生物的载体，常引起虫、霉共生性危害，蛀蚀活动还能引起商品泛油及其他异变；常使包装、衬垫物和木质结构仓房建筑受到不同程度危害。

3）仓虫传播途径。竹木、黄麻材质的包装，是仓虫的匿身之处及食料。中药材包装一般不经防虫处理而是反复使用，因而易造成交叉感染和异地传播，在运输途中感染携带入库，例如，大麦、赤小豆、绿豆等药材品种由粮食仓库调运药库过程中携带入库；药用植物在生长过程中被农林害虫钻蛀或产卵，成为商品后携带入库，如家茸天牛（甘草）、绿豆象（绿豆）等；已有虫害与未生虫商品同库共存，造成交叉传播。

4）仓虫的生存条件。中药仓虫是一类需氧动物，在低氧环境中，仓虫因对氧的需求增加而呼吸加快，摄取的食料分解不完全，不足以提供生命活动所需的能量，处于被迫消耗体内能量的饥饿状态。其死亡取决于低氧程度和低氧维持的时间。除氧剂封存和气调养护都是利用低氧防治仓虫的技术。

5）常见的中药仓虫。常见和危害最广泛的中药仓虫有十余种，如药材甲、玉米象、锯谷盗、黑皮蠹、拟白腹皮蠹、大谷盗、烟草甲、印度谷蛾等。

①药材甲。鞘翅目，窃蠹科。成虫体长 2～3 mm，长椭圆形，赤褐色至深褐色。头隐于前胸下，触角鳃叶状 11 节，基部 8 节念珠状，末 3 节三角形。鞘翅有明显的纵行刻点 9 行。

②玉米象。鞘翅目，象虫科。成虫体长 2.3～4.5 mm，赤褐色。头部向前伸长呈象鼻状，触角膝状 8 节，第 3 节较长。前胸背板生有圆形刻点，明显。每个鞘翅上有 2 个橙黄色斑点。鞘翅稍短，使腹部末端外露。

③锯谷盗。鞘翅目，锯谷盗科。成虫体长 2～3 mm，扁长椭圆形，体色深褐。头近三角形，触角棍棒状 11 节，前胸背板中央有 3 条明显的纵脊，两侧缘有 6 个锯齿状突起。鞘翅长，上有 10 条纵点纹，全身生有金黄色的细毛。

④黑皮蠹。鞘翅目，皮蠹科。成虫体长 2.8～5 mm，黑褐色至黑色。触角棍棒状 11 节，末 3 节膨大。体上被褐色至黑褐色细毛。

⑤拟白腹皮蠹。鞘翅目，皮蠹科。成虫体长 5.5～10 mm，椭圆形，触角锤状 11 节。前胸背板及鞘翅基部前缘被有明显的白色毛带。腹部腹面每节生有 2 个黑色纹，其余部分均为白色毛，腹末 1 节由 2 块白色毛将腹末分割成 3 块黑斑。

⑥大谷盗。鞘翅目，谷盗科。成虫体长 6.5～10 mm，扁平长椭圆形，深褐色至黑色。头三角形，触角棍棒状 11 节。前胸背板前缘两角突出，密生小刻点。前胸与鞘翅衔接处呈颈状。

⑦烟草甲。鞘翅目，窃蠹科。成虫体长 2.5～3 mm，椭圆形。体赤褐色，密被白色细毛。头隐于前胸下，从背面不易看清头部。触角锯齿状 11 节。前胸背板近半圆形，鞘翅上无刻点。

⑧印度谷蛾。鳞翅目，卷螟科。成虫体长 6～9 mm，翅展 13～18 mm，密被灰褐色或赤褐色鳞片。触角丝状多节，前翅长三角形，散生紫黑色小斑点，后翅灰白色有闪光。

（2）霉菌。引起中药商品发霉变质的微生物，绝大多数是营腐生生活方式的霉菌。霉菌在分类学上没有地位，只是把引起物质发霉的真菌类群称为霉菌。

1）曲霉属。常见的曲霉菌有阿姆斯特丹曲霉、匍匐曲霉、赤曲霉、黑曲霉、杂色曲霉、焦曲霉、青曲霉、聚多曲霉等。

曲霉菌危害的中药商品有红参、生晒参、党参、川麦冬、玉竹、陈皮、川芎、使君子、黄芪、红枣、枸杞子、天麻、天冬、当归、怀牛膝、瓜蒌（皮）、花粉、山药、白果、紫菀、鹿筋、狗肾、麝香、蛤蟆油及蜜丸、糖浆、膏滋类等。

曲霉菌的生活习性：该属霉菌大多为储藏真菌，有的是产毒菌类，对温度要求范围为5～47℃，属中温性霉菌。对水分（湿度）要求较低，孢子萌发 AW 值在 0.65～0.8、相对湿度 65％～80％均可适应生长发育，属于干生或中生性霉菌。在中药仓储环境中，南方平均气温不低于 5℃，相对湿度不低于 65％，一年四季均可发生危害；在北方以夏季为甚，春秋二季也可发生危害，冬季生长受到抑制。

2）青霉属。常见的青霉有：橘青霉、圆弧青霉、岐皱青霉、草酸青霉、牵连青霉、产黄青霉、黄绿青霉、青岛青霉等。

青霉危害的中药商品主要品种有：瓜蒌、党参、莲子、莲子芯、红枣、玉竹、玄参、地黄、毛知母、薏苡仁、芡实、浮小麦等几十种及蜜丸和其他液体制剂。该属青霉菌通常还和曲霉菌造成共生性危害。

青霉的生活习性：青霉属青霉菌多属中温至低温性，多数可在 0℃ 左右生长，孢子萌发 AW 值 0.8～0.9，相对湿度 80％～90％。

3）根霉属。常见有黑根霉、华根霉、米根霉等。

根霉的生活习性：该菌为田间真菌演替的仓储真菌之一。最适发育温度 30～34℃，不耐高温，适应范围 5～37℃。对相对湿度和水分要求高，相对湿度约 90％以上，孢子萌发 AW 值 0.9 以上，为湿生、中温性霉菌。在中药仓储环境中，对含水量高或遭雨水浸淋的商品构成危害；在中药材切制前的浸润阶段和对含淀粉、脂肪成分的药材也易构成危害。在缺氧环境中，其可进行无氧呼吸，发酵适量葡萄糖，产生少量酒精和能量。

4）毛霉属。常见有高大毛霉、总状毛霉、微小毛霉等。

毛霉的生活习性：接近兼嫌气性霉菌，较耐低温，最适宜发育温度 25～28℃，适应范围 0～32℃，喜潮湿，孢子萌发 AW 值 0.8 以上，相对湿度 88％以上。该菌可使潮湿中药商品发热、发霉或发酵变质。

此外，酵母菌和某些细菌也给中药储存带来危害。

3. 人为因素

1）管理不严。

2）责任感差。

3）业务不熟。

4）保管不当。

学习单元 2　中药饮片保管养护

 学习目标

➤了解中药饮片的类型和分类保管的作用

➤熟悉中药饮片入库验收的内容

➤掌握中药饮片在库检查的内容和养护方法

 知识要求

一、中药饮片的概念及类型

1. 中药饮片的概念

中药饮片是由原料药材经过净选、切制或炮制后，按中医处方配伍、调剂，直接供患者服用的药物。

2. 中药饮片的类型

中药饮片的类型广义上可以分净选类饮片、切制类饮片、炮炙饮片、加工再制类饮片。

二、中药饮片的保管方法

1. 中药饮片的分类保管的作用

中药饮片分类保管的作用是方便储存、分管和养护。

2. 中药饮片的入库验收

药品入库验收是保证质量的关键，在鉴别中药饮片为真品的前提下，对其净度、片型、色泽、气味、水分、包装等都应进行严格检查。

（1）净度。净度即中药饮片所含杂质及非药用部位的限度。净度不符合要求的中药饮片会减少病人的用药量，直接影响临床治疗效果，因而药库人员在验收中药饮片时必须按标准检查其净度。国家中医药管理局关于《中药饮片质量标准通则〈试行〉》的通知规定：根、根茎、藤木类、叶类、花类、皮类、菌藻类含药屑杂质不得超过 2%；果实种子类、全草类含药屑杂质不超过 3%；动物类、矿物类含杂质不得超过 2%；树脂类含杂质不得超过 3%；炒黄品、米制品等含药屑不得超过 1%；炒焦品、煅制品等含药屑杂质不得超过 2%；炒炭品、土制品、煨制品等含药屑杂质不得超过 3%。

（2）片型。中药饮片要求片型应均匀、整齐、表面光洁、无连刀片等，饮片的厚度也有一定要求，片型合格的饮片有利于有效成分的煎出。

（3）色泽。中药饮片的色泽常作为判定其炮制程度及内在质量变异的标志之一。在生甘草片面黄白色，经蜜炙后应是老黄色。黄芩发绿、白芍变红，均说明其内在成分已发生变化。

（4）气味。中药饮片经切制或炮炙，应具有原有的气和味，不应带异味或气味散失，如薄荷辛凉气、檀香清香气等。

（5）水分。水分对保证中药饮片的质量具有重要意义，对现购进的袋装中药饮片控制其水分尤为重要，合理的水分在储藏保管中可防止生虫、霉变，避免有效成分分解、酶解变质等。

《中药饮片质量标准通则〈试行〉》规定：一般的饮片含水量宜控制在 7%～13%；蜜炙品类含水分不得超过 15%；酒炙、醋炙及盐炙品类等含水分不得超过 13%；烫制醋淬制品含水量不超过 10%。

（6）包装。现用的中药饮片已实行分剂量袋装，入库验收时对其包装也应进行严格检查，检查包装是否破损，核对所标品名数量是否与内装实物相符，有无生产厂家、生产批号、产地等，实施批准文号管理的中药饮片还应标明批准文号，并及时做好验收记录。药库人员要根据每种中药饮片的质地、轻重、销售量的多少购进不同规格的包装药品，一般为每袋 1 kg 的包装，但销售量大且质重的党参、黄芪、茯苓、白芍等可购进每袋 2 kg 的包装；不常用又易生虫、霉变的中药应购进每袋 0.5 kg 的小剂量包装，如桑螵蛸、北沙参、佛手等。合理的分剂量包装有利于中药饮片的储藏保管，包装的验收已成为药库人员保证中药质量的一项必须做好的工作。此外，对合格的中药饮片入库后储藏是否得当，将直接对药物质量产生影响，进而关系到临床用药的安全有效与否。因此，做好中药饮片储藏保管工作是药库人员保证饮片质量的第二关卡。

3. 中药饮片的在库检查

（1）含水量的检查。含水量的检查涉及安全水分和中药的干湿度问题。

1）安全水分。安全水分的应用主要在于：吸湿性中药商品入库时，一定要测定水分，并与安全水分范围进行比较，商品水分在安全水分范围的，基本上可以安全储存；超过临界范围的，应进行干燥处理，水分符合要求后，方可入库。

安全水分是一定温湿度下的平衡水分，商品在储存期间，如果相对湿度超过安全水分要求的湿度范围，商品会继续吸湿，使含水量（%）增加。在这种情况下，商品重新获得的平衡水分超过了安全水分最高临界值，预示着水分的增加有可能导致质量变化，这时应加强检查防范，采取适宜措施，使水分符合储存要求。

温度的变化，会影响安全水分最高临界值的变动。从这个意义上说，安全水分不是固定不变的。在安全水分要求的温湿度基础上，温度升高，安全水分就低；反之，安全水分就高。仍以玉竹为例，冬季气温低，其安全水分最高临界值可略高于 15%。

中药制剂储存对水分有限量要求的，《中华人民共和国药典》附录制剂通则中有明确规定。

我国幅员辽阔，温湿度差异较大，各地区应根据本地区实际情况，对安全水分范围做出具体规定。

2）中药的干湿度。《中华人民共和国药典（2010 版）》"凡例"规定：药品的质量标准，一般均按干品规定。"76 种药材商品规格标准"规定，干货：指本品的干湿度是以传统经验公认的干湿度为准，所含水分，以不致引起霉烂变质为限；具有油性、糖质的应注意保持。

药材的干湿度以感官检验为主，通过折断、听声和手握感觉等方法来判断药材的干燥与潮湿。传统检验认为，干燥的药材易折断或发声响脆，手握扎（顶）手，不成团，有弹性。受潮的药材则柔软、软绵、成团、无弹性或不易折断、发声不响。

检查花类药材的干湿度，以手握不成团、放手松散、花蒂不潮且不粘手为干货，或者手握花蕾有相互摩擦发响的感觉，放手后花蕾破碎即为干货；手握有潮湿感，成团不散为货潮。

检查根及根茎类药材，容易折断的为干货，能对弯不折的为货潮；用工具拍砸，击之发声响脆易碎的为干货，发声沉闷，只出现裂隙，未断裂处整体相连，断面中心部位有生心或呈鲜、黏状即为货潮。

检查种子类药材，用手伸入包件内搅动，感觉有流动感并沙沙作响，手抓一把种子查看表面有光泽，牙咬感觉坚硬并发响声，手握松散的即为干货。种子表面色泽晦暗，牙咬或用指甲按压能挤出"种仁"，即为货潮。但含油脂者除外。

检查全草类药材，折断时可见附着在茎上的泥土细尘飞弹出去或断面中内含物粉尘飞出；手抓扯带，叶片或花蕾、果实随之脱落即为干货。若色泽鲜艳、质地柔软、不易折断即为货潮。如系机械打包件，包件四周一般呈干燥状，而包心部位润湿。

检查动物类药材，重点检查腹部。昆虫类足翅易脱落，腹部干瘪的为干货；腹部饱满，腹内有油水样物质即为货潮。蛇类药材除去内脏、鳞片易脱落者为干货；未除去内脏的，腹内饱满的一般都为货潮。

检查加工制品类药材，盐腌品表面析出盐的结晶，内部无嫩心为干货，糖制品表面发黏为货潮。

储存的中药材应呈干燥状态，但并非越干燥越好，过分干燥失重过多，会加大保管损耗。含油脂、挥发油的应显"油性"，如川芎、当归等；含糖类的应不润不燥，如糖参、党参等；含黏液质的应体质柔润，如枸杞子、麦冬等。

检查药材的干湿度，还可借助于一些辅助方法，如检查麝香干湿度，用宣纸按压，纸上显"油性"而无宣纸吸水后水的印痕，说明比较干燥；检查药材干湿度时，还可以用口对准样品"哈"气，然后嗅闻，若有霉气味，说明药材潮湿或有初霉；有些药材可用水试检查干湿度，如观察某些药材在水中发胀、溶散程度等。

传统经验认知的药材干湿度，不能定量地反映药材含水多少，适用于采购看样及储存中的养护检查。定量反映药材含水情况应按《中华人民共和国药典（2010版）》规定的水分测定方法测定。

《中华人民共和国药典（2010版）》规定了4种水分测定方法：烘干法、甲苯法、减压干燥法和气相色谱法。

①烘干法适用于不含或少含挥发性成分药品的水分测定，以样品减失质量与供试质量的百分比计算含水量（％）。

②甲苯法适用于含挥发性成分的药品水分测定，以检读的水量（水分测定管水分含量毫升）与供试样品质量的百分比计算样品的含水量（％）。

③减压干燥法适用于含有挥发性成分的贵重药品的水分测定，以样品减失质量与供试样品质量的百分比计算样品的含水量（％）。

④气相色谱法是现行版药典新增的水分测定方法，具有高效性、高选择性、高灵敏度、用样量小、分析速度快及应用广等特点，但操作复杂。该法适用于中药材、中成药的水分测定。

（2）虫蛀的检查。在仓间环境检查的基础上，保管员应结合历年防治情况，对所保管的商品进行分类排队，列出重点易生虫品种，有选择地进行拆包开箱检查。

1）根及根茎类药材的检查。应采取剖开、折断，打碎、摇晃等方法检查。

①剖开、折断。应检查根的主根、分叉、裂隙、擦伤破损处，这些部位是仓虫藏匿或最先蛀食之处。拆包后随机抽取样品或将药材倒出，将两端有粉状白点的枝条在地上敲打，如被仓虫蛀成孔道，皮部较薄，敲打时易折断；如果身条有蛀洞及周围有仓虫排泄物黏附，为判断仓虫种类，应剖开检查；在地上的药材，应注意仓虫有无应激性的逃窜活动和药材粉屑中有无仓虫藏匿。

②打碎。有些根茎类药材被蛀，其蛀洞不易察见，应在地上击碎检视。

③摇晃。筐、篓席包等包装有较大缝隙，摇晃时，如有虫蛀，会有仓虫或蛀屑落下，

检查时，被检处的地面应打扫干净，以利于观察。

2）果实、种子类药材的检查。对某些果实药材应掰开检查。例如，山楂、红枣等被仓虫为害，表面可见蛀洞，蛀洞周围果皮紧缩发黑，掰开后可见幼虫或排泄物。检查高水分但有破口的瓜蒌，掰开后注意检查种子周围黏液处；干燥、完整的瓜蒌不必掰开检查，因为其一经破损反易生虫。

检查香橼、枳壳等，应注意检查果瓤处。铁桶（盒）装的枸杞子、龙眼肉一般呈密封状态，可不开封检查，但储存年久或包装破损的应开封检查。

检查种子类药材，要去壳种仁的残刻状和带壳种子表面的蛀洞。蛾类害虫为害时，迹象较为明显，在籽粒药材的空隙可见成虫爬行，幼虫使种子呈残刻状，遇光或微小的温度差别，它们会迅速匿藏在籽粒间，并向下爬行，1～3 龄幼虫个体较小，体色与为害对象的颜色相仿，不易察见，可将籽粒摊平，检视时发现有蠕动现象可过筛检出；蛾类害虫为害的另一迹象是在籽粒间或包装内壁处吐丝结网，把籽粒连缀成团串状，内藏行将化蛹的幼虫或蛹，检查中如同时发现成、幼虫，说明蛾类仓虫处在世代交替之中，称首尾重叠，应加强管理。

被甲虫类仓虫为害的种子药材表面形成不易察觉的蛀洞，检查时要击碎。如发现粉末碎屑过多，应过筛检查。

3）花类药材检查。检查花类药材是否生虫，应检查花萼、花蕊处，被蛀花类药材，花瓣零落。一般的方法是将花蕊掰开或将花筒展开，有些品种要摊开检查。

4）动物类药材的检查。动物类药材生虫后的迹象比较明显，应重点检查动物干尸的腹部、尾部、肌肉残留处。如昆虫类的腹部易被蛀碎；蛤蚧尾巴较躯体、四肢易被蛀；穿山甲、鹿筋、龟板、鳖甲、乌蛇、蕲蛇等附带的残肉极易被蛀；有些品种还要摊开、过筛或轻轻叩击检查，如鸡内金、桑螵蛸等。

5）菌藻类药材的检查。这类药材品种不多，易生虫品种多为真菌的子实体或菌核，如茯苓、猪苓等。检查时要看表面有无蛀洞或采取轻轻叩击、击碎等方法来检查。

（3）霉变的检查。在库检查要保持经常性。检查时，对货垛上、中、下三个部位抽样，背光面和卧低潮湿处要拆包开箱检视。检查内容包括：商品干湿度，气味及垛温情况，外观、内在变化及有否霉菌附着现象。

根据在库检查情况，部署养护期内的防霉措施，其中包括商品倒垛、通风散潮、挑拣晾晒、密封保管等。

（4）泛油的检查。

1）看质地。检查时应注意药材质地变化，如果出现吸湿返软，一种情况是一般性的吸潮现象，另一种情况就是泛油前兆现象。无论哪种情况，都要调节库内温湿度，采取吸潮措施，控制其进一步发展。

2）看颜色。某些药材泛油后，表面不易查见，应折断、砸碎检查，如内茬颜色变深，应多拆几个包件检查，以免因个别现象做出错误判断。

3）嗅气味。泛油药材一般都有令人不愉快的气味，检查时嗅到油哈味，说明已泛油。

4）根类药材查根尾。根类药材泛油，根的末梢处先变软，如党参、怀牛膝、桔梗、防风等。手摸有黏腻感，说明已泛油。

5）根茎类药材查两端。根茎类药材，如麦冬、天冬等，泛油时两端先返软、变色，光泽减退，成斑点状粘连，表面呈现油样物质。

6）动物类药材查腹尾、肌肉残留处。如蛤蚧、壁虎尾部含油脂最多，用手捏不结实，内色棕黄即是泛油。昆虫类药材，如九香虫、青娘虫等，腹部含油脂最多，用手指捏挤腹部有油样物质渗出，说明未干透，最易引起泛油。刺猬皮、鹿筋等常有肌肉连带脂肪残留，此处最易泛油。

7）带壳的种子果实类药材。如柏子（仁）、火麻子等不易泛油，而除去外壳的则易泛油。泛油后明显特征是颜色变黄或红棕色，油哈味浓烈，时有刺激鼻、眼的感觉。

（5）易变色、气味散失药材检查。药材是否变色、气味散失，在检查中凭目测就可以分辨清楚。检查的重点应是储存的温湿度和药材的干湿度，必要时测定水分，考察吸湿程度。

4. 中药饮片的储存方法

（1）通风干燥法。即利用自然气温调节库内的温湿度，起到降潮降温的作用。当库外的温度和相对湿度低于库内时，应打开门窗通风；反之，则应紧闭门窗不通风。

（2）防潮剂吸湿法。除上述通风降潮降温外，还可采用吸潮剂或吸潮设备帮助降潮，以保持库内经常干燥，使药品不致受潮。常用的吸湿剂有：生石灰，吸潮率 $20\%\sim25\%$；木炭，吸潮率 5%；无水氯化钙，吸潮率 $100\%\sim120\%$；硅胶，吸潮率 $40\%\sim50\%$。通常把吸潮剂装入缸里，放于库房四角或货堆旁边。但要注意经常检查吸潮剂的吸潮力，发现失效，应立即更换。

目前仓储中最常用的吸潮法是用吸潮机进行吸潮。吸潮机能将库内潮湿的空气吸入，转换成干燥的空气吸出，使库内的湿度大大降低。一般小型的吸潮机可吸收空气中的水分 1.5 kg/小时，大型的吸潮机可吸收空气中的水分 3 kg/小时。

（3）隔绝空气法。其为一种有效而简单的储藏方法。药品经密封后可免受外界的湿气、虫害霉菌等的影响，保证药品的完好。密封方法可用大面积整仓密封，即整个仓库四周隔绝不透风，仅开一门，随时关闭，同时密封仓内还需用吸潮剂吸潮，保持干燥。也可用小面积容器密封，即选用木箱、缸、铁桶等，把药品放入容器内，外面缝隙用皮纸封严。但密闭前必须检查药品本身的干燥度，有无虫蛀、发霉现象。对极易吸潮的药品应在梅雨季节前预先进行密封，以利于保质。

（4）对抗储藏法。对抗储藏法主要采用两种以上药物同储，或采用一些有特殊气味的物品同储而达到防霉、防虫的目的。

对抗储藏法是我国传统的中药保管养护方法之一。经典的对抗法是将山药、泽泻与丹皮同储，使山药、泽泻不生虫，丹皮不变色。

对抗法在应用中要注意不是药材与药材之间都可以对抗同储，缺乏科学依据的对抗方法会适得其反。实行对抗同储必须注意以下问题：

1）与药材同储的对抗物不是杀虫剂和防腐剂，对抗法要求实行对抗的双方的干湿度要符合要求，无虫霉、无异变，在这种情况下才能实行对抗同储。对已生虫或已发霉的药材，实行对抗同储不仅无效，而且会造成交叉感染。

2）性质互相影响，容易窜味的药材不可同储对抗。有资料说，用樟脑、冰片与动物药材对抗同储可防虫蛀，但樟脑等极易升华，与樟脑同储的药材也极易吸附樟脑的气味，因此，这种对抗方法违背了分类储存要求。

3）毒性中药不能与其他药材对抗同储。有资料说，闹羊花可与某药材同储对抗，但这实际上违反了《医疗用毒性药品管理办法》的有关规定。

4）易污染的药材不能进行对抗同储。如草木灰、生石灰等。

5）对抗同储后不易处理的药材不能进行对抗同储。有资料说，蜂蜜拌桂园、肉桂可保色味，但这种方法属蜜液浸渍，已超出对抗范围，而且蜜拌后不易处理。

6）易燃、危险品不能与药材对抗同储。有资料说，可用硫黄与药材对抗，硫黄属易燃品和危险品，为保证仓库安全，万万不可用硫黄与药材对抗。

（5）水浸防干法。对于苏合油等过干且易变质的中药，应保持一定的油润性，可以采取水浸防干，将苏合油盛装瓶内，再套装储有水的瓦罐密封，以保证质量。

（6）热蒸防霉法。对成为商品药材前须经热蒸处理的药材可用此法，即热蒸后不至于改变成分或成为另一种药材规格。如天冬、玉竹、天麻、白果等均可热蒸。热蒸后晒干即可。

（7）干润调节法。西红花、参须、胆南星等中药，当失水干燥后，容易脆断、坚硬，遇潮则易发霉生虫，对于这类中药可采用干润调节法，即吸潮时，放于石灰缸内吸湿（防止过干），达到标准含水量后，取出储存。

第2节　毒麻中药饮片的保管养护

 学习单元1　毒麻中药的概念和品种

 学习目标

➤ 了解毒性药品的品种

 知识要求

一、毒麻中药的概念

1. 毒性中药的概念

医疗用毒性药品（以下简称毒性药品），是指毒性剧烈，治疗剂量与中毒剂量相近，使用不当会致人中毒甚至死亡的药品。

药物作用于机体时，当剂量达到一定值时才能出现有效作用，称作最小有效量。一般临床应用的治疗量为常用量。当剂量超过常用量时，随着剂量的逐渐增加，治疗作用可以转化为毒性作用，并可能造成机体中毒。引起机体中毒的剂量叫中毒量。最低的中毒量叫最小中毒量。严重中毒以致引起死亡的剂量叫致死量。如果药品的最小中毒量与医疗常用量非常接近，一般称作毒性药品。毒性药品年度生产、收购、供应和配制计划，由省、自治区、直辖市药品监督管理部门根据医疗需要制定并下达给指定的毒性药品生产、收购、供应单位。对毒性药品的生产、毒性药品的收购、毒性药品的经营、毒性药品的配方、毒性药品的运输和毒性药品的使用等方面都实行特殊的管理制度。

2. 麻醉药品的概念

麻醉药品，是指连续使用后易产生身体依赖性，能成瘾性的药品，包括：阿片类、可卡因类、大麻类、合成麻醉药类及国家药品监督管理部门指定的其他易成瘾癖的药品、药用原植物及其制剂。

鉴于麻醉药品的严重毒害性，对家庭和社会产生极大的危险和威胁，有的国家甚至酿成重要的社会问题，所以，我国对麻醉药品制定了严格、特殊的管理制度。

二、毒麻中药的品种范围

1. 毒性中药的品种范围

国家卫生计生委、食品药品监督管理局等部门规定毒性药品分为两大类：即毒性中药和毒性西药。其中毒性中药品种是指原药材和饮片，不含制剂；而毒性西药品种则是指原料药。

毒性中药系指因使用不当能引起中毒或死亡的中药。国家（部）规定的毒性中药有：

生川乌、生草乌、生附子、生半夏、生白附子、生天南星、生巴豆、青娘虫、红娘虫、生马钱子、生甘遂、生狼毒、生藤黄、洋金花、生千金子、闹阳花、白降丹、斑蝥、雄黄、生天仙子、红粉、轻粉、砒霜、水银、蟾酥、砒石（红、白）、雪上一枝蒿

各省、自治区、直辖市卫生厅（局）可结合当地实际增订管理品种，并报国家（部）备案。

上海市规定的毒性中药有：

生川乌、生天南星、生甘遂、生半夏、生关白附、生禹白附、生附子、生草乌、生狼毒、一枝蒿、生千金子、木鳖子、马钱子、风茄子、莨菪子、六轴子、巴豆、巴豆霜、吕宋果、闹阳花、生洋金花、生藤黄、红娘虫、青娘虫、斑蝥、蟾酥、水银、白粉霜、白降丹、红粉（红升）、黄升、轻粉、白砒石、红砒石、砒霜、雄黄、腰黄、雌黄

2. 麻醉药品的品种范围

麻醉药品包括：阿片类、可卡因类、大麻类、合成麻醉药类及卫生部指定的其他易成瘾癖的药品、药用原植物及其制剂。根据《麻醉药品管理办法》，中药罂粟壳被列入麻醉药品品种目录。

 学习单元2　常用毒麻中药的保管养护及管理

 学习目标

➢ 熟悉毒麻中药的保管养护方法

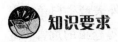

知识要求

一、毒麻中药储存注意事项和保管养护方法

1. 毒性中药的储存注意事项

（1）草乌（川乌、雪上一枝蒿）。草乌含总生物碱（乌头碱）及多量淀粉等成分。吸湿性较强，受潮或未干透的易萌生绿霉，严重时则产生黑霉。富含粉性，易受药材甲、咖啡豆象等仓虫的危害。

（2）附子。附子含有乌头碱、乌头次碱、淀粉等成分。盐附子中还含有氯化钠和一定量的水分，因此盐附子易受环境的影响而发生腐烂或干枯。各档附片受潮后一般易萌霉，霉的部分大多在片块的切面点。由于附片在加工过程中都经过高温蒸煮，毒性降低，成分中淀粉粒糊化，一般不宜生虫。

（3）甘遂。甘遂含淀粉粒、萜类、鞣质等成分。吸湿性强，易潮，断面板易萌霉。久存鞣质氧化，使色泽加深。易受咖啡豆象、玉米象、烟草甲等仓虫的危害。

（4）白附子。白附子含淀粉粒及黏液质等成分。具有吸湿性，受潮后易萌霉。粉性大，易受咖啡豆象、玉米象等仓虫的危害。

（5）半夏。半夏含淀粉粒甚多，并有胆碱、黏液质、尿黑酸及苷等成分。富粉性，吸湿性强，受潮后，一般先在凹陷处有白色斑点，继而萌生绿霉。久存易变色，内色泛黄。易受药材甲、咖啡豆象、烟草甲等仓虫的危害。

（6）天南星。天南星含皂苷、淀粉粒及多种氨基酸等成分。粉性大，具有较强吸湿性，受潮后易萌霉。久存易变色，为姜黄色。易受米象、咖啡豆象、烟草甲等仓虫的危害。

（7）狼毒。狼毒含大戟醇、有机酸、甾萜化合物及酚类物质等成分。质松体轻，切面黄白色，呈粉性，吸湿性较强，受潮后切面易萌生黑霉，较易受咖啡豆象、烟草甲等仓虫的危害。

（8）巴豆。巴豆含有巴豆油、白蛋白，以及巴豆苷、生物碱等成分。果壳质脆易破碎，种仁外皮薄而脆。种仁黄白、油质、不易干透，身潮使内仁脂肪氧化酶作用，形成泛油色泽，加深呈棕褐色。含水量大还会萌霉。久存种仁产生干枯。

（9）马钱子。马钱子含水分 13.0%，含士的宁 1.20%～2.20%，质坚硬，平行剖面可见淡黄白色胚乳，角质状。

（10）莨菪子。本品不宜受潮，否则易结串。

（11）千金子。种仁白色或黄白，富油质。

（12）洋金花。含多种莨菪烷类生物碱等成分。吸湿性强，受潮后外表产生白色或黑色霉斑，有时霉斑在花冠内侧。久储后花呈萎黑。易受药材甲、烟草甲等仓虫的危害，蛀蚀部位多在花冠处，匿于花蕊内。

附：风茄子。本品不宜受潮，否则发霉。

（13）闹羊花。储存性能：含毒性成分浸木毒素、石楠素等成分。吸湿后，返软无弹性，受潮后易萌霉。易受烟草甲等仓虫的危害，蛀蚀部位多在花蕊处，吐丝结串，花瓣脱落残损。

（14）蟾酥。含有强心甾体化合物、吲哚类生物碱及胆甾醇类等成分。片状质脆易碎，半透明。受潮后或含水量超过安全水分，表面极易萌白霉或绿霉。当空气干燥，则易散失水分，造成酥脆片易脆碎。

（15）斑蝥（红娘虫、青娘虫）。含有脂肪、斑蝥素、色素等成分。虫体质轻泡易碎。吸湿性强，受潮后易萌霉。会分解产生异臭，脂肪氧化后虫体逐软油脂外溢形成泛油。易受皮类仓虫危害，造成虫体残损。

（16）水银。常温下易分裂为小球，遇热易挥发。

（17）砒石（砒霜）、雄黄、白降丹等品种。除严格保管外，一般不会有质量变化。

（18）轻粉。白色有光泽鳞片状结晶，遇光颜色缓缓变暗。

（19）红升。本品含氧化汞不得少于99%，遇光颜色逐渐变深。

（20）藤黄。本品为树脂质脆，防碎断。

2. 毒性中药的保管养护方法

（1）草乌（川乌、雪上一枝蒿）。身潮可曝晒或烘干。初霉可干燥后，用撞刷去霉，但要注意对操作人员的防护。防虫害可用磷化铝熏蒸。宜储通风干燥处。

（2）附子。附片身潮可日晒或烘干。初霉可在表面用植物油擦去霉迹后晾晒干燥。
盐附子储放一段时间要进行倒垛并通风，以防霉烂。

（3）甘遂。身潮可曝晒或烘干。初霉可干燥后，用撞刷去霉，但要注意对操作人员的防护。防虫害可用磷化铝熏蒸。宜储通风干燥处。

（4）白附子。身潮可曝晒或烘干。初霉可干燥后用撞刷去霉，但要注意对操作人员的防护。防虫害可用磷化铝熏蒸。宜储干燥处。

（5）半夏。身潮可日晒或烘干，日晒要避免日光太强使其变色。发霉可以淘洗后干燥，但要注意对操作人员的防护。防虫害可用磷化铝熏蒸。宜储通风干燥处。

（6）天南星。身潮可日晒或烘干。发霉可以淘洗后干燥，但要注意对操作人员的防护。防虫害可用磷化铝熏蒸。宜储通风干燥处。

（7）狼毒。身潮可日晒。发霉可以干燥后撞刷去除霉尘，但要注意对操作人员的防护。防虫害可用磷化铝熏蒸。宜储干燥处。

（8）巴豆。身潮可晾晒，不宜曝晒以防果实受热果壳开裂。最忌闷热造成霉变泛油。宜储阴凉干燥处。不可重压。

（9）马钱子。宜储干燥处。

（10）莨菪子。宜储通风干燥处。

（11）千金子。宜储阴凉干燥处，防蛀。

（12）洋金花。身潮可晾晒或低温焙干，也可用去湿方法进行干燥。防虫害可用磷化铝熏蒸。宜储干燥处。

附：风茄子。宜储通风干燥处。

（13）闹羊花。身潮可晾晒或低温焙干，也可用去湿方法进行干燥。防虫害可用磷化铝熏蒸。宜储干燥处。

（14）蟾酥。身潮可阴干，不宜曝晒以防过干片易开裂。表面初霉可用毛刷蘸少量植物油揩去霉迹后，放在风口处阴干，但要注意对操作人员的防护。宜储干燥处。

（15）斑蝥（红娘虫、青娘虫）。身潮可晾晒或去湿干燥，但要注意对操作人员的防护。可用对抗法、气调法进行养护。防虫害可用磷化铝熏蒸。宜储低温干燥处。

（16）水银。置于瓷罐或铁罐内，密封储存。

（17）砒石（红、白）。密闭储存。

（18）雄黄。置干燥处，密闭储存。

（19）白降丹。遮光，密闭，置干燥处储存。

（20）轻粉。遮光，密闭，置干燥处储存。

（21）红升。置干燥处储存，遮光，密闭。

（22）藤黄。置干燥处储存，遮光，密闭。

3. 麻醉中药的储存注意和保管养护方法

（1）麻醉中药的储存性能。罂粟壳含有少量咖啡因、可卡因、罂粟碱等成分。果壳质脆易碎。防止受潮，果壳含水量大还会萌霉。一般不易生虫。

（2）麻醉中药的保管要求。罂粟壳身潮可阴干。宜储干燥处，不可重压。

二、毒麻中药的管理

1. 毒性中药的管理

（1）毒性中药的供应。毒性药品的收购、经营，由各级医药管理部门指定的药品经营单位负责。只有县级以上有合格制剂室的医疗单位和有调配处方资格的医药门市部才能按固定渠道得到毒性药品供应，其他任何单位或个人均不得从事毒性药品的收购、经营和配方业务。

毒性药品制剂要与一般药品分开，单独放置，以免混药。

毒性药品的每次发送和配方使用，都要加强核对，确保准确无误。

各级医药批发部门和医药门市部都必须配备药剂士以上的药学技术人员负责管理、复核、调配和发售毒性药品。无相应药学技术人员负责的单位，不得经营毒性药品。

医疗单位和有调配处方权的医药门市部供应卫生部规定的毒性药品及其制剂时，一律须凭医师正式处方，方可供应。毒性药品处方不得随意涂改或丢失，并应存留 3 年待查。

毒性药品经营部门和医疗单位均应建立健全毒性药品收支账目，固定货位，定期盘点，做到账物相符，并及时向主管部门报告所发生的问题。

科研和教学单位需要毒性药品时，必须持县级以上医药主管部门批准的证明购买。使用单位要指定专人负责使用和保管。

毒性药品运输过程中，应当采取有效措施，防止发生事故。

（2）毒性中药的使用。医疗单位供应和调配毒性药品必须凭医生签名的正式处方。药店供应和调配毒性药品时，须凭盖有医生所在医疗单位公章的正式处方。每次毒性药品处方剂量均不得超过二日极量。

医生使用毒性药品的处方，应准确清楚地写明患者姓名、年龄、性别、药品名称、剂量、服法等。药剂人员对处方要加强核对，审查剂量，对模糊不清或有疑问的处方，应及时与医生联系或拒绝调配，严禁估计发药。

调配处方时必须认真负责、计量准确，并严格按照医嘱注明要求。处方要由配方人员及药师以上技术职称的复核人员签名盖章后方可发出。处方一次有效，取药后处方应存留两年备查。

医疗单位或零售经营毒性中药的单位在调配处方时，调配人员必须认真负责，称量准确，并注明其品名、用法、用量。对处方未注明"生用"的毒性中药，配方时应付炮制品。发现处方有疑问时，须经原处方医师重新签名后，方可调配。每剂处方用药量，不得超过卫生部所规定的常用最高用量。

收购、经营、加工、使用毒性药品的单位必须建立健全保管、验收、领发、核对等制度，严防收假、发错，严禁与其他药品混杂，做到划定仓间或仓位，专柜加锁并由专人保管。

毒性药品的包装容器上必须印有毒药标志。在运输毒性药品的过程中，应当采取有效措施，防止发生事故。

2. 麻醉中药的经营和使用

（1）国家药品监督管理局指定各省、自治区、直辖市一个中药经营企业为罂粟壳定点经营单位，承担本辖区罂粟壳的省级批发业务。

（2）各省、自治区、直辖市罂粟壳定点经营单位于每年7月底以前汇总本辖区罂粟壳需求计划（生产中成药和饮片所需原料总和）报所在地省级药品监督管理部门，由省级药品监督管理部门审核后报国家药品监督管理局。

（3）各省、自治区、直辖市罂粟壳定点经营单位要严格按照国家药品监督管理局下达的罂粟壳调拨供应计划购进，并根据所在地省级药品监督管理部门分配计划供应给承担罂粟壳批发业务的单位。

（4）省级以下罂粟壳的批发业务由所在地省级药品监督管理部门在地（市）、县（市）指定一个中药经营企业承担，严禁跨辖区或向省外销售。

（5）承担罂粟壳批发业务的单位直接供应乡镇卫生院以上医疗单位配方使用和县（市、区）以上药品监督管理部门指定的中药饮片经营门市部。

（6）指定的中药饮片经营门市部应凭盖有乡镇卫生院以上医疗单位公章的医生处方零售罂粟壳（处方保存三年备查），不准生用，严禁单味零售。

（7）乡镇卫生院以上医疗单位要加强对购进罂粟壳的管理，严格凭医生处方使用。

（8）购用罂粟壳的生产企业不得自行销售或互相调剂，因故需要将罂粟壳调出，应报所在地省级药品监督管理部门审核同意，由指定的罂粟壳定点经营单位负责销售。

第3节　中成药的保管养护

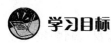

学习单元1　中成药的保管养护的概述

学习目标

➢了解中成药的剂型

➢熟悉常见的中成药变异的现象，熟悉中成药的常规检查

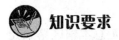
知识要求

一、中成药的概念和保管养护意义

1. 中成药的概念

中成药是在中医药理论的指导下，选择疗效确实的处方，采用经过炮制合格的中药材为原料，大量生产一定的剂型，以供临床医生辨证使用，或由病患者根据经验直接选购的药物制剂。

2. 中成药保管养护意义

中成药保管养护是确保药效的重要环节之一。由于药物易受自然环境气候的影响，容易造成变质损失，甚至影响药物疗效。因此，做好保管养护工作，采取各种有效措施保证药物质量，使其不发生霉蛀变质，具有重要意义。

3. 常见中成药剂型

（1）丸剂。丸剂习称丸药或药丸，是将药物粉碎成细粉或提取成浸出液和浸膏，用水、炼蜜或其他赋形剂，制成大小不同的圆粒剂型。一般可分为水丸、蜜丸、糊丸、蜡丸、浓缩丸等。丸剂吸收缓慢、药力持久，便于储存和携带使用，是一种常见的剂型。

（2）丹剂。丹剂是指含有汞、铅、硫黄等元素的矿物药，经过升华或熔合而成的一种剂量小、作用大的化合物制剂。丹剂的制法有升华法和熔合法两种。

（3）片剂。片剂是一种或多种药材经加工制取粉末、浓缩液或干浸膏与辅料混合、制粒、干燥后，压制成片状的固体剂型。对味苦、具异味或易氧化变质和吸潮的药物，经压片后还需包衣，使之便于吞服和储存。

（4）胶囊剂。胶囊剂是指将药材经整理、炮制、配料、粉碎成细粉或提取制成干浸膏后填充于一定规格的空胶囊中而制成的内服固体制剂。

（5）散剂。散剂亦称粉剂，是将药物经过整理、炮制、配料、粉碎后，依据一定的混合原则，通过搅拌混合、过筛混合或研末混合等过程成型后的干燥粉末，有内服和外用两种。含挥发性或引湿性药物的散剂不宜久储。

（6）颗粒剂。颗粒剂是指药材经整理、炮制、配料提取、浓缩、制软材、制颗粒（或制块）、干燥、整粒制成的干燥颗粒或块状制剂，分为可溶性和混悬性两种类型。但成品易吸潮结块，应置于密闭容器中保存。

（7）露剂。露剂习称花露或药露，是将药材经水蒸馏收集其馏出液而得的澄明液体制剂。缺点是因含芳香性成分易于分解变质或因是水溶液易增殖微生物而致败坏，故不宜久储。

（8）糖浆剂。糖浆剂可分单糖浆和含药糖浆两种。单糖浆为蔗糖的饱和水溶液。中药糖浆剂都为含药糖浆，是将药材用煎煮法或其他浸出方法制取浓缩液，加入适量蔗糖溶液（或与已经溶解的蔗糖溶液混合）而成。储存期间容易增殖微生物，致使糖浆发酵变质，故制备时一般需加入适量防腐剂。

（9）合剂。合剂是指药材用水或其他溶剂，采用适宜方法提取制成的口服液体制剂。宜密封储存，置阴凉处。制备时可加入适量防腐剂。

（10）煎膏剂。煎膏剂习称膏滋剂，是将药物用水煎后取澄清液，经浓缩后加入熬炼过的食糖或蜂蜜复制成的稠膏，它的制备通常采用煎煮法。

（11）酒剂与酊剂。

1）酒剂古名"酒醴"，习称药酒，是以白酒作溶媒，浸出药材中有效成分所取得的含醇澄清浸出液。

2）酊剂的制法与酒剂有些相似，是按药材内含有效成分的性质，选择适当浓度的酒精浸出药材而得的澄清液体制剂。成品的含药量除另有规定外，含有剧毒药品的酊剂为10%（g/mL）。

（12）茶剂与袋泡剂。

1）茶剂是由药材与茶叶（或不用茶叶）粉碎成粗末与黏合剂混合制成的块状固体或制作散剂定量装于纸袋中，用时以沸水泡汁或煎汁代茶饮服。

2）袋包剂亦称"袋泡剂"，是将药材细粉（或再制成颗粒）干燥后定量装于特制的纸袋中。服用前将"泡袋"浸入沸水中，10分钟后药料浸出且已渗入水中，即可服用。

茶剂和袋泡剂的制备过程一般为药物的整理、炮制、配料、粉碎、混合、过筛以及包装等步骤。

（13）外用膏剂。按其形态与用法的不同，可分为软膏与硬膏两种。

1）软膏。软膏习称药膏，系用适宜的基质与药物均匀混合制成的软膏。其又可分为油脂性软膏、乳剂型软膏和水溶性软膏。

2）硬膏。硬膏习称膏药，根据硬膏的基质不同，可分为黑膏药和橡皮膏两种。

常用的黑膏药是以铅硬膏为基质，混有或溶有药物经适当加热软化后，摊涂于布、纸等裱褙材料上制成的外用膏药剂型。黑膏药有大、中、小不同类型，常温时呈固体状，用时需加热软化，贴于患处，在体温下释放药力，发挥疗效。

3）橡皮膏。近年发展的新剂型橡皮膏是近年发展的新剂型，是在护肤橡皮膏的基础上创造的。以橡胶为基础，并混有氧化锌、松香以及油脂性基质等辅料与药物混合后，涂布于裱褙材料上制成的。

（14）锭剂。锭剂是将药物研成细粉，单独或与赋形剂混合，制成不同形状的固体制剂。

（15）栓剂。栓剂是指将药物溶解或混悬于脂肪性或水溶性基质中制成的一种供纳入人体肛门、阴道等腔道内的固体制剂。

（16）针剂。针剂又称注射剂，系将中药材经过加工、提取、精制、配液等步骤制成的灭菌溶液罐封于安瓿中，供皮下、肌肉、静脉注射等使用的一种剂型。

二、中成药的常规检查

药品作为特殊商品，其质量必须符合疗效确切、使用安全、副作用小、稳定性好、有效期长、使用方便、包装符合储运等要求。

中药零售企业对中成药质量的判别主要是检查外观质量是否符合要求，只有当产品质量产生疑问时，才能按照国家标准进行内在质量检查。

1. 包装

药品的包装、标签和说明书在药品的运输、储藏和使用中对保证药品的安全有效具有非常重要的作用。药品包装、标签及说明书必须按照国家食品药品监督管理部门规定的要求印制，其文字及图案不得加入任何未经审批同意的内容；药品包装内不得夹带任何未经批准的介绍或宣传产品、企业的文字、音像及其他资料；药品的通用名称必须用中文显著标示，如同时有商品名称，则通用名称与商品名称用字的比例不得小于1∶2，通用名称与商品名称之间应有一定空隙，不得连用。

（1）外包装。药品的外包装的纸箱应坚固耐压，纸箱包装外应刷一层清油，内应有瓦楞纸防潮，用胶粘牢，捆扎紧。

外包装上必须印有药品名称、规格、储藏、生产日期、批准文号、生产批号、有效期限或使用期限、生产企业名称、生产许可证号、体积、重量、储运图示标志、危险物品标志等。

（2）内包装。内包装是指直接与药品接触的包装，内包装应能保证药品在生产、运输、储藏及使用过程中的质量，并便于医疗使用。

内包装的包装材料和容器，必须符合药用要求。药品的内包装的瓶、塞、盖、纸、盒、塑料袋等容器，以及盒内、瓶内填充物应清洁、干燥、封口严密、无渗透、无破损等。包装内一般附有说明书，包装上应贴有标签。

2. 常规检查

（1）首营药品查验生产厂家的"两证一照"（生产许可证、经营许可证、经营执照）、药品的新药证书、省级药检机构的检验报告是否齐全；药品标签、说明书收载内容是否符合规定等。

（2）查验收到药品的名称、剂型、规格、数量是否与采购单相符。

（3）查验同一批号的药品内外包装、印刷字体、图案、色彩是否一致。

（4）对验收合格的药品应及时填写真实、完整的购进验收记录。

（5）定期检查药品的有效期并作记录。

（6）每日定时记录温湿度，掌握温湿度变化。

（7）每日清扫，保持清洁，防止药品生虫发霉。

三、中成药常见变异现象

1. 虫蛀

虫蛀是指大蜜丸、水蜜丸或水丸等发生虫蛀的现象。其原因除与原料药成分有关外，多在储存中受温度、湿度的影响或储存过久所致。发生虫蛀后，药品会形成空洞，严重者蛀为粉末状，并有虫的排泄物，从而影响质量。

2. 霉变

由于空气中的霉菌孢子感染物体后，加上适宜的湿度及温度便生长菌丝，即形成霉变。如蜜丸、水丸、散剂、茶曲剂等发霉后出现白色或其他颜色的霉菌点，并可使药品改变应有的气味而影响疗效；糖浆、膏滋剂发霉后，则出现白色絮状物。

3. 变色

常见的如糖衣片之褪色、退光或出现花斑；针剂发生颜色变深、浑浊，主要是受空气中的氧气、光线及温度或储存过久等的影响所致。

4. 结块

结块是指散剂、冲剂之类成药，由原来松散粉末、颗粒状凝结成块或团状。其原因除剂型本身含水量过高或者含有树脂、糖类等物质易结块外，主要是由储存中吸潮、受热引起的。

5. 裂片、松散

裂片、松散是指片剂中的压制片（未上糖衣的片剂）、水泛丸，出现体积膨胀、疏松易碎或落粉；糖衣片裂开。发生此现象除工艺操作不当外，主要在于储存不善，使药品受潮所致。

6. 粘连、结并

粘连、结并是指糖衣片、胶丸、胶囊剂等成药，因受热吸潮后发生粘连、粘瓶的现象。

7. 浑浊、沉淀

浑浊、沉淀是指药酒、花露、针剂等，由于灭菌操作不严、过滤不清、储藏过久、

pH 等因素，使药物产生絮状沉淀而变质。

8. 发酵

发酵是指糖浆、膏滋剂之类成药，如储存期中温度过高、湿度大，就会使酵母菌生长繁殖，在酵母菌的作用下，导致膨胀发酵，酸败变质。

9. 冻结

冻结是指药酒、糖浆、合剂等液体制剂，由于在冬季储存期中温度过低，发生冻结凝固成固态而产生变质。

 学习单元 2　中成药的分类保管养护

 学习目标

➤熟悉中成药的养护

 知识要求

一、易生虫中成药的养护

易生虫中成药应选择干燥阴凉的库房储存。库内相对湿度应在 75％以下，在相对湿度不变的情况下，库温应不高于 28℃。如果温度过高、湿度过大，则应采取通风散潮和降温的调整措施。储存中应避免日光直接照射和雨淋。

二、易发霉中成药的养护

易发霉的中成药的保管条件和方法，基本上与易生虫的中成药相同。但库内相对湿度以不超过 70％为宜。含有油质的中成药容易失去油分而干枯，因此不宜采取通风干燥的办法。

三、易发挥走味中成药的养护

易发挥走味中成药的保管除应防止发挥走味外，同时也要注意防止受潮发霉。保管易发挥走味中成药应选择不通风而又干燥的库房，要求库内凉爽，相对湿度以不超过 70％为宜。

四、易融化泛油中成药的养护

这类中成药应选择低温干燥的库房储存。库内相对湿度以保持 70%～75% 为宜，库温应不高于 28℃。储存中应避免日光直接照射和雨淋。

复习思考题

1. 哪些因素容易导致中药商品的质量变异？

2. 如何保管养护毒性中药？

3. 在库的中药商品要注意检查哪些问题？如何做好养护工作？

4. 中成药在存放过程中会出现哪些变异现象？

5. 如何对中成药进行分类保管养护？

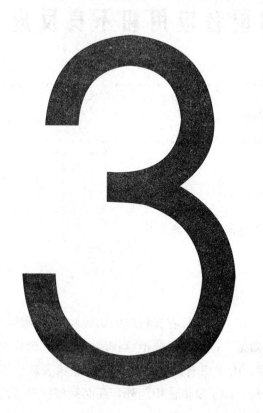

第3章

中成药知识

第 1 节　中成药的配合应用和不良反应

 学习单元 1　中成药的配合应用

 学习目标

➢ 了解中成药和化学药在配合应用过程中出现的不良影响

➢ 熟悉中成药与中成药的配合应用

 知识要求

由于中成药的配方组成是固定不变的，每一品种都有其特定的功效和主治病症，即某一中成药是针对某一证候而设，或者说是对某一证候起主要治疗作用。但是，患病以后的临床表现是错综复杂的，即使是同一病症，由于患者的个体差异，其症状表现也不尽相同，还有诸多兼症。因此，运用中成药治病，除了要辨证用药外，还必须根据患者的病情及中成药的性能，有选择地将中成药和其他剂型的药物配合在一起应用，这样可以对较复杂的证候予以全面照顾，同时又能获得更好的疗效。

一、中成药与中成药的合理配合应用

中成药之间配伍应用应基本符合配伍用药规律。

1. 增强药效

（1）扩大治疗范围或增强疗效。如因气血不足、心脾两虚致神经衰弱，又兼患血小板减少性紫癜，可选用归脾丸加十全大补丸等；治五更泄泻，用四神丸加理中丸等。

（2）满足同时治疗不同性质疾病的需要。如外感暑湿、内伤饮食较重者，可用藿香正气丸加保和丸，既解暑和中、理气化湿，又消食导滞。

2. 减少不良反应

又称减毒（效）配伍，即两种药物同时使用，其中一种药物能明显抑制或消除另一种成药的偏性或毒副作用，就是"相畏""相杀"配伍。如治肾虚腰痛的青娥丸，方中杜仲、补骨脂与胡桃肉为补肝肾、温肾阳之品，然久用温补难免火升之弊，而肾虚腰痛又需长期服药方可治愈，因此，加服二至丸补肾阴，以纠温药之偏，可收到既补阳又不伤阴之效。

3. 经济用药

牛黄清心丸为防治心脑血管疾病的理想药品，但药价较高，可取牛黄解毒丸配柏子养心丸代替。

高血压病中医辨证多属肝肾阴虚、肝经热盛、风阳上亢，治疗中可用脑立清和六味地黄丸合用。治疗脾肾虚寒所致泄泻，四神丸较难买到，可以附子理中丸祛寒温中，配以健脾丸开胃健脾。

二、中成药与中成药的不合理配合应用

在配合应用中成药时必须了解中成药的药物组成，注意药物配伍的禁忌，以防止联合应用后产生减弱药性、增加不良反应、产生毒性或毒性蓄积等现象。

1. 含"十八反""十九畏"的中成药

（1）含乌头类中成药。含乌头类与含半夏、贝母类、瓜蒌、白芨、白蔹、天花粉类的中成药不宜同时使用。如小活络丸、附子理中丸不宜与半夏露、川贝枇杷膏等中成药配合应用。小活络丸和附子理中丸也不能同时服用。

（2）含丁香、郁金的中成药。含丁香成分的中成药和含郁金成分的中成药不宜配合应用。如苏合香丸和胆宁片不宜配合应用。

2. 药效相反，产生拮抗

（1）含甘草、鹿茸的中成药。含甘草、鹿茸的中成药与降血糖的中成药不宜同时使用。如炙甘草合剂或参鹿丸不宜与消渴丸等配合应用。

（2）含麻黄的中成药。含麻黄的中成药与降血压的中成药不宜同时使用。如通宣理肺丸、小青龙合剂不宜与罗布麻片、降压片、速效救心丸、山海丹配合使用。

（3）含朱砂的中成药。含朱砂的中成药不宜长期服用或并用。如朱砂安神丸、更衣片等不宜同时服用，也不能长期单方使用。

三、中成药与化学药的配合应用

中成药与化学药的配合应用，在现时已经被广泛采用，但在应用时必须了解中成药的性能特点和化学药的性能特点，这样才能降低中成药或化学药的毒性或不良反应，提高药物的功效。同时，应尽量避免中成药和化学药合用后所产生的不良反应或降低药物作用的现象。

1. 中成药与化学药的合理配合应用

（1）促进药物吸收。含有枳实成分的中成药能松弛胆道括约肌有利于庆大霉素进入胆道，抗感染作用增强。

（2）协同作用。丹参注射液、黄芪注射液等与低分子右旋糖苷、能量合剂同用，可提高心肌梗死的抢救成功率；含有甘草成分的中成药与氢化可的松有协同作用。

（3）减少药物剂量，缩短疗程。珍菊降压片中用中药珍珠层粉、野菊花、槐花末配合西药盐酸可乐定、氢氯噻嗪有较好的降压和改善症状的作用，若以常用量 1 片，每日 3 次计算，盐酸可乐定比常用剂量减少 60％。

（4）减少药物的毒副反应。某些化学药品或提取的纯品，成分单一，治疗作用明显，但毒副反应较大，与中药配伍可提高效能，减轻毒副反应。

肿瘤病人接受化疗后常出现燥热伤津的阴虚内热或气阴两虚证，配以滋阴润燥清热的金果饮或益气养阴的生脉饮常可减轻症状；以海螵蛸粉、白芨粉合氟尿嘧啶、鲨肝醇、环磷酰胺等组成片剂，用于治疗消化道肿瘤有较好的疗效；中医健脾益肾药与化疗药物合用，可降低化疗药物的不良反应。

（5）减少禁忌，扩大治疗范围。有胃肠道疾病的白细胞减少症患者，可用碳酸锂合用白芨、半夏、茯苓等中药复方以减轻胃肠道反应；用活血化瘀、行气止痛的三七、赤芍、郁金与心可定合用，作用时间延长；用生脉散、丹参注射液与茛菪碱合用，可适度提高心率，又能改善血液循环，从而改善缺血缺氧的状况；用益母草膏配合妇血康冲剂治疗药流后的出血，止血效果明显提高。

2. 中成药与化学药的不合理配合应用

（1）形成难溶性物质，妨碍吸收，降低疗效。含金属离子钙、铝、镁、铁和铋等的中药与四环素类及异烟肼等抗生素合用，可降低后者疗效。含上述金属离子的中成药很多，仅以含钙的中成药为例，就有牛黄解毒丸、牛黄清胃丸、牛黄上清丸、黄连上清丸、骨折挫伤散、凉膈散、利胆排石片、六一散、益元散、乌贝散、木香槟榔丸、槟榔四消丸、橘红丸、二母宁嗽丸、蛤蚧定喘丸等。

（2）产生或增加毒性。含朱砂的中成药，如朱砂安神丸、六神丸、六应丸、梅花点舌丸、人丹、七珍丸、七厘散、紫雪散、苏合香丸、冠心苏合丸等，与溴化物、碘化物、亚铁盐、亚硝酸盐等同服可产生有毒的溴化汞和碘化汞，引起赤痢样大便，导致药源性肠炎。

含雄黄的中成药，如六神丸、牛黄解毒丸、安宫牛黄丸、喉症丸等，若与含硫酸盐、硝酸盐的西药，如硫酸镁、硫酸亚铁合用，会把雄黄的主要成分硫化砷氧化而增加毒性。

含钙离子的中成药与洋地黄类药物合用，可增强洋地黄类药物的作用与毒性。

含黄药子、诃子、五倍子、地榆和四季青等成分的中成药对肝脏有一定的毒性,与四环素、利福平、氯丙嗪、异烟肼和红霉素等有肝毒性的药物合用时,应警惕发生药源性肝病。

含有黄芩、木香、砂仁、陈皮等成分的中成药对肠道有明显的抑制作用,可延长地高辛、维生素 B_{12}、灰黄霉素等在小肠上部停留时间,而使药物吸收增加,如葛根芩连片、香连丸、香砂养胃丸等中成药与地高辛、灰黄霉素应避免同时应用。

(3)酸碱中和,影响疗效。酸性的中成药,如大山楂丸、脉安颗粒等,同碱性西药,如氨茶碱、碳酸氢钠等合用,则两者疗效均下降。

(4)生物效应的拮抗。清宁丸、四消丸等含大黄用于泻下的中成药,若与新霉素、土霉素等西药同服,则因肠道细菌被抗生素抑制,影响了大黄的致泻作用;鹿胎膏、鹿茸精等含鹿茸的中成药,与胰岛素、优降糖、D860、降糖灵等西药降糖药合用,由于鹿茸含糖皮质激素样物质,会使血糖升高,抵消降血糖药的部分降糖作用。

(5)因酶促作用降低药效。国公酒等药酒含有乙醇,若同鲁米那、苯妥英钠、安乃近、胰岛素、D860、降糖灵等西药同服,因乙醇是一种药酶诱导剂,能增强肝脏药酶活性,使上述西药在体内代谢加快,半衰期缩短,从而显著降低疗效。

(6)因酶抑作用增强毒性反应。大活络丸、九分散、半夏露等含麻黄的中成药,若同痢特灵、优降宁、苯乙肼等单胺氧化酶抑制剂西药合用,麻黄中的麻黄碱可促使被储存于神经末梢中的去甲肾上腺素大量释放,严重时可致高血压危象和脑出血。

(7)因其他生物效应引起的不良反应。含甘草、鹿茸的中成药同阿司匹林合用,因阿司匹林对胃黏膜有刺激,而甘草、鹿茸含糖皮质激素,可使胃酸分泌增多,又能减少胃黏液分泌,降低胃肠抵抗力,从而诱发、加重胃、十二指肠溃疡病。

(8)干扰疾病证型,妨碍辨证施治。原属中医气虚血瘀型患者,因血压高,西医给予地巴唑、维脑路通等血管扩张药治疗,服药后可出现面部潮红、灼热等症状,此时若去看中医,很像"肝阳上亢"型,治疗就会有误。

随着医学的进步,中成药的应用越来越广泛,中成药和其他类型的药物的配合应用也越来越广泛,所以必须了解中成药配合应用的利弊,方能正确应用中成药,正确指导用药。

学习单元 2　中成药的不良反应

 学习目标

➤了解引起中成药不良反应的常见因素

➤熟悉有毒性成分中成药的不良反应

 知识要求

不良反应是指合格产品在正常用法、用量时出现与目的无关的或意外的有害反应，包括中成药和中药饮片引起的不良反应。不良反应包括毒性反应、后遗反应、过敏反应、继发反应、特异性遗传因素等。

一、引起中成药不良反应的常见因素

1. 剂量过大或疗程过长。

2. 用药不当。

3. 药材品种混乱，炮制（制剂）质量欠佳。

4. 中成药组方不合理。

5. 个体差异。

二、不良反应的预防

1. 对中成药的处方组成、功能、主治、用法用量及注意事项等要有所了解，避免盲目滥用。

2. 注意患者是否有过敏史。

3. 注意观察用药反应。

4. 对中成药可能引起的不良反应要有正确认识。

三、常见含有毒成分中成药的不良反应

1. 含乌头类成分的中成药

（1）中成药。舒筋活络丸、追风丸、活络丸、附子理中丸、金匮肾气丸、木瓜丸、右

归丸等。

（2）毒性成分。乌头碱。

（3）中毒表现。唇、舌、颜面、四肢麻木，流涎，烦躁呕吐，心率缓慢，肌肉强直，早期瞳孔缩小后放大；呼吸痉挛，窒息，呼吸衰竭而亡。

（4）中药治疗。甘草、绿豆煎汤饮用，中医对症治疗。

2. 含马钱子成分的中成药

（1）中成药。九分散、山药丸、疏风定痛丸、疏络养肝丸、伤科七味丸、治伤消瘀丸等。

（2）毒性成分。番木鳖碱，即士的宁。

（3）中毒表现。初期出现头晕、头痛、烦躁不安、瞳孔缩小、呼吸加快、吞咽困难、胸闷、全身发紫；进而伸肌与屈肌同时极度收缩，发生典型的士的宁惊厥症状，从痉挛到强直呈角弓反张，可因呼吸肌痉挛窒息或心力衰竭而死。

（4）中毒解救。病人保持安静，避免声音、光线的刺激。

（5）中药治疗。甘草、绿豆煎汤饮用；肉桂煎汤饮用，中医对症治疗。

3. 含蟾酥成分的中成药

（1）中成药。蟾酥、六神丸、六应丸、喉症丸等。

（2）中毒表现。胸闷、心悸、心律不齐、脉缓慢无力。

（3）中毒解救。清除毒物，如洗胃、导泻、灌肠、输液等处理，加速毒物的排泄；同时吸氧，口服蛋清，大量饮水及浓茶，西药对症治疗。

（4）中药治疗。甘草、绿豆煎汤饮用，中医对症治疗。

4. 含朱砂、轻粉、红粉等成分的中成药

（1）中成药。牛黄清心丸、牛黄抱龙丸、抱龙丸、朱砂安神丸、苏合香丸、再造丸、安宫牛黄丸、紫雪丹等。

（2）毒性成分。汞。

（3）中毒表现。恶心呕吐，口中有金属味，口腔黏膜充血，齿龈肿胀、溢血，腹泻，肾脏损害，肌肉震颤，严重时可因全身极度衰竭死亡。

（4）中毒解救。清除毒物，如洗胃、导泻、灌肠、输液等处理，加速毒物的排泄；同时吸氧，口服蛋清、牛奶等，西药对症治疗，纠正水和电解质紊乱，抗休克，肾透析等。

（5）中药治疗。甘草、绿豆煎汤饮用，中医对症治疗。

5. 含雄黄成分的中成药

（1）中成药。牛黄解毒丸（片）、六神丸、安宫牛黄丸、牛黄清心丸、牛黄镇惊丸、牛黄抱龙丸、三品一条枪、砒枣散等。

（2）毒性成分。硫化砷。砷首先危害神经细胞，使中枢神经中毒，而产生一系列的中枢神经中毒症状，并可直接损害毛细血管，使其扩张松弛，造成血管通透性增强。也可使血管舒缩中枢麻痹，而导致毛细血管扩张。并可引起肝、肾、脾及心肌等实质器官的脂肪变性和坏死。

（3）中毒表现。

1）消化系统表现为口腔咽喉干痛、烧灼感、口中有金属味、流涎、剧烈恶心呕吐、腹痛腹泻，严重时类似霍乱。

2）各种出血症状，如吐血、咯血、眼结膜充血、鼻衄、便血、尿血等。

3）肝肾功能损害而引起转氨酶升高、黄疸、血尿、蛋白尿等。

4）严重者因心力衰竭、呼吸衰竭而死亡。

5）长期接触可引起皮肤过敏，出现丘疹、疱疹、痤疮样皮疹等。

（4）中毒解救。

1）清除毒物，如催吐、洗胃、导泻、输液，服用牛奶、蛋清、豆浆、药用炭等吸附毒物，保护黏膜，必要时可应用二巯基丙醇类。

2）纠正水液代谢和电解质紊乱，抗休克、肾透析等对症治疗。

（5）中药治疗。可用甘草、绿豆煎汤饮用，也可用中医对症治疗。

6. 含雷公藤成分的中成药

（1）中成药。雷公藤多苷片。

（2）毒性成分。雷公藤碱等5种生物碱及卫茅醇、雷公红。

（3）中毒表现。

1）神经系统症状。眩晕，头昏头痛，全身疲乏，肢麻肌痛，痉挛甚而抽搐。

2）循环系统症状。胸闷，心悸，心痛，气短，血压下降，心跳减弱，心律不齐，紫绀，体温下降，休克。

3）消化系统症状。恶心呕吐，口干，纳呆，腹胀腹痛，腹泻或便秘，全身黄疸。

上述中毒症状持续2～3日后出现急性肾功能衰竭，浮肿，腰痛，尿少，严重时可出现尿毒症而致死。

（4）中毒解救。

1）清除毒物。服药4小时内者应尽早催吐，并用高锰酸钾溶液洗胃，洗胃后由胃管注入导泻剂硫酸钠或硫酸镁20～30 g。

2）解毒。兔胃浸出液200 mL，顿服。

3）对症与支持治疗。输液，吸氧、强心等对症处理，注意水、电解质平衡，警惕急性肾功能衰竭的发生。一般采用低盐饮食，出现急性肾功能衰竭时，可采用腹膜透析或血液透析（人工肾）治疗。

（5）中药治疗。

1）绿豆 120 g、甘草 30 g，水煎服，顿服。

2）新鲜羊血 300 mL 趁热灌服，1～2 次。

3）鲜萝卜汁或鲜韭菜汁 200 mL，顿服。

4）莱菔子 250 g 煎汤至 200 mL 顿服。

第 2 节　常见病的常用中成药介绍

 学习单元 1　内科用药

 学习目标

➤熟悉感冒、咳嗽、胃痛、腹泻、便秘、虚证、失眠、痹证、胸痹的辨证分型

➤掌握常用中成药的功效、主治和使用注意事项

 知识要求

一、感冒

感冒是感受触冒风邪所引起的，以头痛、鼻塞、流涕、喷嚏、恶寒、发热等为主要临床表现的常见外感疾病。

1. 感冒的辨证

感冒的辨证有风寒感冒、风热感冒、暑湿感冒、气虚感冒等。

（1）风寒感冒。

［病因］风寒外袭，卫阳被郁。

［临床表现］恶寒重、发热轻，头痛身痛，无汗，或鼻塞流涕，喷嚏，咳嗽，舌苔薄白，脉浮或浮紧等症。

［治则］辛温解表。

（2）风热感冒。

[病因] 风热犯表，热郁肌腠，卫表失和。

[临床表现] 身热较显著，微恶风，汗出不畅，鼻塞或鼻流黄浊涕，咽燥或咽痛，口渴，咳嗽，痰黏或黄，舌苔薄黄、边尖红，脉浮数。

[治则] 辛凉解表。

（3）暑湿感冒。

[病因] 感受暑邪，暑多夹湿，暑湿并重。

[临床表现] 微恶风，身热，汗少，肢体酸重，头重胀痛，胸膈满闷，腹痛泄泻，口中黏腻，舌苔腻，脉濡。

[治则] 解表化湿。

（4）气虚感冒。

[病因] 卫气不固，外感风寒。

[临床表现] 恶寒较甚，发热，无汗或常自汗出，倦怠，舌苔淡白，脉浮无力。

[治则] 益气解表

（5）表里俱实证。

[病因] 外感风邪，内有蕴热。

[临床表现] 恶寒发热，咽喉不利，口苦口干，胸膈痞闷，头晕目赤，大便秘结，小便赤涩。

[治则] 疏风解表，泄热通便。

2. 常用中成药

（1）清开灵口服液。

[组成] 胆酸、珍珠母、猪去氧胆酸、栀子、水牛角、板蓝根、黄芩苷、金银花。

[功效] 清热解毒，镇静安神。

[主治] 用于外感风热、火毒内盛所致发热、咽喉肿痛、舌质红绛、苔黄、脉数者；上呼吸道感染、病毒性感冒、急性咽炎、急性气管炎等病症属上述证候者。

[用法用量] 口服。一次20～30 mL，一日2次；儿童酌减。

[注意] 忌烟、酒及辛辣、生冷、油腻食物；不宜在服药期间同时服用滋补性中药；风寒感冒者不适用。久病体虚患者如出现腹泻时慎用；有高血压、心脏病、肝病、糖尿病、肾病等慢性病严重者应在医师指导下服用。

（2）参苏丸。

[组成] 党参、紫苏叶、葛根、前胡、茯苓、半夏（制）、陈皮、枳壳（炒）、桔梗、木香、甘草。

［功效］益气解表，疏风散寒，祛痰止咳。

［主治］身体虚弱、感受风寒所致感冒，症见恶寒发热、头痛鼻塞、咳嗽痰多、胸闷呕逆、乏力气短。

［用法用量］温开水送服，口服。一次 6～9 g，一日 2～3 次。

［注意］忌烟、酒及辛辣、生冷、油腻食物；不宜在服药期间同时服用滋补性中药；凡是有风热感冒者不适用；寒湿证者慎用；单纯痰热型咳嗽、气喘不宜用本品。

（3）防风通圣丸。

［组成］防风、荆芥、连翘、麻黄、薄荷、川芎、当归、白芍、白术、山栀、大黄、芒硝、石膏、黄芩、桔梗、甘草、滑石。

［功效］解表通里，清热解毒。

［主治］外寒内热，表里俱实。恶寒壮热，头痛咽干，小便短赤，大便秘结，风疹湿疮。

［用法用量］温开水送服，每次 6 g，每日 2 次。

［注意］忌烟、酒及辛辣、油腻、鱼虾海鲜类食物；不宜在服药期间同时服用滋补性中药；高血压、心脏病患者慎用。有肝病、糖尿病、肾病等慢性病严重者应在医师指导下服用；因服用或注射某种药物后出现荨麻疹等相似的皮肤症状者属于药物过敏（药疹），应立即去医院就诊；服药后大便次数增多且不成形者，应酌情减量；孕妇慎用，儿童、哺乳期妇女、年老体弱及脾虚便溏者应在医师指导下服用；严格按用法用量服用，本品不宜长期服用。

［附］预防感冒

［中成药］玉屏风口服液。

［组成］黄芪、白术、防风。

［功效］益气固表，止汗。

［主治］表虚不固，自汗、恶风、面色苍白、易患感冒、舌质淡、脉细弱。

［用法用量］每次 10 mL，每日 1～2 次。

［注意］忌不易消化食物；感冒发热病人不宜；有高血压、心脏病、肝病、糖尿病、肾病等慢性病严重者应在医师指导下服用。

二、咳嗽

咳嗽是肺系疾病的主要症状之一。临床上除了解咳嗽的时间、节律、性质、声音以及加重的有关因素，还需注意痰的色、质、量、味。

1. 咳嗽的辨证

咳嗽的辨证有寒痰咳嗽、热痰咳嗽、燥痰咳嗽。

（1）寒痰咳嗽。

[病因] 风寒袭肺，肺气壅塞不得宣通；脾湿生痰，壅遏肺气。

[临床表现] 咳嗽声重，气急，咳痰稀薄色白，伴鼻塞、流清涕、头痛、恶寒、发热、无汗等表证，舌苔薄白，脉浮或浮紧；或咳嗽反复发作，咳声重浊，痰多，因痰而嗽，痰出咳平，痰黏腻，色白，舌苔白腻，脉濡滑。

[治则] 疏风散寒，宣肺止咳；健脾燥湿，化痰止咳。

（2）热痰咳嗽。

[病因] 风热犯肺或痰热壅阻肺气，肺失清肃。

[临床表现] 咳嗽频剧，气粗，喉燥咽痛，咯痰不爽，痰黏稠或稠黄，咳时汗出，伴鼻流黄涕、口渴、头痛、肢楚、恶风、身热等表证，舌苔薄黄，脉浮数或浮滑；或咳嗽气粗，喉中有痰声，痰多，质黏厚、稠黄，胸肋胀满，咳时引痛，舌红，苔薄黄腻，脉滑数。

[治则] 清热，宣肺，化痰，止咳。

（3）燥痰咳嗽。

[病因] 风燥伤肺；肝火犯肺；肺阴亏虚，虚热内灼，肺失润降。

[临床表现] 干咳、咳声短促、痰少黏白、痰中带血、口干咽燥，或伴鼻塞、头痛、微寒、身热；或伴胸肋胀痛、咳时引痛；或午后潮热颧红、手足心热、夜眠盗汗、起病缓慢、日渐消瘦、神疲、舌质红、少苔、脉细数等症。

[治则] 清肺润肺，止咳化痰。

2. 常用中成药

（1）苏子降气丸。

[组成] 苏子、半夏、厚朴、前胡、陈皮、沉香、当归、生姜、大枣、甘草等。

[功效] 降气化痰，温肾纳气。

[主治] 痰多色白、咳嗽喘促，气短胸闷，动则加剧。

[用法用量] 温开水送服，每次6 g，每日2次。

[注意] 忌烟、酒及辛辣食物；阴虚燥咳者忌服，其表现为干咳少痰、咽干咽痛、口干舌燥；有支气管扩张、肺脓疡、肺结核、肺心病的患者及孕妇，应在医师指导下服用。

另有一方改沉香为肉桂，其温肾纳气的作用更佳。

（2）贝羚胶囊。

[组成] 川贝母、羚羊角、猪去氧胆酸、麝香、沉香、人工竺黄、青礞石、硼砂。

[功效] 清热化痰，止咳平喘。

[主治] 痰热阻肺，气喘咳嗽、痰黄或稠、咯痰不爽、小儿肺炎、喘息性支气管炎及成人慢性支气管炎见上述症状者。

[用法用量] 温开水送服，每次 2 粒，每日 3 次。

[注意] 脾胃虚寒、大便溏薄者不宜使用；气虚、阳虚咳嗽者忌用。

（3）止咳定喘口服液。

[组成] 麻黄、杏仁、甘草、石膏。

[功效] 辛凉宣泄，清肺平喘。

[主治] 表寒里热，身热口渴，咳嗽痰盛，喘促气逆，胸膈满闷；急性支气管炎见上述证候者。

[用法用量] 口服每次 10 mL，每日 2～3 次，7 岁以上儿童服 1/2 量，3～7 岁儿童服 1/3 量。

[注意] 虚喘者禁用；高血压、心脏病患者慎用；糖尿病患者慎用。

（4）百合固金丸。

[组成] 百合、熟地、生地、川贝母、当归、白芍、桔梗、甘草、麦冬、玄参。

[功效] 养阴清热，润肺化痰。

[主治] 肺肾阴虚，虚火上炎，燥咳少痰、痰中带血、咽干喉痛、手足心热。

[用法用量] 温开水送服，每次 6 g，每日 2 次。

[注意] 忌烟、酒及辛辣、生冷、油腻食物；支气管扩张、肺脓疡、肺心病、肺结核患者出现咳嗽时应去医院就诊；有高血压、心脏病、肝病、糖尿病、肾病等慢性病严重者应在医师指导下服用；脾虚便溏、食欲不振者忌用；服药期间勿食萝卜。

（5）蛤蚧定喘丸。

[组成] 蛤蚧、鳖甲、黄连、黄芩、石膏、麦冬、百合、紫菀、麻黄、瓜蒌子、紫苏子、甘草、苦杏仁。

[功效] 滋阴清肺，止咳定喘。

[主治] 虚劳久嗽、年老哮喘、气短胸满郁闷、自汗盗汗。

[用法用量] 口服每次 1 丸，每日 2 次。

[注意] 忌烟、酒及辛辣、生冷、油腻食物；本品用于虚劳咳喘，咳嗽新发者不适用；支气管扩张、肺脓疡、肺心病、肺结核患者出现咳嗽时应去医院就诊；高血压，心脏病患者慎用。有肝病、糖尿病、肾病等慢性病严重者应在医师指导下服用。

三、胃脘胀痛（脘腹胀满）

胃脘胀痛，是以上腹胃脘部近心窝处经常发生胀闷疼痛为主证。实证多痛急而拒按，治疗较易收效；虚证多痛缓而时有休止，痛而喜按，病情缠绵往往难愈。

1. 胃脘胀痛的辨证

胃脘胀痛的辨证有寒邪客胃、饮食伤胃、肝气犯胃、脾胃虚弱。

（1）寒邪客胃。

［病因］外感寒邪，内客于胃，寒主收引，胃气不和。

［临床表现］胃痛暴作，恶寒喜暖，脘腹得温则痛减、遇寒则痛增，口不渴，喜热饮，苔薄白，脉弦紧等症。

［治则］散寒止痛。

（2）饮食停滞。

［病因］暴饮暴食。致胃中气机阻塞。

［临床表现］胃痛，脘腹胀满，嗳腐吞酸，或呕吐不消化食物，吐食或矢气后痛减，或大便不爽，苔厚腻，脉滑。

［治则］消食导滞。

（3）肝气犯胃。

［病因］忧思恼怒，则气郁而伤肝，肝气失于疏泄，横逆犯胃，致气机阻滞。

［临床表现］胃脘胀满，攻撑作痛，脘痛连胁，嗳气频繁，大便不畅，每因情志因素而痛作，苔薄白，脉沉弦。

［治则］疏肝理气。

（4）脾胃虚弱。

［病因］饥饱失常，或劳倦过度，或久病脾胃受伤，均能引起脾阳不足，中焦虚寒，或胃阴受损，失其濡养。

［临床表现］胃痛隐隐，喜温喜按，空腹痛甚，得食痛减，泛吐清水，纳差，神疲乏力，甚则手足不温，大便溏薄，舌淡苔薄，脉虚弱或迟缓。

［治则］温中健脾。

2. 常用中成药

（1）香砂六君丸。

［组成］党参、白术、茯苓、炙甘草、陈皮、半夏、砂仁、木香、生姜等。

［功效］益气健脾，和胃。

［主治］脾虚气滞，消化不良、脘腹胀满、嗳气食少、大便溏薄、舌淡苔白腻、脉细

无力。

[用法用量] 温开水送服，每次 6 g，每日 2 次。

[注意] 饮食宜清淡，忌酒及辛辣、生冷、油腻食物。

（2）香砂枳术丸。

[组成] 木香、枳实、砂仁、白术。

[功效] 健脾开胃，行气消痞。

[主治] 脾虚气滞、脘腹痞闷、食欲不振、大便溏软。

[用法用量] 温开水送服，每次 6 g，每日 2 次。

[注意] 忌食生冷食物。

（3）健胃消食片。

[组成] 太子参、陈皮、山药、炒麦芽、山楂。

[功效] 健胃消食。

[主治] 用于脾胃虚弱所致的食积，症见不思饮食、嗳腐酸臭、脘腹胀满；消化不良见上述证候者。

[用法用量] 口服，可以咀嚼，一次 3 片，一日 3 次。小儿酌减。

[注意] 饮食宜清淡，忌酒及辛辣、生冷、油腻食物。

（4）延胡止痛片。

[组成] 延胡索、白芷。

[功效] 理气，活血，止痛。

[主治] 用于气滞或气滞血瘀所致的胃痛、胸痹痛、胁痛、头痛及月经痛等多种疼痛。现代多用于胃炎、胃及十二指肠溃疡、肋间神经痛、血管神经性头痛、三叉神经痛、月经痛，以及冠心病、心绞痛等。

[用法用量] 温开水送服，每次 6 g，每日 2 次。

[注意] 阴虚火旺者及孕妇慎用。

四、腹泻

腹泻是指排便次数增多，粪便稀薄，甚至泻出如水样。在辨证时，首先应区别寒、热、虚、实。

实证：治以祛邪为主。

虚证：泄泻日久，或反复发作，耗伤正气，治以扶正为主。

在治疗的同时，应注意饮食，避免生冷食品，禁食荤腥油腻等物。

1. 辨证分型

辨证分型有寒湿腹泻、湿热腹泻、食滞肠胃腹泻、脾胃虚弱腹泻、肾阳虚衰腹泻。

（1）寒湿（风寒）腹泻。

［病因］外感寒湿或风寒之邪，侵袭肠胃，或过食生冷，脾失健运，升降失调，清浊不分，饮食不化，传导失司。

［临床表现］泄泻清稀，甚至如水样，腹痛肠鸣，脘闷食少，或并有恶寒发热，鼻塞头痛，肢体酸痛，苔薄白或白腻，脉濡缓。

［治则］解表散寒，芳香化湿。

（2）湿热（暑湿）腹泻。

［病因］湿热之邪，或夏令暑湿伤及肠胃，传化失常。

［临床表现］泄泻腹痛，泻下急迫，或泻而不爽，粪色黄褐而臭，肛门灼热，烦热口渴，小便短黄，舌苔黄腻，脉濡数或滑数。

［治则］清热利湿。

（3）食滞肠胃腹泻。

［病因］饮食不节，宿食内停，阻滞肠胃，传化失常。

［临床表现］腹痛肠鸣，泻下粪便臭如败卵，泻后痛减，伴有不消化之物，脘腹痞满，嗳腐吞酸，不思饮食，苔厚腻，脉滑。

［治则］消食导滞。

（4）脾胃虚弱腹泻。

［病因］脾胃虚弱，运化无权，水谷不化，清浊不分。

［临床表现］大便时溏时泻，水谷不化，稍进油腻之物，则大便次数增多，饮食减少，脘腹胀闷不舒，面色萎黄，肢倦乏力，舌淡苔白，脉细弱。

［治则］健脾益胃。

（5）肾阳虚衰腹泻。

［病因］泄泻日久，肾阳虚衰，不能温养脾胃，运化失常。

［临床表现］泄泻多在黎明之前，腹部作痛，肠鸣即泻，泻后则安，形寒肢冷，腰膝酸软，舌淡苔白，脉沉细。

［治则］温肾健脾，固涩止泻。

2. 常用中成药

纯阳正气丸。

［组成］广藿香、半夏、青木香、陈皮、丁香、肉桂、苍术、白术、茯苓、朱砂、硝石、硼砂、雄黄、金礞石、麝香、冰片。

［功效］温中散寒。

［主治］暑天感寒受湿，腹痛吐泻、胸膈胀满、头痛恶寒、肢体酸重。

［用法用量］温开水送服，每次 1.5～3 g，每日 2 次。

［注意］孕妇禁用。

五、便秘

便秘是大便秘结不通，排便时间延长，或欲大便而艰涩不畅的一种病症。虽属大肠传导功能失常，但与脾胃及肾脏的关系也甚为密切。

便秘的治疗，并非单纯通下就能完全解决，而必须根据不同的致病原因，分别采用不同的治疗方法。

1. 便秘的辨证

便秘的辨证有热结便秘、肠燥便秘。

（1）热结便秘。

［病因］肠胃积热，耗伤津液。

［临床表现］大便干结，小便短赤，面红身热，或兼有腹胀腹痛，口干口臭，舌红苔黄或黄燥，脉滑数。

［治则］清热润肠。

（2）肠燥便秘。

［病因］津液损伤。

［临床表现］大便经常不能顺利通解，粪便干燥，腹部作胀。

［治则］润肠通便。

2. 常用中成药

（1）当归龙荟丸。

［组成］当归、龙胆、芦荟、青黛、栀子、黄连、黄芩、黄檗、大黄、木香、麝香。

［功效］泻火通便。

［主治］肝胆火旺，心烦不宁、头晕目眩、耳鸣耳聋、胁肋疼痛、脘腹胀痛、大便秘结。

［用法用量］温开水送服，每次 6 g，每日 2 次。

［注意］孕妇禁用；体虚便溏者不宜用。

（2）五仁润肠丸。

［组成］地黄、桃仁、火麻仁、郁李仁、柏子仁、肉苁蓉、陈皮、大黄（酒蒸）、当归、松子仁。

〔功效〕润肠通便。

〔主治〕老年体弱便秘。

〔用法用量〕口服每次1丸，每日2次。

〔注意〕孕妇慎用。

（3）苁蓉通便口服液。

〔组成〕肉苁蓉、何首乌、枳实、蜂蜜。

〔功效〕滋阴补肾，润肠通便。

〔主治〕老年便秘、产后便秘。

〔用法用量〕每日10～20 mL，每日1次，睡前或清晨服用。

〔注意〕孕妇慎用；糖尿病人不宜服用。

六、虚损

虚损是由多种原因所致，以脏腑亏损、气血阴阳不足为主要病机的多种慢性衰弱证候的总称。

〔病因〕禀赋不足、后天失养、病久体虚、积劳内伤、久虚不复等。

〔治则〕补益。

1. 虚证的辨证

虚证的辨证有气虚、血虚、气血两虚、阴虚、阳虚、阴阳两虚。

（1）气虚。

〔临床表现〕短气自汗、倦怠乏力、面色萎黄、舌淡苔薄、脉弱。

〔治则〕补气益气。

（2）血虚。

〔临床表现〕头晕、目眩、失眠、多梦、肢体麻木、面色无华、舌淡、脉细。

〔治则〕补血养血。

（3）气血两虚。

〔临床表现〕面色萎黄、短气自汗、倦怠乏力、头晕、目眩、失眠、多梦、肢体麻木、舌淡、脉细。

〔治则〕补气养血。

（4）阴虚。

〔临床表现〕潮热、盗汗、颧红、口舌干燥、舌红少苔、脉细数。

〔治则〕滋养阴液。

（5）阳虚。

[临床表现] 形寒肢冷、神倦乏力、面色苍白、舌质淡、脉沉迟。

[治则] 温补阳气。

2. 常用中成药

(1) 当归补血丸。

[组成] 黄芪、当归。

[功效] 补养气血。

[主治] 身体虚弱、气血两亏。

[用法用量] 温开水送服，每次 6 g，每日 2 次。

[注意] 阴虚潮热或实热者忌用。

(2) 炙甘草合剂。

[组成] 蜜炙甘草、生姜、人参、生地、桂枝、阿胶、麦冬、黑芝麻、大枣。

[功效] 益气滋阴，通阳复脉。

[主治] 气虚血少：心动悸、脉结代。

[用法用量] 温开水送服，每次 10 mL，每日 2 次。

[注意] 糖尿病患者忌用。

(3) 左归丸。

[组成] 熟地黄、菟丝子、牛膝、龟甲胶、鹿角胶、山药、山茱萸、枸杞子。

[功效] 补肾滋阴，添精益髓。

[主治] 肾精亏损：腰膝酸软、自汗盗汗、遗精血浊、虚热时作、神疲口燥、头目眩晕、眼花耳鸣。

[用法用量] 温开水送服，每次 9 g，每日 2 次。

[注意] 脾虚便溏者慎用。

(4) 二至丸。

[组成] 女贞子、墨旱莲。

[功效] 补益肝肾，滋阴止血。

[主治] 肝肾阴虚：眩晕耳鸣、咽干鼻燥、腰膝酸痛、月经量多。

[用法用量] 温开水送服，每次 9 g，每日 2 次。

[注意] 脾胃虚寒、大便溏薄者慎用。

(5) 知柏地黄丸。

[组成] 知母、黄檗、熟地黄、山茱萸、牡丹皮、山药、茯苓、泽泻。

[功效] 滋阴降火。

[主治] 阴虚火旺：潮热盗汗、口干咽痛、耳鸣遗精、小便短赤。

［用法用量］温开水送服，每次 9 g，每日 2 次。

（6）全鹿丸。

［组成］全鹿干、锁阳、党参、生地、熟地、牛膝、楮实子、菟丝子、山药、补骨脂、枸杞子、川芎、肉苁蓉、当归、巴戟天、甘草、天冬、五味子、麦冬、白术、覆盆子、杜仲、芡实、花椒、茯苓、陈皮、黄芪、小茴香、续断、大青盐、葫芦巴、沉香。

［功效］补肾填精，益气培元。

［主治］老年阳虚：腰膝酸软、畏寒肢冷、肾虚尿频；妇女血亏、崩漏带下。

［用法用量］空腹淡盐汤送服，每次 9 g，每日 2 次。

［注意］忌生冷食物；感冒发热、体实者及孕妇不宜应用；阴虚火旺者忌服。

（7）桂附地黄丸。

［组成］肉桂、附子、熟地黄、山茱萸、牡丹皮、山药、茯苓、泽泻。

［功效］温补肾阳。

［主治］肾阳不足，腰膝酸冷、肢体浮肿、小便不利或反多、痰饮喘咳、消渴。

［用法用量］温开水送服，每次 9 g，每日 2 次。

［注意］阴虚有火、阳亢者禁用。

（8）右归丸。

［组成］熟地黄、附子、肉桂、山药、山茱萸、菟丝子、鹿角胶、枸杞子、当归、杜仲。

［功效］温补肾阳，填精止遗。

［主治］肾阳不足，腰膝酸冷、精神不振、畏寒、阳痿遗精、大便溏薄、尿频而清。

［用法用量］温开水送服，每次 9 g，每日 2 次。

［注意］忌食生冷食物；孕妇忌服；肾阴不足、虚火上炎引起的咽燥口干，不宜使用。

（9）济生肾气丸。

［组成］熟地黄、山茱萸、山药、牡丹皮、茯苓、泽泻、肉桂、附子、牛膝、车前子。

［功效］温肾化气，利水消肿。

［主治］肾虚水肿，腰膝酸重、小便不利、痰饮喘咳。

［用法用量］温开水送服，每次 9 g，每日 2 次。

［注意］阴虚火旺、燥热伤津、实火热聚者不宜应用；孕妇忌服。

七、失眠

失眠是指以经常不能获得正常睡眠为特征的一种病症。

1. 失眠的辨证

失眠的辨证有实证、虚证。

（1）实证。

［病因］肝郁化火，痰热内扰，上扰心神。

［临床表现］失眠，心烦，口苦，目赤，口渴，急躁易怒，大便秘结，舌红苔黄。

［治则］清热养血，镇心安神。

（2）虚证。

［病因］阴虚火旺，心脾两虚，心胆气虚，心神失养。

［临床表现］失眠兼见多梦易醒，心悸，健忘，头晕，面色无华，气短倦怠，舌淡，脉细。

［治则］养心安神。

2. 常用中成药

（1）朱砂安神丸。

［组成］朱砂、黄连、生地、当归、甘草。

［功效］清心养血，镇惊安神。

［主治］心火亢盛，心神不宁，胸中烦热、心悸易惊、失眠多梦。

［用法用量］温开水送服，每次 6 g，每日 1～2 次。

［注意］服用本品时，不要同时服用碘、溴化物（碘化钾、巴氏合剂），以免朱砂中的主要成分硫化汞在肠道中遇碘、溴化物生成有刺激性的碘化汞或溴化汞，引起赤痢样大便，导致严重的医源性肠炎。

（2）天王补心丸。

［组成］丹参、当归、石菖蒲、人参、茯苓、五味子、麦冬、生地黄、玄参、远志、酸枣仁、柏子仁、桔梗、甘草、朱砂。

［功效］滋阴养血，补心安神。

［主治］心阴不足，心悸健忘、失眠多梦、大便干燥、口舌生疮等症。

［用法用量］温开水送服，每次 6 g，每日 1～2 次。

（3）柏子养心丸。

［组成］柏子仁、党参、黄芪、酸枣仁、当归、远志、半夏、茯苓、五味子、川芎、肉楂、甘草、朱砂。

［功效］补气养血，宁心安神。

［主治］气血不足，心悸易惊、失眠多梦、健忘。

［用法用量］口服每次 6 g，睡前服用。

［注意］阴虚火旺或肝阳上亢者不宜使用。

八、昏迷

昏迷是以神志不清为特征的一种证候。

1. 昏迷的辨证

昏迷的辨证有实证、虚证。

（1）实证（闭证）。

［病因］外邪内闭心窍：热入心包、痰蒙心窍、卒中秽恶。

［临床表现］神志昏迷，伴高热、谵语、妄动或伴见喉中有痰声，苔白腻或伴见牙关紧闭，两手紧握。

［治则］开窍。

（2）虚证（脱证）。

［病因］气血暴脱

［临床表现］突然昏迷，面色苍白，口唇无华，目陷口张，自汗肤冷，呼吸微弱，舌淡，脉细数无力。

［治则］补养气血。

2. 常用中成药

安宫牛黄丸。

［组成］牛黄、水牛角浓缩粉、麝香、珍珠、朱砂、雄黄、黄连、黄芩、栀子、郁金、冰片。

［功效］清热解毒，镇惊开窍。

［主治］热入心包，高热惊厥，神昏谵语。

［用法用量］口服，每次 1 丸，每日 1 次。

［方义］方用牛黄清心解毒，豁痰开窍；水牛角浓缩粉清心，凉血，解毒；麝香开窍醒神；黄连、黄芩、栀子清热解毒，泻心包之火；雄黄豁痰解毒；郁金、冰片芳香辟秽，通窍开闭；朱砂、珍珠镇心安神。综合诸药，具有清热解毒、豁痰开窍的功效。

［注意］舌苔白腻之痰湿阻窍者不宜应用；中风脱证神昏者不可使用；孕妇忌用。

九、痹证

痹证是由于风、寒、湿、热等外邪侵袭人体，闭阻经络，气血运行不畅所导致的，以肌肉、筋骨、关节发生酸痛、麻木、重着、屈伸不利甚至关节肿大灼热等为主要临床表现的病症。

1. 痹证的辨证

痹证的辨证有风寒湿痹、风热湿痹。

（1）风寒湿痹。

［病因］风、寒、湿邪，痹阻经络。

［临床表现］肢体关节酸痛，肿胀，麻木，屈伸不利，局部皮色不红，触之不热，苔白，脉弦紧。

［治则］祛风、散寒、除湿、清热以及舒经通络，后期还应适当配伍补益正气之剂。

（2）风热湿痹。

［病因］感受热邪，或郁久化热，与湿相并。

［临床表现］关节疼痛，局部灼热红肿，痛不可触，兼见发热、恶风，口渴，烦闷不安，苔黄燥，脉滑数。

［治则］清热通络，祛风除湿。

2. 常用中成药

（1）天麻丸。

［组成］天麻、羌活、独活、杜仲、牛膝、萆薢、附子、当归、生地黄、玄参。

［功效］祛风除湿，舒筋通络，活血止痛，强壮筋骨。

［主治］风湿痹痛、肢体拘挛、手足麻木、腰腿酸软、行步艰难。

［用法用量］温开水送服，每次 6 g，每日 2 次。

［注意］孕妇慎用。

（2）壮骨关节丸。

［组成］狗脊、淫羊藿、独活、骨碎补、续断、补骨脂、桑寄生、鸡血藤、熟地黄、木香、乳香、没药。

［功效］补益肝肾，养血活血，舒筋活络，理气止痛。

［主治］肝肾不足、气滞血瘀、经络痹阻及各种退行性骨关节炎、腰肌劳损。

［用法用量］温开水送服，每次 6 g，每日 2 次。

十、胸痹

胸痹是指胸部闷痛，甚则胸痛彻背，短气、喘息不得卧为主的一种疾病，轻者仅感胸闷如窒，呼吸欠畅；重者则胸痛；严重者心痛彻背，背痛彻胸。

1. 胸痹的辨证

胸痹的辨证有实证、虚证。

（1）实证。

［病因］心血瘀阻、痰浊壅塞、阴寒凝滞。

［临床表现］胸部刺痛，痛引肩背，伴心悸，胸闷，气短，舌质淡或紫暗，苔白或腻，脉沉细或涩。

［治则］活血通络。

（2）虚证。

［病因］心肾阴虚、气阴两虚、阳气虚衰。

［临床表现］胸闷隐痛，心悸气短，心烦不眠，倦怠乏力，面色苍白，唇甲色淡或青紫，舌淡白或紫暗，脉沉细或结代。

［治则］益气养心，活血通络。

2. 常用中成药

（1）麝香保心丸。

［组成］麝香、人参、牛黄、肉桂、苏合香、蟾酥、冰片。

［功效］芳香温通，益气强心。

［主治］心肌缺血：心绞痛、胸闷、心肌梗死。

［用法用量］舌下含服，一次 1～2 丸，每日 3 次，3 个月为一疗程；或症状发作时服用。

［注意］孕妇禁用。

（2）复方丹参滴丸。

［组成］三七、丹参、冰片。

［功效］活血化瘀，理气止痛。

［主治］气滞血瘀所致的胸痹，见胸闷、心悸、心痛气短、面色苍白、四肢厥冷、唇舌青紫黯红。

［用法用量］温开水送服，每次 3 片，每日 3 次。

（3）清栓通络片。

［组成］川芎、丹参、黄芪、泽泻、三七、槐衣、桂枝、郁金、木香、冰片、山楂。

［功效］活血化瘀，温经通络。

［主治］中风（脑血栓）后遗症。

［用法用量］口服每次 6 片，每日 3 次。

［注意］孕妇忌用；气血两虚者慎用。

学习单元2　外科用药

 学习目标

➤了解外科的病名

➤熟悉常用中成药的功效、主治和使用注意

 知识要求

一、外科常见病的介绍

外科疾病大多生于体表，易于辨认。

由于病变的部位、形态、颜色、范围大小、病因、症状、疾病特征等的不同，外科病症各有其不同的病名。

1. 外科病名

（1）疮疡。一切体表浅显的外科疾患。

（2）肿疡。一切体表未溃破的肿块。

（3）溃疡。一切溃破的创面。

（4）疖。生于皮肤浅表，一般范围多在一寸左右的化脓性炎症。

（5）丹毒。皮肤突然变赤，色如丹涂脂染的急性感染，起病突然，伴有明显的全身症状，局部皮肤红肿，并迅速向周围蔓延，或间有大小不等水疱，有时一面消退，一面发展，经治疗后一般在数日内可痊愈。

（6）瘰疬。本病多生于颈侧、腋下、乳房、腹股沟等处，相当于现代医学的淋巴结结核或慢性淋巴结炎。

（7）臁疮。发生于小腿部胫骨下端的内外臁处的慢性溃疡，患处日久难敛，或虽经收口，每因破伤而复发。

2. 外科疾病的病因病机

（1）外感六淫邪毒。

（2）感受特殊之毒。

（3）外来伤害。

（4）情志内伤。

（5）饮食不节。

（6）房事损伤。

3. 外科疾病的辨证

（1）阳证。常发生于皮肤浅表，局部皮肤颜色发红、灼热、肿胀，疼痛剧烈，伴有发热，病势较急，病程较短。

（2）阴证。常发生于肌肉深层，局部皮肤颜色不变、无灼热感、肿胀不明显、隐隐作痛，病势较缓，病程较长。

4. 外科疾病的治疗

（1）阳证。清热解毒，消肿散结。

（2）阴证。温散寒滞，活血解毒。

二、外科常用中成药介绍

连翘败毒丸

［组成］连翘、金银花、苦地丁、天花粉、黄芩、黄连、黄檗、大黄、苦参、荆芥穗、防风、白芷、羌活、麻黄、薄荷、柴胡、当归、赤芍、甘草。

［功效］清热解毒，消肿止痛。

［主治］热毒蕴结肌肤所致的疮疡，症见局部红肿热痛、未溃破者。

［用法用量］口服。一次 6 g，一日 2 次。

［注意］忌烟、酒及辛辣食物；不宜在服药期间同时服用滋补性中药；高血压、心脏病患者慎服。

 学习单元 3　皮肤科用药

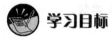 **学习目标**

➤熟悉常用中成药的功效、主治和使用注意

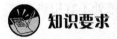 **知识要求**

一、皮肤科常见病症特点

皮肤病是指人体皮肤及附属器的疾病。

1. 病因

外因有风、湿、热、虫、毒等，内因有血虚风燥、肝肾不足等。

2. 临床表现

（1）风寒。皮损色白，遇寒而发，舌苔薄白，脉浮紧。

（2）风热。皮损色红，遇热而发，舌苔薄黄，脉浮数。

（3）湿。水疱、瘙痒、糜烂、渗液、浸淫四窜，缠绵难愈，常伴有胸闷，食欲不振，肢体无力，舌苔白腻，脉濡缓。

（4）热。皮损色红，脓疱、灼热、糜烂、流脓、痛痒，或伴有身热口渴，便秘，尿黄，舌苔黄，脉数。

（5）虫。由疥虫引起的皮肤病为疥疮，另有对虫体的过敏或虫的毒素侵入所致的皮肤病。

（6）毒。有药物毒、食物毒、漆毒等表现为红肿、丘疹、水疱、风团，甚或糜烂坏死，或痒或痛，来势较急，可局限或泛发全身。

3. 治则

（1）祛风止痒。

（2）凉血解毒。

（3）除湿利水。

（4）养血润燥。

（5）活血化瘀。

二、皮肤科常用中成药介绍

湿毒清胶囊

［组成］地黄、当归、丹参、蝉蜕、苦参、白鲜皮、甘草、黄芩、土茯苓。

［功效］养血润燥，化湿解毒，祛风止痒。

［主治］本品用于皮肤瘙痒症属血虚湿蕴皮肤证者。

［用法用量］口服，一次3～4粒，一日3次。

［注意］忌烟酒、辛辣、油腻及腥发食物；用药期间不宜同时服用温热性药物；因糖

尿病、肾病、肝病、肿瘤等疾病引起的皮肤瘙痒，不属本品适应范围；患处不宜用热水洗烫。

 学习单元 4　骨伤科用药

 学习目标

➢ 熟悉常用中成药的功效、主治和使用注意

 知识要求

一、骨伤科常见病证特点

骨伤科疾病是人体在一定条件下，对外界损害因素作用的反应，这种反应是通过人体内在变化而反映出来的。

1. 病因

（1）外在因素。

1）直接暴力所致的损伤发生在外力接触到的部位，如挫伤、创伤等。

2）间接暴力所致的损伤发生在远离外力接触的部位，如传达暴力、扭伤暴力引起的骨折、脱位。

3）肌肉紧张收缩可造成的损伤，如跌扑时股四头肌强烈收缩可引起髌骨骨折。

4）持续劳损作用还可引起跖骨疲劳骨折、慢性腰肌劳损等。

（2）内在因素。包括年龄、体质、局部解剖结构等。骨关节疾患可因轻微外力而引起病理性骨折脱位，内分泌代谢障碍可使骨折愈合迟缓，某些骨肿瘤可能与遗传因素有关。

2. 临床表现

临床主要表现为疼痛、活动功能障碍、畸形、肿胀。

3. 治则

攻下逐瘀法、行气活血法、清热凉血法、舒筋活络法、接骨续损法、补益气血法、补养肝肾法。

二、骨伤科常用中成药介绍

1. 活血止痛散

[组成] 当归、三七、乳香（制）、冰片、土鳖虫、自然铜（煅）。

[功效] 活血散瘀，消肿止痛。

[主治] 跌打损伤，瘀血肿痛。

[用法用量] 用温黄酒或温开水送服。一次 1.5 g，一日 2 次。

[注意] 忌生冷、油腻食物；孕妇禁用。

2. 云南白药

[组成] 略。

[功效] 止血愈伤，活血化瘀，消肿止痛，排脓去毒。

[主治] 治疗跌打损伤，瘀血肿痛，吐血、咯血、便血、痔血、崩漏下血，疮疡肿毒及软组织挫伤，闭合性骨折，支气管扩张及肺结核咯血，溃疡病出血以及皮肤感染性疾病。

[用法用量]

（1）内服：刀枪跌打损伤，出血者用温开水调服；瘀血肿痛及未流血者用酒调服；妇科诸病，除月经过多、红崩用温开水调服外，均可用酒调服。每次 0.25～0.5 g，每日 4 次，每隔 4 小时一次，但每次最多不得超过 0.5 g。

（2）外用：出血性伤口，清创后加少许散剂于伤口，包扎。每次约 0.1 g。

（3）内服与外敷并用：外伤肿胀，口服散剂，另以散剂加酒调成糊状外敷；毒疮初起可内服、外敷并用，但已化脓者只能内服。

（4）用法：遇重证跌打损伤、枪伤，用酒送服 1 粒，但轻伤及其他病症勿用。

[注意] 孕妇忌服；伴有严重心律失常的患者忌服；服药 1 日之内，忌食鱼腥豆类、辛辣酸冷食物；若服后感觉上腹不适，感烧心、恶心，应减量或停用；对本品有中毒、过敏史者忌服；过敏体质患者慎用。

[毒副反应] 按常规用量，一般均安全、有效。但过量可能引起毒副反应，如急性肾功能衰竭、心动过缓、血压降低、不全流产等，也有按常规用量导致过敏性休克的个别病例。

中毒量和中毒解毒法：中毒量为 2～4 g（一次顿服），若 24 小时连续超剂量服用 2～3 次，更会增加中毒可能。中毒的表现与乌头碱药物中毒类似；除按常规办法抢救外，也可用红糖 10 g、甘草 50 g、绿豆 150 g 煎汤服用。

学习单元5　妇科用药

 学习目标

➢ 熟悉常用中成药的功效、主治和使用注意

 知识要求

妇女在生理上有经、孕、产、育等特点，因此，也就产生了经病、带下、胎前、产后等一些特殊病变。

一、月经病

月经病是妇科的常见病，是以月经的期、量、色、质的异常，或伴随月经周期所出现的症状为特征的一类疾病。

1. 月经病的辨证

（1）经期不准。指月经周期提前、延后一周或一周以上，或经行先后不定期的现象（见表3—1）。

表3—1　　　　　　　　　　　　　　　经期不准的辨证

病因	临床表现	治则
肝气郁结	经期不准兼经行不畅、乳房作胀、胁腹疼痛	疏肝解郁
寒凝血瘀	经期不准见经行腹痛、色黑有块	温经活血
气血两虚、脾肾不足	经期不准兼面色萎黄、疲乏无力、腰膝酸软、经色淡而量少	补气养血、益肾健脾

（2）经量过多。指月经周期正常，而经量超过了正常血量（见表3—2）。

表3—2　　　　　　　　　　　　　　　经量过多的辨证

病因	临床表现	治则
血热	经量多、经色红而黏稠、面红、口干、舌质红	清热凉血
气虚	经量多、经色淡而清稀如水、面色苍白、疲乏无力	补气摄血

（3）痛经。指在行经前后或正值行经期间，小腹及腰部疼痛，甚至剧痛难忍，常可伴有面色苍白、头面冷汗淋漓、手足厥冷、泛恶呕吐等症（见表3—3）。

表 3—3   痛经的辨证

病因	临床表现	治则
气滞血瘀	乳房作胀、胁痛、经色黑黯有块、血块排下则疼痛减轻	疏肝理气，活血化瘀
气血虚弱、胞宫寒湿	月经量少、小腹冷痛、遇冷则甚、遇热则减、肢冷畏寒	补气养血，温经散寒

（4）闭经。指女子年逾 18 足岁，月经尚未初潮，或曾有初潮而又中断，达 3 个月以上者。

［病因］肝肾亏损、精血不足或血瘀气滞所致。

［临床表现］月经数月不至，兼有头晕眼花、疲乏无力、心悸、腹部胀痛。

［治则］补肾健脾养血、温经活血化瘀。

2. 常用中成药

（1）月月舒。

［组成］红花、丹参、延胡索、肉桂、三棱、莪术、木香等。

［功效］温经化瘀，理气止痛。

［主治］痛经、月经不调、倦怠乏力、腰腹疼痛。

［用法用量］口服，每次 1 g，每日 2 次，开水冲服，病重者加倍，于经前一周开始服用，持续至经行 3 天后停服，严重患者可连服 3 个月经周期。

［注意］经期注意保暖，少吃生冷食物，避免情绪紧张。

（2）定坤丹。

［组成］茯苓、当归、陈皮、肉桂、地黄等。

［功效］补气养血，舒郁调经。

［主治］用于冲任虚损，气血两亏，身体瘦弱，月经不调，经期紊乱，行经腹痛，崩漏不止，腰酸腿软。

［用法用量］口服，小蜜丸一次 40 丸，大蜜丸一次 1 丸，一日 2 次。

［注意］孕妇忌服。

（3）失笑散。

［组成］蒲黄、五灵脂。

［功效］祛瘀止痛。

［主治］瘀血阻滞，胸脘疼痛、产后腹痛、痛经。

［用法用量］布包煎服，每次 6～9 g，每日 1～2 次。

［注意］无瘀血者不宜使用；血虚者及孕妇禁用；不可与各种参同服。

二、带下病

女子在发育成熟期，或经期前后，或妊娠初期，白带可相应增多。

如带下量多，或色、质、气味发生变化，或伴有全身症状者，称为带下病。

1. 带下病的辨证（见表 3—4）

表 3—4 带下病的辨证

病因	临床表现	治则
脾虚	带下色白或淡黄，质黏稠，无臭气，绵绵不断，面色萎黄，四肢不温，精神疲倦，纳少便溏，舌淡苔白，或腻，脉缓弱	健脾益气，升阳除湿
肾虚	带下清冷，量多，质稀薄，终日淋漓不断，腰酸如折，小腹冷感，小便频数清长，夜间尤甚，舌淡苔薄，脉沉迟	温肾培元，固涩止带
湿毒	带下量多，色黄绿如脓，或挟血液，或浑浊如米泔，有秽臭气，阴中瘙痒，或小腹痛，小便短赤，口苦咽干，舌红苔黄，脉数或滑数	清热解毒，除湿止带

2. 常用中成药

千金止带丸。

［组成］党参 50 g、白术（炒）50 g、当归 100 g、白芍 50 g、川芎 100 g、木香 50 g 等。

［功效］补虚止带，和血调经。

［主治］用于赤白带下，月经不调，腰酸腹痛。

［用法用量］口服，一次 6～9 g，一日 2～3 次。

 学习单元 6　儿科用药

 学习目标

➤ 熟悉常用中成药的功效、主治和使用注意

 知识要求

一、儿科的特点

小儿从初生到成年，处于不断生长发育的过程，无论在解剖、生理、病理、免疫等方

面，都与成人有所不同，年龄越小越明显，因此不能简单地把小儿看成是成人的缩影。

1. 小儿的生理特点

脏腑娇嫩，形气未充；生机蓬勃，发育迅速。

2. 小儿的病理特点

发病容易，传变迅速；脏气清灵，易趋康复。

3. 小儿的治疗特点

治疗必须及时、果敢和审慎；用药时常需兼顾变证而加入宣肺化痰、消食导滞或平肝息风之品；剂型可选用颗粒剂、糖浆剂，丸剂、片剂要研末，散剂要用水调服。

二、常用中成药

小儿热速清口服液

[组成] 柴胡、黄芩、板蓝根、葛根、金银花、水牛角、连翘、大黄。

[功效] 清热解毒，泻火利咽。

[主治] 用于小儿外感风热所致的感冒，症见发热、头痛、咽喉肿痛、鼻塞流涕、咳嗽、大便干结。

[用法用量] 口服。一岁以内一次 2.5～5 mL，一岁至三岁一次 5～10 mL，三岁至七岁一次 5～10 mL，七岁至十二岁一次 15～20 mL，一日 3～4 次。

[注意] 忌辛辣、生冷、油腻食物；不宜在服药期间同时服用滋补性中药；婴儿应在医师指导下服用；风寒感冒者不适用；脾虚易腹泻者应在医师指导下服用。

 学习单元 7　五官科用药

 学习目标

➤ 了解眼科用药和耳鼻喉科用药

 知识要求

一、眼科用药

"肝开窍于目""目为肝之外窍"。中医眼病在治疗上大多从治肝开始。

1. 风火赤眼

风火赤眼表现为眼白红肿，有烧灼感，畏光羞明，两眼刺痛，分泌物增加。

2. 眼目昏花

眼目昏花表现为视物不清，或眼前出现黑花，或观一物似有两型，以及夜晚视物不清的夜盲症。

3. 常用中成药

明目上清丸。

［组成］熟大黄、黄连、黄芩、菊花、栀子、车前子（盐制）、赤芍、蒺藜（盐制）、蝉蜕、荆芥、麦冬、玄参、桔梗、天花粉、石膏、甘草、陈皮、当归、枳壳（麸炒）、薄荷、连翘。

［功效］清热散风，明目止痛。

［主治］用于外感风热所致的暴发火眼、红肿作痛、头晕目眩、眼边刺痒，大便热结，小便赤黄。

［用法用量］口服，一次 9 g，一日 1～2 次。

［注意］有高血压、心脏病、肾病、糖尿病等慢性病严重患者应在医师指导下服用；暴发火眼，表现为眼白充血发红，怕光、流泪、眼屎多，易起变证，常有角膜疾患并发，如出现头痛眼痛、视力明显下降，并伴有呕吐、恶心，应及时去医院就诊；应用本药时一般应配合治疗暴发火眼的外用眼药，不能仅用本药。

二、耳鼻喉科用药

1. 鼻渊

鼻渊表现为鼻塞、流腥臭黄脓涕，严重者不闻香臭，头痛隐隐。

2. 阴虚喉痹

阴虚喉痹表现为咽部红肿不甚，咽部不适，时常有痰而又不易咳出，吞咽不爽。

3. 乳蛾

乳蛾表现为起病急骤，两侧扁桃体明显充血，红肿灼热，咽部疼痛剧烈，吞咽困难，伴怕冷、发热等。

4. 常用中成药

（1）藿胆丸。

［组成］广藿香叶、猪胆粉。

［功效］清热化浊，宣通鼻窍。

［主治］风寒化热，胆火上攻，鼻塞欠通、鼻渊头痛。

［用法用量］温开水送服，每次 9 g，每日 2 次。

（2）桂林西瓜霜。

［组成］西瓜霜、山豆根、冰片、甘草、硼砂、射干、无患子果、薄荷脑、黄檗、浙贝母、大黄、黄连、青黛、黄芩。

［功效］清热解毒，消肿止痛。

［主治］咽喉肿痛，口舌生疮，牙龈肿痛或出血，乳蛾口疮，小儿鹅口疮及轻度烫火伤与创伤出血，急、慢性咽喉炎，扁桃体炎，口腔炎，口腔溃疡见上述症状者。

［用法用量］外用，喷、吹或敷于患处，一次适量，每日数次。

复习思考题

1. 请对感冒、咳嗽、胃痛、腹泻进行辨证分型。
2. 请对防风通圣丸、玉屏风口服液、养阴清肺丸、百合固金丸进行鉴别应用。
3. 请对虚证进行辨证分型。
4. 区别左归丸、右归丸的不同作用。
5. 请对月经不调进行辨证分型。

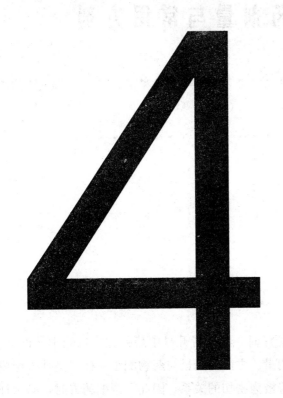

第 4 章

中药调剂知识

第1节 中药剂量与常用方剂

 学习单元1 中药的剂量

 学习目标

➤了解毒性中药的用量

➤熟悉剂量在方剂中的作用

➤掌握临床处方的一般剂量

 知识要求

　　中药的剂量，是指医师在临床诊断治疗时，为患者开具中药处方中每味中药的分量。正常的剂量是指能产生药物治疗作用的用量。中药的剂量与药物配伍一样，是处方组成的一个重要部分，其用量的大小和疗效有着极为密切的关系。因此，调配药方时，必须详细审查处方中的用量是否恰当，有无笔误等，尤其是毒性中药的剂量，更应严加审查。如发现问题，应及时与处方医师联系，以防医疗事故发生。总之，用药剂量以安全有效为目的。

一、剂量与单味药的关系

　　有的中药随用量的不同而功能相差甚远。如黄连少则健胃，多则清泻实火；牵牛子少则通大便，多则泻水；川芎小剂量可促进子宫收缩，大剂量则使子宫舒张。

　　有的中药随用量的不同在作用上具有双重性。如甘草一般用量为 6 g 左右，若用到 30 g 以上，就有类似激素样作用，可用于阿狄森氏病。再如红花，少量养血，大量则破血；少用能刺激子宫节律收缩，多用反而抑制子宫收缩。

二、剂量与方剂的关系

　　当方剂中的药物不变而只增减用药量时，可以改变方剂药力的大小或扩大其治疗范围，其至可以改变该方剂的君药和主治。

1. 改变药力

如四逆汤与通脉四逆汤（见表4—1）的组成均为附子、干姜、甘草，但由于药量增减而改变了药力。

表4—1　　　　　　　　　　　四逆汤与通脉四逆汤鉴别表

方剂名称	药物			功效	主治	备注
	附子	干姜	甘草			
四逆汤	5～10 g（1枚）	6～9 g（1两5钱）	6 g（2两）	回阳救逆	下利清谷、呕吐恶寒、四肢厥逆、身疼、脉沉细微弱或沉迟	
通脉四逆汤	15 g（1枚）大者	9～12 g（3两）	6 g（2两）	回阳救逆	下利清谷、四肢厥逆、身反不恶寒、面色赤、脉微欲绝	加重附子、干姜，回阳救逆之力较四逆汤更大

2. 扩大治疗范围

如桂枝加芍药汤，其君药仍是桂枝，倍加芍药以缓急止痛，主治桂枝汤证兼腹中时痛。

3. 改变君药与主治

如小承气汤与厚朴三物汤（见表4—2）的组成均为大黄、枳实、厚朴，但由于用量不同而改变君药与主治。

表4—2　　　　　　　　　　　小承气汤与厚朴三物汤鉴别表

方剂名称	方药的组成			主治
	君	臣	佐、使	
小承气汤	大黄12 g（4两）	枳实9 g（3枚）	厚朴6 g（2两）	阳阴腑实、潮热谵语、大便秘结、腹痛拒按（热结）
厚朴三物汤	厚朴24 g（8两）	枳实15 g（5枚）	大黄12 g（4两）	气滞腹胀、大便秘结（气秘）

三、剂量确定的依据

中药的用量是有一定原则的，而且孕育丰富的科学道理。中医治病的疗效取决于诊断是否准确，用药配伍是否得当，以及药物剂量大小。由于药物的性质不同，疾病有轻重缓急之分，处方有君、臣、佐、使的组合，剂型有汤、膏、丸、散的不同，以及患者体质、年龄、地域、季节、气候的区别。因此，在用药的剂量上应根据具体情况做全面的考虑，然后确定药物的有效剂量，是保证中医治病，提高疗效的重要环节。几千年来，前人积累了许多宝贵的经验，并在药量确定上摸索出一定的规律。

1. 药物性质

（1）药物的有毒与无毒。凡有毒的药物用量宜小，并从小剂量开始逐渐增加，中病即止，以免中毒或耗伤人体正气。如生甘遂、葶苈子等治病，邪去 6/10，即须改用较缓和的药物或者不用；对于无毒之药不宜多服。

（2）药物的性味。药物的性味有浓烈与平淡之别，其作用有强弱之分，故使用时剂量的大小应当有所区别。性味平淡、作用缓和的药物用量宜大，如薏苡仁、土茯苓、开金锁等可用至 30 g；性味浓烈和作用峻猛的药物用量宜轻，如性味浓烈的细辛、肉桂、沉香等用量 1～3 g，作用峻猛的皂荚有小毒，用量 1～1.5 g；厚味滋腻的药物剂量可较大，如党参、生地黄、熟地黄、黄精可用至 15 g；峻下逐水药和破血通瘀药，用量宜轻，如甘遂用量仅是 0.5～1.5 g，红大戟和芫花的用量 1～3 g，牵牛子的用量 3～6 g，三棱、莪术的用量 3～9 g，水蛭、鼠妇虫、蜣螂虫的用量 1～3 g；过于苦寒药物用量不宜过大，不宜多服、久服，否则易伤脾胃，如龙胆草的用量 3～6 g，芦荟、莲子芯的用量 2～5 g 等。

（3）药物的质地。质地重的矿物类、动物贝壳、骨甲类的药物用量宜大，如石膏、磁石、牡蛎、水牛角、羊角等用量可至 30 g；质地轻薄的花、叶类的药物用量宜轻，如代代花、茉莉花的用量 1～3 g；结构疏松的药物用量宜轻，如琥珀的用量 1～2 g，马勃的用量 1.5～6 g，灯芯草 1～3 g；新鲜药物因含有水分，用量可大，如鲜芦根、鲜茅根的用量可至 30 g。

（4）贵重细料药物。贵重细料药物用量宜轻，如林下参（野山人参）、西红花、羚羊角的用量一般为 1～3 g。

2. 应用情况

（1）剂量与配伍。一般来说，应用单味药时用量可较大，在复方应用时用量可略小。同一药物在复方中作为君药时一般用量须重，而为臣佐药时用量宜轻。如小柴胡汤中的柴胡为君药，用量大于其他药 1 倍有余，功在透邪外出；在补中益气汤中为佐药，用量极小，意在取其升举清阳的功能。

（2）剂量与剂型。在一般情况下，同样的药物，入汤剂用量宜大；入丸、散或需直接研末冲服药，用量宜小。如三七入汤剂用量 3～9 g，粉剂吞服 1～3 g。

（3）剂量与用药目的。由于用药目的的不同，同一药物的用量可能不同。如槟榔，用以消积行气，利水，常用量不过 3～9 g；而用以驱姜片虫、绦虫时，用量可至 30～60 g。又如蝉衣用以散风除热，利咽透疹，常用量不过 3～6 g；而用以治破伤风时可用 25～30 g。再如麦芽，用于行气消食，健脾开胃，常用量不过 9～15 g；而用以回乳消胀，必须用到

$60\sim120$ g。即使是利用同一药物的同一功效，也可能因用药目的不同而使用不同剂量。如泻下药牵牛子，李东垣说它"少则动大便，多则下水"。用以通便导泻，用量宜轻（$1\sim3$ g）；若用以峻下逐水，则用量宜重（$4\sim6$ g）。

3. 患者情况

（1）年龄大小。患者的年龄与药物剂量关系密切。如老年人气血渐衰，对药耐受力较弱，特别是作用峻烈的攻病祛邪药物易损伤正气，用药的剂量应适当低于成人量。又如小儿身体发育尚未健全，通常五岁以下用成人量的 1/4，五岁以上按成人量减半用。

（2）性别。通常来说，男女用药的剂量差别不大。但妇女在月经期用活血通经药以及妊娠期间的用药剂量都不宜过大；在妊娠期、哺乳期应禁用有毒药物。

（3）体质强弱。身体强壮、脾胃健运者用药量宜重；体质虚弱、脾胃失健运者用量宜轻。老人及身体已极度衰弱者在应用补药时，也宜从小剂量开始，逐渐增加，以免虚不受补。

（4）病势轻重。一般来说，病急病重者用量宜重，病缓病轻者用量宜轻。如病重药轻，犹如杯水车薪，达不到治疗效果，不但不能控制病势，病情可能加剧；相反，若病轻药重，则诛伐太过而损伤正气。

（5）病程长短。一般来说，新病正气不虚者用量宜大，久病正气已虚者用量宜小。

另外，还应考虑患者在职业、生活习惯等方面的差异。如体力劳动者的腠理一般比脑力劳动者的腠理致密，使用解表药时，对体力劳动者用量可较脑力劳动者稍重一些。再如在应用辛热药物时，平素喜食辛辣之物的患者用量可稍大，反之则宜小。

4. 环境因素

（1）地理条件。《内经·异法方宜论》有四方生活不同、治法各异的说法。用药应随方土而有所区别，一般治疗用药，南方人用量宜轻，北方人用量宜重；东方人用量宜轻，西方人用量宜重。因为东、南方人居住的环境热湿，人们腠理开疏，凡遇风寒自易疏泄，因而用药应采取疏通轻剂；而西、北方天寒地燥，人们皮肤致密、腠理闭实，凡遇风寒就应当疏通重剂。但这是就总的情况而言，对个别患者仍应别论。

（2）季节、气候。夏季暑多挟湿，故芳香化湿药可略重，解表药、温养药、散寒药宜轻；冬季寒冷，故温补、发表之药可稍重。

四、超剂量应用引起的后果

在一定剂量内，随着剂量的增加，疗效也会相应提高。但当剂量超过一定限度，不仅疗效不会再提高，而且可能出现以下情况。

1. **用量过大，出现毒副效应**

如驱虫药使君子，过量服用会引起呃逆甚至眩晕；温经止血药艾叶，一次服用20～30 g可导致中毒，出现剧烈腹痛、呕吐、腹胀，甚至出现癫痫样抽搐、皮肤冷湿、心力衰竭，如延续数日，则可出现肝肿大、黄疸、胆红素尿、尿胆元增多等现象。

2. **用量过大，产生相反的效果**

用量过大会导致中毒，损害器官功能。如温里药细辛，用量1～3 g，不宜过多，"……多则气闷塞，不通者死"（见《本草别说》）。

3. **长期大剂量用药，常有损胃伤脾之弊**

病人常可出现腹胀、腹泻等症。凡欲治病者，必时时顾护胃气，用药更须以胃气为本，因为药非胃气不行，胃气一败，百药难施。故金元四大家李东垣一再告诫："然而不可过剂，过剂则反伤肠胃。盖先因饮食自伤，又加之以药过，故肠胃复伤而气不能化，食愈难消矣，渐至羸困。"（李东垣《兰宝秘藏》）

此外，药用量过大，还要考虑汤剂的溶解度，如果药物的有效成分不能充分析出，就白白浪费了药材，这样既达不到治疗目的，还会增加患者的经济负担。

五、常见临床处方一般用量

1. **一般药物的用量**

干燥药物的剂量为3～9 g，如黄芩、川芎、苍术等；新鲜药物的剂量为15～30 g或60 g，如鲜生地、鲜茅根、鲜芦根、鲜藿香、鲜垂盆草等。

2. **质地较轻药物的用量**

有的剂量为1.5～3 g，如木蝴蝶、灯芯草等；有的剂量为3～4.5 g，如通草、蔷薇花等。

3. **质地较重药物的用量**

有的剂量为10～15 g，如生地黄、熟地黄、何首乌等；有的剂量为9～30 g，如龙骨、石决明、磁石等；有的剂量为15～60 g，如石膏等。

4. **有毒药物的用量**

毒性较小的药物剂量为0.15～0.3 g，如腰黄；毒性较大的药物剂量为0.03～0.06 g，如米炒斑蝥，或剂量为0.002～0.004 g，如红砒石。

5. **其他药物的用量**

以支、条、只、片、枚、朵等为计量单位的中药。

支，如芦根1支。

条，如蜈蚣、天龙2条。

只，如南瓜蒂3～5只。

片，如生姜3～5片。

枚，如大枣5～7枚。

朵，如玫瑰花3～5朵。

角，如荷叶1角，即1/8张。

尺，如荷梗1尺。

扎，如鲜茅根1扎。

毫升，如鲜竹沥15～30 mL。

比较贵重的药物，如羚羊角、牛黄、麝香、珍珠、猴枣等，一般用量亦是比较小，通常在0.3～1 g。

以上所举系一般情况而言，并不是绝对的。处方用药应根据病证和体质的具体情况以及药物的不同性质，既有常用剂量的原则，又有一定的灵活性，这样才能取得更好的疗效。因此，调剂人员必须掌握药物剂量的规律。

六、毒性中药的用法与用量

毒性药品指毒性剧烈，治疗剂量与中毒剂量相近，使用不当会致人中毒或死亡的药品。毒性药品在《中华人民共和国药品管理法》中被列为特殊管理的药品，因而它在药品的管理和使用中具有特殊的位置。国务院于1988年12月27日颁布《医疗用毒性药品管理办法》。根据《医疗用毒性药品管理办法》及《上海市中药炮制规范》，将毒性中药的用法与用量介绍如下：

1. 植物类毒性中药的用法与用量（见表4—3）

表4—3 　　　　　　　　　　　植物类毒性中药的用法与用量

品名	用法与用量	使用注意
生川乌	生川乌0.3～0.9 g，用时捣碎，外用适量；制川乌3～9 g	1. 本品不宜与川贝母、浙贝母、伊贝母、半夏、白芨、白蔹、天花粉、瓜蒌同用 2. 孕妇忌服；生品多外用，内服宜慎
生天南星	3～6 g，一般炮制后用；生品外用适量，用时捣碎	孕妇慎用
生甘遂	0.5～1.5 g	1. 本品不宜与甘草同用 2. 一般内服宜用制品 3. 孕妇禁用，体虚者慎用
生半夏	3～9 g；生品用时捣碎，外用适量	各种半夏，均不宜与川乌、草乌、淡附子、咸附子、白附片、黄附块、关白附、雪上一枝蒿等乌头类药品同用

续表

品名	用法与用量	使用注意
生关白附	生关白附 0.3～0.9 g，外用适量；制关白附 1～5 g	1. 上海习用的白附子系毛茛科植物黄花乌头的母根及子根。《中华人民共和国药典》收载的白附子系天南星科植物独角莲的块茎（上海地区称禹白附），使用时应予区别，以免误用 2. 本品不宜与川贝母、浙贝母、伊贝母、半夏、白芨、白蔹、天花粉、瓜蒌同用 3. 孕妇慎用；生品内服宜慎
生禹白附	3～6 g，一般炮制后用；生品，外用适量，用时捣碎	孕妇慎服；生品内服宜慎
咸附子	3～5 g；外用适量	1. 本品不宜与川贝母、浙贝母、伊贝母、半夏、白芨、白蔹、天花粉、瓜蒌同用 2. 孕妇禁用
生草乌	生草乌 0.3～0.9 g，外用适量，用时捣碎；制草乌 1～3 g	1. 本品不宜与川贝母、浙贝母、伊贝母、半夏、白芨、白蔹、天花粉、瓜蒌同用 2. 孕妇忌服；生品内服宜慎
狼毒	1～3 g；外用适量	本品不宜与密陀僧同用
生千金子	千金子霜 1～2 g，包煎；多入成药制剂。千金子仁外用适量	孕妇及体虚便溏者忌服
木鳖子	0.9～1.2 g；外用适量	1. 木鳖子与马钱子（番木鳖）是两种不同药物，使用时应予区别，以免误用 2. 孕妇慎用
马钱子	0.3～0.6 g，炮制后入丸散用不宜生用，不宜多服、久服	孕妇禁用
风茄子	0.1～0.3 g 外用适量	
天仙子	0.06～0.6 g	心脏病、心动过速、青光眼患者及孕妇禁用
六轴子	0.3～1 g	本品易使心率减慢，血压下降；孕妇慎服
巴豆	原巴豆 0.15～0.3 g，日服量不超过 0.9 g；巴豆仁多外用，适量；巴豆霜 0.1～0.3 g，包煎；多入成药制剂	1. 本品不宜与牵牛子同用 2. 孕妇禁用；体弱者慎服
吕宋果	专供外用，适量	
闹羊花	0.6～1.5 g，浸酒或入丸散。外用适量	本品不宜多服、久服。体虚者及孕妇禁用
生洋金花	0.3～0.6 g，多入成药制剂；制洋金花多作卷烟分次燃吸（1 日量不超过 1.5 g），不宜煎服；外用适量	外感及痰热咳喘、青光眼、高血压患者忌服；心脏病、肝肾功能不正常或体虚者及孕妇慎服
生藤黄	0.03～0.06 g，制藤黄多入成药制剂；外用生品适量	

2. 动物类毒性中药的用法与用量（见表 4—4）

表 4—4 动物类毒性中药的用法与用量

品名	用法与用量	使用注意
红娘虫	0.1～0.3 g，多入成药制剂；外用适量	孕妇禁用
青娘虫	0.15～0.3 g，多入成药制剂	内服宜慎；体弱及孕妇禁用
斑蝥	0.03～0.06 g，炮制后多入丸散用。外用生品适量，不宜大面积使用	本品内服慎用，孕妇禁用
蟾酥	0.015～0.03 g，多入成药制剂；外用适量	孕妇忌用

3. 矿物类毒性中药的用法与用量（见表 4—5）

表 4—5 矿物类毒性中药的用法与用量

品名	用法与用量	使用注意
水银	外用适量	1. 不宜与白砒石、红砒石同用 2. 本品有大毒，不宜内服，孕妇忌用；外用不宜过多或久用
白粉霜	外用适量	不可内服
白降丹	外用适量	不可内服
红升	外用适量	本品只可外用，不可内服；外用亦不宜大量持久使用
黄升	外用适量	本品只可外用，不可内服；外用亦不宜大量持久使用
轻粉	外用适量。内服每次 0.1～0.2g，一日 1～2 次，多入丸剂或装胶囊服，服后漱口	1. 本品有毒，不可过量 2. 内服慎用；孕妇禁服
白砒石	0.002～0.004 g，多入成药制剂；外用适量	1. 本品不宜与水银同用 2. 本品有大毒，用时宜慎，孕妇忌服
红砒石	0.002～0.004 g，多入成药制剂；外用适量	1. 本品不宜与水银同用 2. 本品有大毒，用时宜慎，孕妇忌服
雄黄	0.05～0.1 g，多入成药制剂；外用适量	本品不宜火烘；内服宜慎，不可久用；孕妇禁用
腰黄	0.05～0.1 g，多入成药制剂；外用适量	本品不宜火烘；内服宜慎，不可久用；孕妇禁用
雌黄	0.05～0.1 g，多入成药制剂；外用适量	本品不宜火烘；内服宜慎，不可久用；孕妇禁用

七、副作用大的中药不良反应和用法用量

有一些中药虽然不属于《医疗用毒性药品管理办法》规定的毒性药品，但如果用量过大或服用时间过久会产生不良反应，有些药品在历史文献和现代应用中归为小毒品种，在

使用时要加以注意。部分副作用大的中药不良反应和用法与用量见表4—6。

表4—6　　　　　　　　　　部分副作用大的中药不良反应和用法与用量

品名	不良反应	用法与用量	使用注意
山豆根	山豆根在临床使用中时有中毒报道，凡中毒者，皆由过量服用引起。一般一次用量不应超过9 g，应以3～6 g为宜。中毒表现为：头痛、头晕、恶心、腹痛或腹泻、四肢无力、心悸、胸闷。重者表现为面色苍白、四肢颤抖甚则抽搐、全身发冷、心跳加快或减慢，甚至休克	3～6 g	脾胃虚寒者慎用
桔梗	服用量过大，可引起恶心、呕吐	3～9 g	1. 本品性升散，凡气机上逆，呕吐、眩晕及阴虚火旺咯血等，不宜用 2. 用量过大易致恶心呕吐
黄药子	服用过量可引起口、舌、喉等处烧灼痛，流涎，恶心，呕吐，腹痛腹泻，瞳孔缩小，严重者出现黄疸。大量的有毒物质在体内蓄积可导致肝中毒	3～9 g	1. 本品有毒，不可过量 2. 久服、多服可引起吐泻、腹痛等消化道反应，并对肝脏有一定损害，故脾胃虚弱及肝功能损害者慎用
马兜铃	马兜铃本品有毒成分为马兜铃碱和马兜铃酸。服用过量一般可引起中毒反应，其临床表现为频繁恶心、心烦、呕吐、头晕、气短等症状，严重者可出现血性下痢、知觉麻痹、嗜睡、瞳孔散大、呼吸困难，或引起由肾炎造成的蛋白尿及血尿	3～9 g	虚寒咳喘及脾弱便溏者慎用；用量不宜过大，以免引起呕吐
火麻仁	本品有毒成分为毒性蛋白质、蕈毒素，食入一次60～120 g即能发生中毒，首先出现恶心、呕吐、腹泻、头晕、头痛，继而四肢麻木、烦躁不安、精神错乱、定向丧失、手舞足蹈、脉速、心悸，少数人出现幻觉、血压升高，甚至抽风、衰竭而死亡	9～15 g 用时捣碎	本品食入量大，可引起中毒
白果	白果为有毒之品，其毒性成分为银杏毒及白果中性素。中毒症状为恶心、呕吐、腹痛、腹泻、发热、烦躁不安、惊厥、精神委顿、呼吸困难、紫绀、昏迷、瞳孔对光反应迟钝或消失；严重者可因呼吸中枢麻痹而死亡。症状以发热、惊厥、呼吸困难为主症	4.5～9 g 用时捣碎	本品用量不宜过多，防中毒；小儿尤当注意

品名	不良反应	用法与用量	使用注意
苍耳子	本品有小毒，误食或服用过量易引起中毒。其轻者，可见乏力、精神不佳、头痛、上腹胀闷、恶心呕吐、腹痛腹泻、发热、烦躁、面红、结膜充血、皮肤出现荨麻疹等。其重者可见昏迷、惊厥、心律失常、黄疸、肝脾肿大、出血、尿闭等，最终可因肝、肾功能衰竭或呼吸麻痹而死亡	3～9 g	1. 本品有小毒，用量不宜过大，以免中毒 2. 本品性温性燥，鼻科疾病、瘙痒性皮肤病等属于热证不宜单用。血虚头痛等证忌用
吴茱萸	本品大量应用对中枢有兴奋作用，并可引起视力障碍。中毒时主要表现为呕吐、腹痛、腹泻、体温升高、视力障碍、错觉、毛发脱落、孕妇易流产等	1.5～4.5 g 外用适量	本品辛热燥烈，易耗气动火，故不宜多用、久服
苦杏仁	大剂量口服苦杏仁易导致中毒。中毒机理主要是由于苦杏仁所含的氢氰酸很容易与细胞色素氧化酶起反应，形成细胞色素氧化酶——氰复合物，从而使细胞的呼吸受到抑制，使组织窒息。由于中枢神经受到损伤，出现眩晕、头痛、呕吐、心悸、瞳孔散大、惊厥，以致呼吸困难、衰竭，迅速死亡	4.5～9 g 煎时待水沸后放入霜包煎	1. 内服用量不宜过大，以免中毒；婴儿慎用 2. 阴虚咳嗽及大便溏泄和亡血者忌用
使君子	服生使君子仁或用量过大可引起腹部不适、呃逆、恶心、呕吐、腹痛、腹泻等，一般可在数小时内自行消失。服大量生品还可致头晕、头痛、精神不振、血尿、蛋白尿，甚至可引起发绀、惊厥、血压下降、呼吸困难，直至虚脱、死亡	9～12 g，用时捣碎 使君子仁炒熟嚼食，儿童每岁1粒，总量不超过20粒，或遵医嘱	1. 服量过大可能引起呃逆 2. 服药时忌饮浓茶及热食，否则易引起呃逆、腹泻 3. 疳积而非虫证所致者，不宜使用
牵牛子	过量使用牵牛子对肠道有强烈的刺激作用，亦可刺激肾脏使之充血，重者并能损害中枢神经系统，特别是舌下神经，致使舌运动麻痹，出现语言障碍。中毒时主要表现为头晕、头痛、大量呕吐、腹痛、腹泻、大便为绿色水样并混有黏液及血便，继而脱水，电解质紊乱，还可刺激肾脏，引起血尿。严重者损及中枢神经，发生语言障碍，甚则休克、死亡	3～6 g 用时捣碎	1. 本品中毒原因主要是剂量过大，故宜严格控制用量，以防中毒 2. 孕妇禁用 3. 本品不宜与巴豆、巴豆霜同用
鸦胆子	口服过量或误食鸦胆子，可出现恶心、呕吐、腹痛、腹泻、坠胀和头昏无力。重者出现内脏充血与出血，同时呼吸缓慢或困难、全身无力、四肢麻痹、尿量减少，继而昏睡或昏迷	0.5～2 g或10～15粒，去壳取仁，装入胶囊或用龙眼肉包裹吞服。 外用适量	1. 本品有毒，内服需严格控制剂量，外用注意保护病损周围正常皮肤 2. 孕妇、小儿、胃肠出血及肝肾病患者忌服 3. 有溃疡病及慢性胃炎者慎服，并不宜多服、久服 4. 口服勿直接吞服或嚼服，以免刺激胃肠黏膜

品名	不良反应	用法与用量	使用注意
桃仁	口服剂量过大会引起中毒。先是对中枢神经的损害，出现头晕、头痛、呕吐、心悸、烦躁不安，继则神志不清、抽搐，并能损害呼吸系统，引起呼吸麻痹而危及生命	4.5～9 g 用时捣碎；霜包煎	1. 本品活血，堕胎，故孕妇忌服 2. 使用时要控制剂量，以防中毒
细辛	本品服用过量或煎煮时间过短，易引起中毒而出现头痛、呕吐、烦躁不安、面赤、呼吸急迫、脉搏加快、体温上升、心律失常、血压升高、烦躁等，严重者还有牙关紧闭、意识不清、角弓反张、四肢抽搐、小便不通、瞳孔散大，最后可因呼吸麻痹而死亡	1～3 g 外用适量	1. 本品不宜与藜芦同用 2. 本品辛温走散，气虚多汗、阴虚火旺、血虚及阳亢头痛、肺热咳喘者等忌用
麻黄	本品用量过大或误用易引起心悸、气促、失眠、烦躁、汗出、震颤及心绞痛发作等；严重中毒时可引起视物不清、瞳孔散大、昏迷、呼吸及排尿困难、惊厥等，可致人死于呼吸衰竭和心室纤颤	1.5～9 g	1. 本品辛温发汗之力较强，表虚自汗、温病发热者忌用；老人、小儿及体虚之人慎用 2. 本品能兴奋中枢神经和升高血压，烦躁、失眠及高血压患者慎用
西红花	本品过量服用可引起呕吐、肠绞痛、胃肠出血、血尿，甚至神志不清、惊厥	1～9 g	1. 孕妇慎服 2. 妇女经期量多者慎用 3. 用量不宜过大
艾叶	艾叶中的挥发油，可引起皮肤黏膜灼热潮红。口服对肠胃可产生刺激性，吸收后经门静脉到达肝脏，可引起肝细胞的代谢障碍，发生中毒性黄疸性肝炎；可使中枢神经过度兴奋导致惊厥。一般一次服用艾叶20～30 g，即可引起中毒	3～9 g	凡阴虚血热者慎用
番泻叶	剂量过大，有恶心呕吐、腹痛等不良反应	2～6 g 后下，或开水泡服	孕妇慎服；用量过大，可能引起恶心、呕吐、腹痛
香加皮	其强心作用很强，用量过多易中毒。中毒时血压先升后降，心肌收缩增强，继而减弱，心律不齐，乃至心肌纤颤而致死亡	3～6 g	1. 上海市习用的五加皮系萝藦科植物杠柳的根皮（香加皮）。《中华人民共和国药典》收载的五加皮系五加科植物细柱五加的根皮。使用时应予区别 2. 本品有毒，服用不宜过量
关木通	本品所含的马兜铃酸对肝、肾有毒性，对肾脏尤其。早期反应为上腹不适、呕吐、胸闷、腹痛、腹泻。继而尿频、尿急、面部浮肿，渐至全身浮肿、不能平卧、神志不清、尿量减少或尿闭、血压增高，部分伴有柏油样便，最终以急性肾功能衰竭、尿毒症而死亡	3～6 g	1. 本品能通经下乳，孕妇慎用 2. 据报道，因关木通服用1日60 g的水煎液，有致急性肾功能衰竭而致死亡者，故用量不宜过大，也不宜久服

学习单元 2　常用方剂的应用

 学习目标

➢ 了解治疗八法
➢ 熟悉常用方剂
➢ 掌握方剂的组成原则

 知识要求

一、方剂和治法的概念

1. 方剂的概念

方剂学是研究并阐明治法和方剂的理论及其运用的一门学科，与临床各科有广泛而密切的联系，是中医学主要的基础学科之一。

方剂是祖国医学理、法、方、药的一个组成部分，是在辨证立法的基础上选择合适的药物，酌定用量，并按照组成的原则配伍而成，是辨证论治的主要工具之一。

2. 治法的概念

治法，是在辨清证候，审明病因、病机之后，有针对性地采取的治疗方法。常用的治法又称为"八法"，有汗、吐、下、和、温、清、消、补。

3. 方剂和治法的关系

治法是指导遣药组方和运用成方的原则，方剂是体现和完成治法的主要手段。方剂和治法的关系为"方从法出，法随证立"。二者之间的关系是互相为用、密不可分的。

二、方剂的组成原则

方剂，是在使用单味药治病进而用多味药治病的基础上开始形成，又经历了从辨病施治到辨证论治相结合的过程，不断发展成熟的。

每一首方剂的组成，固然必须根据病情，在辨证立法的基础上选择合适的药物，但在配伍组成方面，还需要遵循严格的原则。

方剂组成的原则，最早见于《内经》，为君、臣、佐。现发展为君（主）、臣（辅）、佐、使。

1. 君（主）药

君（主）药是针对主病或主证起主要治疗作用的药物，是方剂组成中不可缺少的主药。

2. 臣（辅）药

臣（辅）药有两种意义：

（1）辅助君药加强治疗主病或主证的药物。

（2）针对兼病或兼证起主要治疗作用的药物。

3. 佐药

佐药有三种意义：

（1）佐助药。配合君、臣药以加强治疗作用，或直接治疗次要症状的药物。

（2）佐制药。用以消除或减弱君、臣药的毒性，或能制约君、臣药峻烈之性的药物。

（3）反佐药。当病重邪甚，可能拒药时，配用与君药性味相反而又能在治疗中起相成作用的药物。

4. 使药

使药有两种意义：

（1）引经药。能引方中诸药至病所的药物。

（2）调和药。具有调和方中诸药作用的药物。

综上所述，可知除君药外，臣、佐、使药都各具两种以上意义。在遣药组方时并没有一定的程式，既不是每一种意义的臣、佐、使药都具备，也不是每药只任一职。每一方剂的具体药味多少，以及君、臣、佐、使药是否齐备，全视病证大小与治疗要求的不同，以及所选药物的功用来决定。但是，每一方中必有君药。

三、常用方剂在治疗中的应用

1. 解表剂

凡由解表药物为主组成，具有发汗、解肌、透疹等作用，可以解除表证的方剂，统称为解表剂。属"八法"中的"汗法"。

外感六淫之邪伤人，一般都先出现表证。此时邪气轻浅，可用解表剂使外邪从肌表而出。所以凡是外感六淫初起，及时地用解表剂治疗，使邪从外解，就能防止传变，早期治愈。

外邪六淫有寒热之异，人体有虚实之别，或原有其他病证又感外邪等。所以解表剂分为辛温解表、辛凉解表和扶正解表三大类，分别适用于表寒证、表热证和虚人感受外邪而致的表证。

解表剂多用辛散轻扬之品，不宜久煎，以免药性耗散，作用减弱。同时，凡服用解表剂后，宜避风寒，或增加衣被，以助汗出。

辛温解表剂，适用于外感风寒表证，症见恶寒发热、头项强痛、肢体酸痛、口不渴、无汗或汗出而仍发热恶风寒、舌苔薄白、脉浮紧或浮缓等。常用辛温解表药有麻黄、桂枝、荆芥、防风、苏叶等组成方剂。代表方剂有麻黄汤、桂枝汤、小青龙汤等。

(1) 小青龙汤《伤寒论》。

[组成] 麻黄9g，白芍9g，细辛3g，干姜3g，炙甘草6g，桂枝6g，半夏9g，五味子3g。

[功效] 解表化饮，止咳平喘。

[主治] 风寒客表，水饮内停证。恶寒发热，无汗，喘咳，痰多而稀，或痰饮咳喘，不得平卧，或身体疼痛，头面四肢浮肿，舌苔白滑、脉浮。

[方解] 素有水饮之人，脾肺之气必虚，今又外感风寒，水寒相搏，皮毛闭塞，肺气益困，输转不力，水饮蓄积于心下，上犯迫肺，肺寒气逆，所以恶寒发热，无汗，不渴，喘咳痰多，清稀而黏，不易咯出，胸闷，身体疼重，甚则水饮溢于肌肤而为浮肿，舌苔白滑而润、脉浮。此时，发汗解表则水饮不除，温化水饮则外邪不解，只有发汗化饮，内外合治，才是正法。

方中用麻黄、桂枝为君药，发汗解表，除外寒而宣肺气。干姜、细辛为臣药，温肺化饮，助麻、桂解表。然而，肺气逆甚，纯用辛温发散，既恐耗伤肺气，又须防温燥伤津，所以配伍五味子敛气，白芍养血，共为佐制之用。半夏祛痰和胃而散结，亦为佐药。炙甘草益气和中，又能调和辛散酸收之间，是兼佐、使之用。八味相配，使风寒解、水饮去、肺气复舒、宣降有权、诸证自平。

但本方总是辛散温化为主，必须确是水寒相搏于肺者，才可应用。

辛凉解表剂，适用于外感风热表证，症见发热，有汗，微恶风寒，头痛，口渴，咽痛，或咳嗽，舌苔薄白或兼微黄，脉浮数等。常用辛凉解表药为主组成方剂，如薄荷、牛蒡子、桑叶、菊花、葛根等。代表方剂有桑菊饮、银翘散、麻杏石甘汤等。

(2) 桑菊饮《温病条辨》。

[组成] 桑叶7.5g，菊花3g，杏仁6g，连翘5g，薄荷2.5g，桔梗6g，生甘草2.5g，苇根6g。

[功效] 疏风清热，宣肺止咳。

[主治] 风温初起证。咳嗽、身热不甚、口微渴。

[方解] 风温袭肺，肺失清肃，所以气逆而咳。受邪轻浅，所以身热不甚，口微渴。

因此，治当辛以散风，凉以清肺为法。

本方为"辛凉轻剂"，方中用桑叶清透肺络之热，菊花清散上焦风热，共为君药。用辛凉之薄荷，助桑叶、菊花散上焦风热；用桔梗、杏仁，一升一降，解肌肃肺以止咳，共为臣药。连翘清透膈上之热，苇根清热生津止渴，用做佐药。甘草调和诸药，是作使药之用。诸药配合，有疏风清热、宣肺止咳之功。

（3）麻杏石甘汤《伤寒论》。

〔组成〕麻黄5g，杏仁9g，甘草6g，石膏18g。

〔功效〕辛凉宣泄，清肺平喘。

〔主治〕外感风邪证。身热不解，咳喘气急，口渴，有汗或无汗，舌苔薄白或黄，脉滑而数者。

〔方解〕本方主治证是由风热袭肺，或风寒郁而化热，壅遏于肺所致。肺中热盛，气逆津伤，所以有汗而身热不解，喘逆气急，甚则鼻翼翕动，口渴喜饮，脉滑而数。此时急当清泄肺热，自然热清气平而喘渴亦愈。

方用麻黄为君，取其能宣肺而泄邪热，是"火郁发之"之义。但其性温，故配伍辛甘大寒之石膏为臣药，而且用量倍于麻黄，使宣肺而不助热，清肺而不留邪，肺气肃降有权，喘急可平，是相制为用。杏仁降肺气，为佐药，助麻黄、石膏清肺平喘。炙甘草既能益气和中，又与石膏合而生津止渴，更能调和于寒温宣降之间，所以是佐使药。

本方药虽四味，配伍严谨，用量亦经斟酌，尤其治肺热而用麻黄配石膏，是深得配伍变通灵活之妙，所以清泄肺热，疗效可靠。

2. 和解剂

凡是采用调和的方法，以解除少阳半表半里之邪、肝脾功能失调、上下寒热互结者，统称为和解剂。属于"八法"中"和法"的范畴。

邪在少阳、募原以及肝脾不和、肠寒胃热、气血失调、营卫不和等致病时，常相互影响，故常见脏腑气血不和、寒热混杂或虚实互见的病证，皆可用和解剂治疗。和解剂分为和解少阳、调和肝脾、调和肠胃三类。

和解剂虽然比较平稳，但终究是祛除客邪、调其偏盛的方剂，所以切不可因其平稳而用于病证疑似之际。

调和肝脾剂，适用于肝气郁结，横犯脾胃，或脾虚不运，影响肝不疏泄，而致胸闷胁痛、脘腹胀痛、不思饮食、大便泄泻，甚则寒热往来等肝脾不和。常用理气疏肝，或养血和血药如柴胡、陈皮、当归、白芍、香附等，与健脾助运药如白术、甘草、茯苓等配伍组成，代表方剂有四逆散、逍遥散、痛泻要方等。

逍遥散《太平惠民和剂局方》。

［组成］柴胡9g，当归6g，白芍9g，白术9g，茯苓9g，炙甘草4.5g，生姜6g，薄荷2.5g。

［功效］疏肝解郁，健脾养血。

［主治］肝郁血虚证：两胁作痛、寒热往来、头痛目眩、口燥咽干、神疲食少、月经不调、乳房作胀、脉弦而虚。

［方解］逍遥散为肝郁血虚，脾失健运之证而设。肝为藏血之脏，性喜条达而主疏泄，体阴用阳。若七情郁结，肝失条达，或阴血暗耗，或生化之源不足，肝体失养，皆可使肝气横逆，胁痛、寒热、头痛、目眩等症随之而起。神疲食少，是脾虚运化无力之故。脾虚气弱则统血无权，肝郁血虚则疏泄不利，所以月经不调、乳房胀痛。此时，疏肝解郁是当务之急，而养血柔肝，也是不可偏废之法。

方中用柴胡疏肝解郁为君药。配合当归、白芍养血柔肝为臣药。尤其当归之芳香可以行气，味甘可以缓急，更是肝郁血虚之要药。佐以白术、茯苓健脾祛湿，使运化有权、气血有源。炙甘草益气补中，缓肝之急而为使药。生姜温胃和中，薄荷助柴胡散肝郁而生之热。诸药配伍，既补肝体，又助肝用，气血兼顾，肝脾并治，立法全面，用药周到，故为调和肝脾之名方。

3. 清热剂

凡以清热药为主组成，具有清热、泻火、凉血、解毒、滋阴透热等作用的方剂，统称为清热剂，属于"八法"中的"清法"。

温、热、火三者，一般有温盛为热、热极似火的区别，实际是程度不同，其属性相同，所以三者统属里热证。由于里热证有在气分、血分、脏腑等不同，所以治疗里热证的清热剂，又相应分为清气分热、清营凉血、清热解毒、气血两清、清脏腑热、清虚热等六类。

清热剂的应用原则，一般在表证已解，里热正盛，或里热虽盛但尚未结实的情况下使用。

运用清热剂应注意：一是辨别热证的虚实，分清在脏、在腑；二是辨别热证真假，以及屡用清热之剂而热不退的真阴不足之证；三是注意苦寒、滋阴药久服容易败胃或内伤中阳。

清脏腑热的方剂，具有清解脏腑、经络邪热的作用，适用于不同脏腑邪热偏盛而产生的不同的火热证候。因此，本类方剂是各按所属脏腑火热证候不同，分别使用不同的清热方药。如心经热盛，用黄连、栀子、莲心、木通等以泻火清心；肝胆实火，用龙胆草、夏枯草、青黛等泻火清肝；肺中有热，用黄芩、桑白皮、石膏、知母等清肺泻热；热在脾胃，一是防风与石膏、栀子升降并用，以升散脾胃积热，二是用黄连与升麻、生地等以清胃凉血；如属胃热阴虚，用石膏与熟地、麦冬以清胃滋阴；热在肠府，用白头翁、黄连、黄檗等清肠以解热毒；如有气滞血瘀，配当归、白芍、木香、槟榔以行气和血。代表方剂有清心经热如导赤散；泻肝胆实火如龙胆泻肝汤；清肺热如泻白散；脾胃有热用泻黄散、清胃散；胃热阴虚用玉女煎；肠府湿热，用白头翁汤、芍药汤。

龙胆泻肝汤《医方集解》。

［组成］龙胆草 6 g，黄芩 9 g，山栀 9 g，泽泻 12 g，木通 9 g，车前子 9 g，当归 3 g，生地黄 9 g，柴胡 6 g，生甘草 6 g。

［功效］泻肝胆实火，清下焦湿热。

［主治］肝胆实火上扰证，症见头痛目赤、胁痛口苦，耳聋、耳肿；或湿热下注，症见阴肿、阴痒，小便淋浊，妇女湿热带下等。

［方解］本方治证，是由肝胆实火，肝经湿热循经上扰下注所致。上扰则头颠、耳目作痛，或听力失聪；旁及两胁则为痛且呕苦；下注则循足厥阴经脉所络阴器而为肿痛、阴痒。湿热下注膀胱则为淋痛等症。

方用龙胆草大苦大寒，上泻肝胆实火，下清下焦湿热，为本方泻火除湿的君药。黄芩、山栀具有苦寒泻火之功，配伍龙胆草，为臣药。泽泻、木通、车前子清热利湿，使湿热从水道排除；肝主藏血，肝经有热，本易耗伤阴血，加用苦寒燥湿，再耗其阴，故用生地、当归滋阴养血，以使标本兼顾，共为佐药。方中柴胡，是为引诸药入肝胆而设，甘草有调和诸药之效。综观全方，是泻中有补、利中有滋，以使火降热清，湿浊分清，循经所发诸证乃可相应而愈。

本方药物多为苦寒之性，内服每易有伤脾胃，故对脾胃虚寒，或多服、久服皆非所宜。

4. 温里剂

凡以温热药为主组成，具有温里助热、散寒通脉的作用，能除脏腑经络间寒邪，用于治疗阴寒在里的方剂，统称为温里剂，属于"八法"中"温法"的范畴。

寒邪致病，有在表、在里之分。里寒证的成因，有外寒直中，有寒从中生。不论外来之寒还是内生之寒，治法皆以"寒者热之"为原则。但是，里寒证有轻重之别，所伤之处又各不相同。所以本剂又分为温中祛寒、回阳救逆、温经散寒三大类。

本类方剂多由辛温燥热之品组成，在临证运用时，首先应注意辨清寒热真假。其次应注意病人如有素体阴虚、失血之证，就不可过剂，以免重伤其阴，寒去热生，或辛热之品劫阴动血。还有四时之寒热及地土方隅之高下，也须作为药量大小之参考。总之，用温里剂治里寒证，须中病即止。

温中祛寒剂，主治中焦虚寒证。脾胃属土，主运化而司升降。若脾胃阳气虚弱，又受外寒，则运化无权，升降失常，症见脘腹胀痛、肢体倦怠、手足不温，或吞酸吐涎，恶心呕吐，或腹痛下利、不思饮食、口淡不渴、舌苔白滑、脉沉细或沉迟等症。代表方剂有理中丸、吴茱萸汤、小建中汤等。

（1）理中丸《伤寒论》。

［组成］人参6 g，干姜5 g，白术9 g，炙甘草6 g。

［功效］温中祛寒，补气健脾。

［主治］中焦虚寒证：自利不渴、呕吐腹痛、不欲饮食。阳虚失血。小儿慢惊。

［方解］脾主运化而升清阳，胃主受纳而降浊阴。中虚有寒，升降失职，故吐利腹痛、不欲饮食。治当温中以祛寒，补气而健脾，助运化而复升降，则诸证自愈。

方中用辛热之干姜为君，温中焦脾胃而祛里寒。人参大补元气，助运化而正升降，为臣药。白术健脾燥湿；炙甘草益气和中，共为佐使之用。四药配合，中焦之寒得辛热而去，中焦之虚得甘温而复，清阳升而浊阴降，运化健而中焦治，故曰"理中"。

（2）小建中汤《伤寒论》。

［组成］白芍18 g，桂枝9 g，炙甘草6 g，生姜10 g，大枣4 枚，饴糖30 g。

［功效］温中补虚，和里缓急。

［主治］虚劳里急证。腹中时痛、温按则痛减、舌淡苔白、脉细弦而缓；或心中悸动、虚烦不宁、面色无华；或四肢酸楚、手足烦热、咽干口燥。

［方解］虚劳里急而腹中痛、温按则减，是劳伤内损、中气虚寒、肝来乘脾之故。脾为生化之源，散精归肺，主肌肉四肢。脾虚气寒则生化之源不健，气血俱乏，营卫失调，所以四肢酸楚，手足烦热，咽干口燥。心为脾母，主血脉而藏神，其华在面，若脾虚累及于心，则见心中悸动，虚烦不宁，面色无华。所以治疗应当以补脾为主，温健中阳而兼养阴，和里缓急而能止痛。

本方用甘温质润的饴糖为君药，益脾气而养脾阴，温补中焦，兼可缓肝之急，润肺之燥。桂枝温阳气，白芍益阴血，并为臣药。炙甘草甘温益气，既助饴糖、桂枝益气温中，又合白芍酸甘化阴而益肝滋脾，为佐药。生姜温胃，大枣补脾，合而升腾中焦生发之气而行津液，和营卫，亦为佐药。六药配合，于辛甘化阳之中，又具酸甘化阴之用，共奏温中补虚、和里缓急之功。中气健，化源充，则五脏有所养，里急腹痛、手足烦热、心悸虚烦可除。

5. 表里双解剂

凡以解表药配合泻下药或清热药、温里药等为主组成，具有表里同治作用，治疗表里同病的方剂，统称为表里双解剂。

按八纲辨证来分，表里同病有表实里虚、表虚里实、表寒里热、表热里寒，以及表里俱热、表里俱寒、表里俱虚、表里俱实等。对于表证未除，里证又急者，如仅用表散，则在里之邪不得去；仅治其里，则在外之邪亦不解。必须使用表里双解剂以表里同治，使病邪得以分消。表里双解剂分为解表攻里、解表清里、解表温里三类。

使用表里双解剂应当注意：一是必须具备既有表证，又有里证者方可应用。二是辨别表证与里证的寒、热、虚、实，然后针对病情选择适当的方剂。三是分清表证与里证的轻重主次，权衡表药与里药的比例，方无太过或不及之弊。

解表清里剂，适用于表证未解，里热已炽的证候，即既有表寒或表热的症状，又见里热之证。代表方剂有葛根芩连汤、石膏汤等。

葛根芩连汤《伤寒论》。

［组成］葛根 15 g，黄芩 9 g，黄连 9 g，炙甘草 6 g。

［功效］解表清热。

［主治］外感表证未解，热邪入里证。症见身热，下利臭秽，肛门有灼热感，胸脘烦热，口干作渴，喘而汗出，苔黄脉数。

［方解］本方外解肌表之邪，内清肠胃之热。主治伤寒表证未解，误下以致邪陷阳明引起的热利，因此泻下之物臭秽，肛门有灼热感。此时表证未解，里热已炽，故见身热口渴、胸脘烦热、苔黄脉数等症；里热上蒸于肺则作喘，外蒸于肌表则汗出。

本方重用葛根为君药，既能解表清热，又能升发脾胃清阳之气而治下利。配伍苦寒之黄芩、黄连为臣，其性寒能清胃肠之热，味苦燥胃肠之湿，如此则表解里和，身热下利诸证可愈。甘草甘缓和中，并协调诸药为佐使。共成解表清里之剂。

本方虽属表里同治之剂，但以清里热为主，故对泄泻，痢疾，属于里热引起者，皆可应用。如下利而不发热，脉沉细或微弱，病属虚寒者，则不宜使用。

6. 补益剂

凡以补益剂为主组成，具有滋养、补益人体气血阴阳不足，用于治疗各种虚证的方剂，统称为补益剂，属于"八法"中"补法"的范畴。

人体虚损不足诸证，类别很多，归纳起来则有气虚、血虚、阴虚、阳虚四类，因此，运用补益剂也分为补气、补血、补阴、补阳等四种。气虚补气，血虚补血，气血俱虚，则可气血双补；阴虚补阴，阳虚补阳，阴阳俱虚，则阴阳并补。脏腑虚损诸证，可以按脏腑所虚的不同，分别使用上述不同补法。

使用补法应该注意两点：一是辨治虚证，必须辨别真假。二是常服、久服补益之剂，必须因证制宜，适当配伍健脾、和胃、理气等之品。

补气剂，是治疗脾肺气虚的方剂。适用于肢体倦怠乏力，呼吸短气，动则气促，声低懒言，面色萎白，食欲不振，舌淡苔白，脉弱或虚大，甚或虚热自汗，或脱肛、子宫脱垂等。代表方剂有四君子汤、参苓白术散、补中益气汤、生脉散等。

(1) 补中益气汤《脾胃论》。

[组成] 黄芪 20 g，人参 10 g，当归 10 g，白术 10 g，陈皮 6 g，升麻 3 g，柴胡 3 g，炙甘草 5 g。

[功效] 补中益气，升阳举陷。

[主治] 脾胃气虚证：发热，自汗出，少气懒言，体倦肢软，面色淡白，大便稀溏，舌质淡，苔薄白，脉洪而虚。气虚下陷：脱肛，子宫下垂，久泻，久痢，久疟等，以及清阳下陷诸证。

[方解] 本方证是因脾胃气虚，清阳下陷，以及由气虚而致摄纳不力所形成。脾主四肢、肌肉，脾虚则四肢、肌肉承受水谷精微无由，故见肢软体倦、神疲乏力。脾胃虚则谷气不盛，阳气下陷阴中，故见发热自汗，脉洪而按之虚软，舌淡苔薄白。脾胃虚则中气亦虚，摄纳不力，升举无能，故有脱肛、久泻、子宫下垂等症。

本方以黄芪益气为君药。人参、白术、炙甘草健脾益气为臣药，共收补中益气之功。配陈皮理气，当归补血，均为佐药。柴胡、升麻升举下陷清阳，为补气方中的使药。综合全方，一是补气健脾以治气虚之本；二是升提下陷阳气，以求浊降清升，于是脾胃和调，水谷精气生化有源，脾胃气虚诸证可以自愈。中气不虚，则升举有力，凡下脱、下垂诸证可以自复其位。

补血剂，是以补血养血的药物组合，用以治疗血虚病症的方剂。适用于头晕、眼花，面色不华无泽；唇色淡，爪甲枯瘪；心悸，失眠；大便干燥；妇女经水愆期，量少色淡；脉细数或细涩，舌质淡红，苔滑少津等症。代表方剂有四物汤、归脾汤、当归补血汤等。

(2) 归脾汤《济生方》。

[组成] 白术 30 g，茯神 30 g，黄芪 30 g，龙眼肉 30 g，酸枣仁 30 g，人参 15 g，木香 15 g，炙甘草 8 g，当归 3 g，远志 3 g。

上方加生姜 6 g 及大枣 3 枚，水煎服。

[功效] 益气补血，健脾养心。

[主治] 心脾两虚证：思虑过度，劳伤心脾，气血不足。症见心悸怔忡，健忘不眠，盗汗虚热，面色萎黄，食少体倦，舌质淡，苔薄白，脉细缓。脾不统血：症见便血，以及妇女崩漏，月经超前，量多色淡，或淋漓不止，或带下。

[方解] 本方主治心脾两虚证。心藏神而主血，脾主思而统血。思虑过度，劳伤心脾，脾气亏虚，因而体倦、食少、虚热；心血暗耗，心失所养，则见惊悸、怔忡、健忘、不寐、盗汗；面色萎黄、舌质淡、苔薄白、脉细缓，均为气血不足之象。治当益气补血，健脾养心。

本方中用人参、黄芪、白术、甘草、生姜、大枣，甘温补脾益气；当归甘、辛，温，养肝而生心血；茯神、酸枣仁、龙眼肉甘平，养心安神；远志交通心神而定志宁心；木香理气醒脾，以防益气补血药滋腻滞气，有碍脾胃运化功能。故本方为养心与益脾并进之方，也即益气与养血相融之剂。

补阴剂是治疗阴虚证的方剂。适用于肢体羸瘦，口干咽燥，虚烦不眠，大便干燥，小便短黄，甚则骨蒸盗汗，呛咳无痰，颧部发红，梦遗滑精，腰酸背痛，脉沉细数，舌红少苔、少津等。代表方剂有六味地黄丸、左归丸、大补阴丸等。

（3）左归丸《景岳全书》。

［组成］熟地240 g，山药120 g，枸杞120 g，山茱萸120 g，川牛膝90 g，菟丝子120 g，鹿角胶120 g，龟胶120 g。

［功效］滋阴补肾。

［主治］真阴不足证。头目眩晕、腰膝酸软、遗精滑泄、自汗盗汗、口燥咽干、舌光少苔、脉细或数。

［方解］真阴不足，精髓内亏，故见头目眩晕、腰酸腿软、口燥舌干、舌光少苔。阴虚而阳易动，以致肾失封藏而有遗泄；阴虚则气不外卫而自汗盗汗。

本方中重用熟地滋肾以填真阴；枸杞益精明目；山茱萸涩精敛汗。龟胶、鹿角胶，为血肉有情之品，鹿角胶偏于补阳，龟胶偏于滋阴，两胶合力，沟通任督二脉，益精填髓，有补阴中包含"阳中求阴"之义。菟丝子配牛膝强腰膝，健筋骨。山药滋益脾肾。诸药配合，共收滋肾填阴、育阴潜阳之效。

补阳剂是治疗肾阳虚证的方剂。适用于腰膝酸痛，四肢不温，酸软无力，少腹拘急冷痛，小便不利，或小便频数，阳痿早泄，肢体羸瘦，消渴，脉沉细或尺脉沉伏等。代表方剂有肾气丸、右归丸等。

（4）右归丸《景岳全书》。

［组成］熟地240 g，山药120 g，山茱萸90 g，枸杞120 g，鹿角胶120 g，菟丝子120 g，杜仲120 g，当归90 g，肉桂90 g，制附子60 g。

［功效］温补肾阳，填精补血。

［主治］肾阳不足、命门火衰证。久病气衰神疲，畏寒肢冷；或阳痿遗精，或阳衰无子；或腰膝酸软，下肢浮肿；或大便不实，甚则完谷不化；或小便自遗。

［方解］本方在原书上主治"元阳不足，先天禀衰，以致命门火衰，不能生土，而为脾胃虚寒"或"寒在下焦，而水邪浮肿"或"阳衰无子"等证。本方主治诸证，虽有病起中焦或下焦不同，临床症状表现不一，但其总的病因病机仍如原书所说"元阳不足"。故本方立法"宜益火之原，以培右肾之元阳"。培补肾中元阳，必须"阴中求阳"，即在培补

肾阳中配伍滋阴填精之品，方可具有培补元阳之效。

方中用肉桂、附子加血肉有情之鹿角胶，温补肾阳，填精补髓；熟地、山茱萸、山药、菟丝子、枸杞、杜仲滋阴益肾，养肝补脾；当归补血养肝。诸药配伍，共具温阳益肾，填精补血以收培补肾中元阳之效。

7. 理气剂

凡以理气药为主组成，具有行气或降气的作用，以治气滞、气逆病症的方剂，统称理气剂。

气为一身之主，升降出入，周行全身，以温养内外，使四肢百骸均得以正常活动。但当劳倦过度，或情志失调，或饮食失节，或寒温不适等，均可使气之升降失常，导致气机郁结或气逆不降等病证。理气剂分为行气和降气两类。

使用理气剂时，应辨清病情的寒热虚实与有无兼夹，分别予以不同的配伍。另外，理气药多属芳香辛燥之品，易伤津耗气，应适可而止，勿使过剂，尤其是年老体弱，以及孕妇或素有崩漏吐衄者，更应慎用。

行气剂具有舒畅气机的作用，适用于气机郁滞的病证。气滞一般以脾胃气滞和肝气郁滞为多见。脾胃气滞主要症见脘腹胀满，嗳气吞酸，呕恶食少，大便失常等；肝郁气滞主要症见胸胁胀满，或疝气痛，或月经不调，或痛经等。代表方剂有越鞠丸、金铃子散、半夏厚朴汤、橘核丸等。

（1）越鞠丸《丹溪心法》。

［组成］苍术、香附、川芎、神曲、栀子各等分。

［功效］行气解郁。

［主治］气郁证，胸膈痞闷，脘腹胀痛，嗳腐吞酸，恶心呕吐，饮食不消等症。

［方解］本方为治疗气郁乃至血、痰、火、湿、食诸郁轻症之常用方。气郁则升降不行，运化失常，故见胸膈痞闷，脘腹胀痛，嗳腐吞酸，恶心呕吐，饮食不消等症。气郁或因血、痰、火、湿、食诸郁所致，而气郁又可导致血、痰、火、湿、食诸郁，因此，本方着重于行气解郁，使气机流畅，则痰、火、湿、食诸郁自解，痞闷呕恶诸症可除。

方中用香附行气解郁，以治气郁，为主药。川芎活血祛瘀，以治血郁；栀子清热泻火，以治火郁；苍术燥湿运脾，以治湿郁；神曲消食导滞，以治食郁；均为辅药。气郁则湿聚痰生，若气机流畅，五郁得解，则痰郁随之而解，故方中不另加药。

降气剂，适用于肺胃气逆不下，以致咳喘，呕吐，噫气，呕逆等症。如属肺气逆而咳喘者，治宜降气祛痰，止咳平喘。代表方剂有苏子降气汤、定喘汤等。如属胃气逆而呕吐，噫气，呃逆者，治宜降逆和胃，止呃。代表方剂有旋复代赭汤、橘皮竹茹汤、丁香柿蒂散等。

（2）苏子降气汤《太平惠民和剂局方》。

［组成］紫苏子 9 g，半夏 9 g，当归 6 g，炙甘草 6 g，前胡 6 g，厚朴 6 g，肉桂 3 g，生姜 2 片，苏叶 2 g，大枣 1 枚。

［功效］降气平喘，祛痰止咳。

［主治］上实下虚证。痰涎壅盛，喘咳短气，胸膈满闷；或腰疼脚弱，肢体倦怠；或肢体浮肿，舌苔白滑或白腻等。

［方解］本方所治之喘咳证乃属上实下虚者。上实是指痰涎上壅于肺，致肺气不得宣畅，而见胸膈满闷，喘咳痰多之症；下虚是指肾阳虚乏，一则可见腰酸脚弱，二则肾不纳气，而见呼多吸少，喘逆短气，三则水不化气，而致水泛为痰，外溢为肿。本方治上顾下，但急则治标，故以降气平喘、止咳祛痰治上实为主，温肾纳气治下虚为辅。

方中用苏子降气祛痰，止咳平喘，为君药。半夏、厚朴、前胡，祛痰，止咳平喘，共为臣药。君臣相配，以治上实。肉桂温肾祛寒，纳气平喘；当归既养血补肝，同肉桂以温补下虚；略加生姜、苏叶以散寒宣肺，共为佐药。甘草、大枣和中调药，是为使药。诸药合用，上下兼顾而以上为主，使气降痰消，则喘咳自平。

《医方集解》载："一方无桂，有沉香。"则温肾之力减弱，纳气平喘之力增强。

本方药性温燥，以降气祛痰为主，对于肺肾两虚而无邪的咳喘，以及肺热痰喘之证，均不宜使用。

8. 理血剂

凡以理血药为主组成，具有活血调血或止血作用，以治疗血瘀或出血证的方剂，统称为理血剂。

血是营养人体的重要物质，在正常情况下，周流不息地循行于脉中，灌溉五脏六腑，濡养四肢百骸，一旦由于某种原因，造成血行不畅，瘀血内停，或离经妄行，均可造成血瘀为患或出血之证。理血剂分为活血祛瘀和止血两类。

血证病情复杂，除有寒热虚实之分外，还有轻重缓急之别。使用理血剂时，必须辨清血证致病原因，分清标本缓急，做到急则治其标，缓则治其本，或标本兼顾。同时，逐瘀过猛，易伤血，久用逐瘀亦易伤正，必要时可配以补血益气之品，使消瘀而不伤正。止血过急，易致留瘀，单纯固涩止血，每因固涩而致留瘀，必要时可配伍活血祛瘀之品，或选用兼有活血祛瘀作用的止血药，使血止而不留瘀。此外，活血祛瘀剂能促进血行，性多破泄，易于动血、堕胎，故凡月经过多及孕妇均当慎用。

活血祛瘀剂，适用于蓄血及瘀血证，如瘀积肿痛，外伤瘀肿，瘀阻经脉之半身不遂，瘀血内停之胸腹诸痛，痈肿初起以及经闭、痛经、产后恶露不行等。代表方剂有桃核承气汤、血府逐瘀汤、复元活血汤、补阳还五汤、温经汤、生化汤、失笑散等。

（1）补阳还五汤《医林改错》。

[组成] 黄芪 120 g，当归 6 g，赤芍 6 g，地龙 3 g，川芎 3 g，红花 3 g，桃仁 3 g。

[功效] 补气，活血，通络。

[主治] 中风后遗症。症见半身不遂，口眼㖞斜，口角流涎，下肢痿废，小便频数或遗尿不禁，苔白、脉缓。

[方解] 正气亏虚，脉络瘀阻，筋脉肌肉失养，故见半身不遂、口眼㖞斜；气虚血滞，舌本失养，故语言蹇涩、口角流涎；气虚不能固摄，则小便频数、遗尿不禁；苔白、脉缓为气虚之象。综上诸证皆由正气亏虚、瘀血阻络所致。治法应以补气为主，兼以活血通络。

方中重用黄芪取其大补脾胃之元气，使气旺以促血行，祛瘀而不伤正，并助诸药之力，为君药。配以当归活血，有祛瘀而不伤好血之妙，是为臣药。赤芍、川芎、红花、桃仁助当归活血祛瘀；地龙通经活络，均为佐使药。诸药合用，使气旺血行，瘀祛络通，诸证自可渐愈。

（2）生化汤《傅青主女科》。

[组成] 全当归 25 g，川芎 9 g，桃仁 6 g，炮姜 2 g，炙甘草 2 g。

[功效] 活血化瘀，温经止痛。

[主治] 产后血虚受寒证。症见恶露不行、小腹冷痛。

[方解] 本方主治产后血虚，寒邪乘虚而入，寒凝血瘀，留阻胞宫，致恶露不行、小腹冷痛，故方以温经散寒、养血化瘀为主，使新血生、瘀血化而自行，故名"生化"。

方中重用当归补血活血，化瘀生新，为君药。川芎活血行气；桃仁活血祛瘀，均为臣药。炮姜入血散寒，温经止痛；黄酒温通血脉，以助药力；加入童便者，取其益阳化瘀，并有引败血下行之效；共为佐药。炙甘草调和诸药，为使药。诸药合用有养血化瘀、温经止痛之效，使恶露畅行，小腹冷痛亦愈。

本方为妇女产后常用方，有些地区民间习惯作为产后必服之剂，但本方终是化瘀为主，且药性偏温，应以产后受寒而致瘀滞者为合适，若产后血热而有瘀滞者，则非本方所宜。

止血剂，适用于血液离经妄行而出现的吐血、衄血、咯血、便血、崩漏等各种出血证。代表方剂有十灰散、四生丸、小蓟饮子、槐花散、黄土汤、胶艾汤等。

（3）小蓟饮子《济生方》。

[组成] 生地黄 30 g，小蓟 15 g，滑石 15 g，木通 9 g，蒲黄 9 g，藕节 9 g，淡竹叶 9 g，当归 6 g，山栀子 9 g，炙甘草 6 g。

[功效] 凉血止血，利水通淋。

　　［主治］下焦瘀热证，血淋，尿中带血，小便频数，赤涩热痛，或尿血，而见舌红脉数等。

　　［方解］《素问·气厥论》说："胞移热于膀胱，则癃溺血。"故血淋、尿血总由热聚膀胱，损伤血络，血随尿出，故见尿中带血或尿血；由于瘀热蕴结下焦，膀胱气化失常，故见小便频数，赤涩热痛；舌红脉数亦为下焦热结之证。治当凉血止血，利尿通淋。本方为导赤散加味组成。诸药止血之中寓以化瘀血，清利之中寓以养阴血，是治疗血淋、尿血属于实热的常用方剂。

　　方中主以小蓟凉血止血，为君药。辅以藕节、蒲黄助君药凉血止血，并能消瘀，可使血止而不留瘀；滑石清热利水通淋；木通、淡竹叶、栀子清泄心、肺、三焦之火热从下而去；因热出血，且多伤阴，故用生地养阴清热、凉血止血；当归养血和血而性温，亦有防方中诸药寒凉太过之意，以上共为臣、佐药。甘草和中调药，是为使药。诸药合用，共成凉血止血为主，利水通淋为辅之功。

9. 祛湿剂

　　凡以祛湿药物为主组成，具有化湿利水、通淋泄浊作用，治疗水湿病的方剂，统称为祛湿剂。

　　湿为阴邪，其性重滞，其中入缓，病势缠绵。湿邪为病，有从外袭，有自内生。从外袭者，则多伤人体肌表经络，其发病症见恶寒发热、头胀身重、肢节烦疼，或面目浮肿等。自内生者，其病则见胸脘痞闷、呕恶泻痢、黄疸淋浊、下肢浮肿等。

　　湿邪为病，常有风、寒、暑、热相间，人体有虚实强弱之别，所犯部位又有上下表里之分，病情也有寒化、热化之异。因此，祛湿之法也较为复杂。大抵湿邪在上在外者，可表散微汗以解之；在内在下者，可芳香苦燥以化之，或甘淡渗利以除之；从寒化者，以温阳化湿；从热化者，宜清热祛湿；体虚湿盛者，又当祛湿扶正兼顾。祛湿剂分为燥湿和胃、清热祛湿、利水渗湿、温化水湿、祛风胜湿五类。

　　祛湿剂多由辛香温燥或甘淡渗利之药组成，易于耗伤阴津，故素体阴虚津亏、病后体弱及孕妇水肿者慎用。

　　清热祛湿剂，适用于湿热外感，或湿热内盛，以及湿热下注所致的暑湿、湿温、黄疸、热淋、痿痹等证。代表方剂有茵陈蒿汤、三仁汤、八正散等。

　　（1）茵陈蒿汤《伤寒论》。

　　［组成］茵陈30 g，栀子15 g，大黄9 g。

　　［功效］清热，利湿，退黄。

　　［主治］湿热黄疸证。一身面目俱黄，黄色鲜明，腹微满，口中渴，小便不利，舌苔黄腻，脉沉数者。

［方解］本方为治湿热黄疸之第一药方。湿热黄疸，病由湿邪与瘀热蕴结于里所致。湿邪与瘀热郁蒸肌肤，则一身面目俱黄；湿郁不行，则小便不利而腹微满、口渴、苔黄腻、脉滑数，皆为湿热内郁之象。治宜清热利湿退黄。

方中重用茵陈蒿为君，以其最善清利湿热、退黄疸；以栀子为臣，通利三焦，导湿热下行引湿热自小便出；以大黄为佐，泻热逐瘀，通利大便。三药合用，使湿热瘀滞下泄，黄疸自退。

（2）三仁汤《温病条辨》。

［组成］杏仁10 g，飞滑石18 g，通草6 g，白蔻仁6 g，竹叶6 g，厚朴6 g，半夏10 g，薏苡仁18 g。

［功效］宣畅气机，清利湿热。

［主治］湿温初起及暑温夹湿，邪在气分证。头痛恶寒，身重疼痛，面色淡黄，胸闷不饥，午后身热，舌白不渴，脉弦细而濡等。

［方解］本方是治疗湿温初起，邪在气分，湿重于热的常用方剂。湿温初起，除头痛恶寒、身重疼痛外，兼见胸闷不饥等湿阻气机之证。其头痛恶寒、身重疼痛，乃卫阳被湿邪阻遏之候。湿为阴邪，湿遏热伏，则午后身热；舌白不渴、面色淡黄，皆属湿邪为病之象。综合观之，乃暑湿阻遏气机，湿重热轻之证。治宜祛湿清热，宣畅气机。

方中以杏仁宣利上焦肺气，因为肺主一身之气，气化则湿化；白蔻仁芳香化湿，行气宽中；薏苡仁甘淡性寒，渗利湿热而健脾；加入滑石、通草、竹叶甘寒淡渗，增强利湿清热之功；以半夏、厚朴行气化湿，散结除痞。诸药相合，三仁相伍，宣上畅中渗下，使气畅湿行，暑解热清，脾气健旺，三焦通畅，诸症自除。

利水渗湿剂，适用于水湿壅盛所致的癃闭，淋浊，水肿，泄泻等证。代表方剂有五苓散、五皮散等。

（3）五苓散《伤寒论》。

［组成］猪苓9 g，泽泻15 g，白术9 g，茯苓9 g，桂枝6 g。

［功效］利水渗湿，温阳化气。

［主治］1）外有表证，内停水湿证：头痛发热，烦渴欲饮，或水入即吐，小便不利，舌苔白，脉浮。2）水湿内停证：水肿，泄泻，小便不利，霍乱吐泻等。3）痰饮证：脐下动悸，吐涎沫而头眩，或短气而咳者。

［方解］《伤寒论》原用本方治太阳表邪未解，内传太阳之腑，以致膀胱气化不利，遂成太阳经腑同病之蓄水证。表邪未尽，故见头痛，发热，脉浮；邪入膀胱，气化不行小便不利则为蓄水，水蓄下焦，气不化津，水精不布，故烦渴欲饮；饮入之水，不得输布，故水入即吐而成"水逆证"。总之，本方证是以水饮停蓄为患，故急当渗利蓄水，兼解外邪。

方中重用泽泻为君，取其甘淡性寒，直达膀胱，利水渗湿。臣以茯苓、猪苓之淡渗，增强利水之功；加白术健脾气而运化水湿。更佐以桂枝一药二用，既外解太阳之表，又内助膀胱气化。五药合方，则水行气化，表解脾健，而蓄水留饮诸疾自除。

10. 祛痰剂

凡以祛痰药为主组成，具有消除痰饮作用，治疗各种痰病的方剂，统称为祛痰剂。

痰之为病，无处不到，胸膈肠胃、经络四肢，皆可有之，其发病常见咳嗽喘促、眩晕呕吐、癫狂惊痫以及痰核瘰疬等。

痰的成因很多，治法亦各不相同。如脾失健运，湿聚成痰者，治宜燥湿健脾化痰；火热内郁，炼液为痰者，治宜清热化痰；肺燥阴虚，虚火灼津为痰者，治宜润肺化痰；脾肾阳虚，寒饮内停，或肺寒留饮者，治宜温阳化痰；肝风内动，挟痰上扰者，治宜熄风化痰；若外邪袭肺，肺失宣降，聚液为痰者，治宜宣肺化痰等。据此，祛痰剂分为燥湿化痰、清热化痰、润燥化痰、温化寒痰、治风化痰五类。

燥湿化痰剂，适用于湿痰证。症见痰多易咯，胸脘痞闷，呕恶眩晕，肢体困倦，舌苔白滑或腻，脉缓或弦滑等，代表方剂有二陈汤、温胆汤等。

（1）温胆汤《三因极一病证方论》。

［组成］半夏6g，竹茹6g，枳实6g，陈皮9g，炙甘草3g，茯苓5g，生姜5片，大枣1枚。

［功效］理气化痰，清胆和胃。

［主治］胆胃不和，痰热内扰证。虚烦不眠，或呕吐呃逆，以及惊悸不宁，癫痫等证。

［方解］痰热内阻，胃气上逆，则呕吐干哕。痰热上扰，心神不安，则惊悸不宁、虚烦不眠；痰热蒙蔽清窍，则发为癫痫。治宜利胆和胃，涤痰清热。

方中以半夏为君，降逆和胃，燥湿化痰。以竹茹为臣，清热化痰，止呕除烦；枳实行气消痰，使痰随气下。佐以陈皮理气燥湿，茯苓健脾渗湿，使湿去痰消。使以生姜、大枣、甘草益脾和胃而协调诸药。综合全方，共奏理气化痰、清胆和胃之效。

清热化痰剂，适用于热痰证。症见咳嗽痰黄，黏稠难咯，舌红苔黄腻，脉滑数等。代表方剂有清气化痰丸、小陷胸汤等。

（2）清气化痰丸《医考方》。

［组成］瓜蒌仁30g，陈皮30g，黄芩30g，杏仁30g，枳实30g，茯苓30g，胆南星45g，制半夏45g。

［功效］清热化痰，理气止咳。

［主治］痰热内结证。咳嗽痰黄，咯之不爽，胸膈痞满，小便短赤，舌质红，苔黄腻，脉滑数。

［方解］本方所治之热痰，以痰稠色黄脉滑数为主要特征。其病缘于火邪灼津，痰气内结，故咳嗽痰黄，黏稠难咯；痰阻气机，肺失肃降，故胸膈痞满，甚则气逆于上，发为气急呕恶。治宜清热化痰，理气止咳。

方中以胆南星为君，取其味苦性凉，清热化痰，治实痰实火之壅闭。以黄芩、瓜蒌仁为臣，降肺气，化热痰，以助胆星之力；治痰当须理气，故又以枳实、陈皮下气开痞，消痰散结。脾为生痰之源，肺为贮痰之器，故佐以茯苓健脾渗湿，杏仁宣利肺气，半夏燥湿化痰。诸药相合，共奏清热化痰，理气止咳之效。热清火降，气顺痰消，则诸证自解。

11. 消导化积剂

凡以消导药为主组成，具有消食导滞、化积消癥作用，治疗食积痞块、癥瘕积聚的方剂，统称为消导剂，属于"八法"中的"消法"。

消法的应用范围比较广泛，凡由气、血、痰、湿、食等壅滞而成的积滞痞块，均可用之。这里主要讨论消食导滞和消痞化积的方剂。

消导化积剂多属渐消缓散之剂，适用于病势较缓、病程较长者。若脾胃素虚，或积滞日久，正气虚弱者，须配伍扶正健脾之药，组成消补兼施之剂，以期消积不伤正，扶正以祛积。

消食导滞剂，适用于食积为病。症见胸脘痞闷，嗳腐吞酸，恶食呕逆，腹痛泄泻等。代表方剂有保和丸、健脾丸、枳术丸等。

保和丸《丹溪心法》。

［组成］山楂18 g，神曲6 g，莱菔子3 g，半夏9 g，茯苓9 g，陈皮3 g，连翘3 g。

［功效］消食和胃。

［主治］食积证。脘腹痞满胀痛，嗳腐吞酸，恶食呕逆，或大便泄泻，舌苔厚腻、脉滑。

［方解］本方为治疗食积的通用方。以脘痞腹胀、恶食嗳腐为主证。此病多系饮食不节，暴饮暴食所致。饮食过度，食积内停，胃失和降，气机不畅，故见脘腹胀满、嗳腐吞酸、恶食呕逆等症。治宜消食化滞，理气和胃。

方中用山楂为君，以消一切饮食积滞，尤善消肉食油腻之积。以神曲消食健脾，更化酒食陈腐之积；莱菔子下气消食，长于消谷面之积，共为臣。三药同用，消各种食物积滞。佐以半夏、陈皮行气化滞，和胃止呕；茯苓健脾利湿，和中止泻；食积易于化热，故又佐以连翘清热而散结。诸药配伍，使食积得化、胃气得和。

12. 固涩剂

凡以固涩药为主组成，具有收敛固涩的作用，以治气血精津滑脱散失之证的方剂，统称为固涩剂。

气血津液的滑脱散失，由于病因和发病部位的不同，其分别表现为自汗盗汗，肺虚久咳，遗精滑泄，小便失禁，久泻久痢和崩漏带下等。因此，固涩剂分为固表止汗、敛肺止咳、涩肠固脱、涩精止遗和固崩止带五类。

凡属热病汗出，痰饮咳嗽，火动遗精，伤食泻痢或血热崩漏者，均非本类方剂所宜。如用则有"闭门留寇"之弊。

涩肠固脱剂，适用于脾肾虚寒所致之泻痢日久、滑脱不禁等病证。代表方剂有真人养脏汤、四神丸、桃花汤等。

四神丸《证治准绳》。

［组成］肉豆蔻 60 g，补骨脂 120 g，五味子 60 g，吴茱萸 30 g。

［功效］温补脾肾，涩肠止泻。

［主治］脾肾虚寒证。五更泄泻，不思饮食，或久泻不愈，腹痛腰酸肢冷，神疲乏力等。

［方解］五更即时当黎明之前，正是阴气盛极，阳气萌发之际。肾阳虚衰者，阳气当至不至，阴气极而下行，故为泄泻。肾阳虚者，脾亦不暖，运化失健，故不思饮食。久泻不愈，有寒有热，今腹痛腰酸肢冷，是为寒证。因此，五更泄泻同为脾肾虚寒，故以温肾暖脾，涩肠止泻为治。

方中补骨脂辛苦性热而补命门，为壮火益土之要药，故为君药。肉豆蔻温脾肾而涩肠止泻；吴茱萸暖脾胃而散寒除湿，并为臣药。五味子为温涩之品；生姜散寒行水；大枣滋养脾胃，并为佐使药。诸药相配，则肾温脾暖，大肠固而运化复，自然泄泻止，诸症皆愈。

13. 开窍剂

凡以芳香开窍药物为主组成，具有开窍醒神作用，治疗神昏窍闭之证的方剂，统称为开窍剂。

神昏窍闭之证，有虚实之分。属于实证者，称为闭证，多由邪气壅盛，蒙蔽心窍所致。闭证根据其临床表现，可分为热闭与寒闭两种。热闭由温邪热毒内陷心包所致，治宜清热开窍，简称凉开；寒闭由寒邪或气郁、痰浊蒙蔽心窍引起，治宜温通开窍，简称温开。因此，开窍剂分为凉开和温开两类。

开窍剂中的芳香开窍药物，辛散走窜，久服则易伤元气，故临床多用于急救，中病即止，不可久服。

凉开法，适用于温邪热毒内陷心包的热闭证。症见高热，神昏谵语，甚或痉厥等。其他如中风、痰厥及感触秽浊之气，辛然昏倒，不省人事，证有热象者，亦可选用。代表方剂有安宫牛黄丸、紫雪丹、至宝丹等。

安宫牛黄丸《温病条辨》。

［组成］牛黄 30 g，郁金 30 g，犀角 30 g，黄连 30 g。黄芩 30 g，山栀 30 g，朱砂 30 g，

雄黄 30 g，梅片 7.5 g，麝香 7.5 g，珍珠 15 g，金箔衣。

［功效］清热开窍，豁痰解毒。

［主治］温热证，热邪内陷心包，痰热壅闭心窍。高热烦躁，神昏谵语，以及中风昏迷，小儿惊厥属邪热内闭者。

［方解］本方所治之神昏谵语，是因温热之邪内陷心包。痰热闭阻引起邪热壅盛，蒙蔽心窍，故神昏谵语，烦躁不安。中风昏迷，小儿惊厥，亦属热闭之证。治宜芳香开窍清解心包热毒，结合开泄痰浊闭阴。

方中以牛黄清心解毒，豁痰开窍；麝香开窍醒神，共为君药。臣以犀角清心凉血解毒；黄连、黄芩、山栀清热泻火解毒，助牛黄以清心包之火；冰片、郁金芳香辟秽，通窍开闭，以加强麝香开窍醒神之效。佐以朱砂、珍珠镇心安神，以除烦躁不安；雄黄助牛黄以豁痰解毒。蜂蜜和胃调中，是为使药。用金箔为衣，也是取其重镇安神之效。本方以清热泻火，凉血解毒之品与芳香开窍药配合，成为凉开之方的配伍特点。

第2节　临方制剂知识

 学习单元1　临方制剂概况

 学习目标

➢了解临方制剂的特点

➢熟悉临方制剂的分类及临方制剂的应用范围

➢掌握临方制剂的配料方法及适用范围

 知识要求

一、临方制剂的概述

1. 临方制剂的定义

中药店在承担调配中医处方和中成药的同时，因治疗上的需要，根据医师处方的要求将中药临时加工，配制成丸剂、散剂、煎膏剂等剂型，故称为"临方制剂"。

2. 临方制剂的特点

（1）临方制剂用药量大小相差较大，一料药用量小到 30 g 以下（如散剂），大至 3 000 g 以上（如煎膏剂）。

（2）单料加工，多为小剂型，且处方用药灵活多样，根据剂型类别和配量情况可随时制备。

（3）辨证施治，一人一方，针对性强。

3. 药厂制剂、医院制剂室制剂、药店制剂（临方制剂）的区别

（1）药厂制剂。药厂是大量生产制剂的企业，产品面向社会，因而制剂的规格和制备方法必须按法定的要求，生产全过程必须符合 GMP（《药品生产质量管理规范》），因而制剂质量易于保证。

（2）医院制剂室制剂。医院制剂室生产协定处方制剂、临床急需而市场脱销的品种。生产全过程必须符合 GMP。生产的制剂只能在本单位使用。

（3）药店制剂（临方制剂）。临方制剂是药店根据医生处方要求制备，制剂针对某一病人。

二、常见的临方制剂剂型

1. 散剂

（1）定义。是指一种或多种药材混合制成的粉末状制剂。

（2）特点。制备简单、表面积较大、易分散、吸收较快、内服外敷均可应用。但其易吸潮结块，且处方中含挥发油较多的药材不宜制成散剂。

2. 煎膏剂（膏滋）

（1）定义。是指药材用水煎煮、去渣浓缩后加炼蜜或糖制成的半流体状制剂。

（2）特点。药物浓度高、体积小、稳定性好、便于服用，以滋补为多，兼有缓和的治疗作用。因药性滋润故又称膏滋。

3. 丸剂

（1）定义。是指药材细粉或药材提取物加适宜的黏合剂或其他辅料制成的球形或类球形制剂，分为蜜丸、水丸、水蜜丸、浓缩丸、糊丸、蜡丸和微丸等类型。

（2）特点。服用方便；可掩盖不良气味；溶散、释放药物缓慢，可延长药效，缓解毒性、刺激性，减弱不良反应，多用于治疗慢性疾病或病后调和气血者。

4. 硬胶囊剂

（1）定义。是指将一定量的药材提取物、药材提取物加药材细粉或辅料制成的均匀粉末或颗粒填充于空心胶囊中制成，或将药材细粉直接填充于空心胶囊中制成。

（2）特点。能掩盖药物的不良气味，提高药物的稳定性；服用方便；制备简单。

三、临方制剂的配料

1. 配料的定义

配料是指按处方要求，对处方中各药物逐味称（或量）取，进行饮片调配的步骤。

2. "料"与"剂"的区别

"料"是中药制剂制备中配料数量的计算单位。它与调配一份医生为病人开的处方中一"剂"相似。"剂"代表病人一次或一日的用药量。"料"代表投入制剂生产的最小单位量。

3. 配料方法及适用范围

（1）混合配料。是指称取各药物后混合备用。适用于混合粉碎的物料。

（2）部分混合配料。是指按处方或加工的要求进行分组配料。适用于处方中有含糖较多的黏性药物（如熟地、桂圆肉、黄精等）及动物药、含脂肪油较多的药物（如种仁等），需采用串研法、掺研法等方法进行粉碎的物料，或处方中含有细料药、毒性中药等。

（3）分配法配料。是指称取各药物后，分别存放备用。适用于处方中需单独粉碎或单独提取的药物。

4. 配料的注意事项

校准衡器；看清处方；算准数量；对清规格；称准分量；双人复核。

 学习单元 2　临方散剂

 学习目标

➤了解临方散剂的分类

➤熟悉临方散剂的质量要求

➤掌握临方散剂的制备流程及制备方法

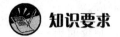 **知识要求**

一、散剂的分类

1. 按给药途径分

（1）内服散剂。吞服，如乌贝散、猴枣散、蛇胆川贝散；冲服，如川芎茶调散；煮散，如逍遥散、三子散、六一散、益元散；调服，如疳积散。

（2）外用散剂。撒布，如九一散；调敷，如九分散、小儿腹泻外敷散、如意金黄散；眼用，如八宝眼药粉；吹入，如冰硼散、锡类散；袋装香囊，如雷氏香袋。

2. 按药物组成分

（1）单味散，如珍珠粉、川贝粉。

（2）复方散（由两种以上药物组成），如婴儿散、活血止痛散。

3. 按药物性质分

（1）含毒性药物散剂。如九一散。

（2）含液体成分散剂。如蛇胆川贝散。

（3）含低共熔成分散剂。如避瘟散。

4. 按剂量分

（1）单剂量散剂（分剂量散剂）。由患者按包服用，多为内服散剂。

（2）总剂量散剂（不分剂量散剂）。由患者按医嘱自己分取剂量应用，多为外用散剂。

二、散剂的制备流程

配料→粉碎→过筛→混合→分剂量→包装。

1. 配料

具体内容见第一单元中有关"临方制剂的配料"。

2. 粉碎

（1）粉碎方法及适用范围。

1）混合粉碎（共研法）。适用于处方中药材的性质一般并且硬度相似的物料。粉碎方法：药材混合在一起充分干燥再进行粉碎。

2）串研法。适用于含糖较多的黏性药物（如熟地、桂圆肉、黄精等）及动物药，并且这些药物在处方中所占比例较大。粉碎方法：将处方中其他药物粉碎成粗粉，再与含糖较多的黏性药物及经蒸煮后的动物药混合干燥后粉碎，有时需反复多次。

3）掺研法。适用于含脂肪油较多的药物（如核桃仁、黑芝麻、苦杏仁、柏子仁、苏子等），并且这些药物在处方中所占比例较大。粉碎方法：将处方中其他药物粉碎成细粉，含脂肪油较多（如种仁）的药物捣成糊状与细粉混合，干燥后粉碎。

4）预碎法。适用于细小坚韧的药物（如车前子、莲须等）。粉碎方法：细小坚韧的药物先单独粉碎，然后与其他药物混合后粉碎。

5）单独粉碎。适用于处方中有贵重药、水不溶性矿物药及贝壳类药、毒性中药及具特殊理化性质的药物。

（2）粉碎原则。应保持粉碎前后药物的组成和药理作用不变，根据应用目的和药物剂型控制适当的粉碎度，粉碎过程温度不应超过规定范围。

（3）粉碎注意事项。干法粉碎时，被粉碎物料的含水量一般应小于5％，干燥温度一般不超过80℃，易挥发或热敏性药物宜低温（温度不超过60℃）干燥处理。

3. 过筛

应根据细分的细度选用药筛的筛孔。过筛时应不断振动；过筛粉末应干燥；粉层厚度应适中。

4. 混合

混合的目的是使多种固体粉末相互交叉分散均匀。

混合的主要方法如下：

（1）研磨混合法。研磨混合法是中药店临方制剂常用的方法。具体方法有打底套色法、等量递加法。

1）打底套色法。这是中药散剂加工时对药粉进行混合的一种经验方法。打底，是指将少量的、质轻的、色深的药粉先放入研钵（在混合之前应先用其他量多的药粉饱和研钵）中作为基础。然后将量多的、色浅的药粉逐渐分次加入研钵中，轻研，使之混匀，即是套色。

2）等量递加法。药物比例量相差悬殊，不易混合均匀，应采用"等量递增法"，习称"配研法"，容易在短时间内混匀。其方法是：在混合之前应先用量多的药粉饱和研钵内壁，再将量小的、密度小的、色深的组分先加入研钵中，然后加入等量的量大的、密度大的、色浅的组分，混匀，逐渐等量稀释直至全部混匀；若比例量、密度、色泽三因素在各组分中出现矛盾时，则应酌情处理。

（2）搅拌混合法。

（3）过筛混合法。

后两种方法一般在大生产中常用。

5. 分剂量

分剂量是指将混合均匀的散剂按照所需剂量分成相等质量份数的操作过程。此操作是决定每剂所含药物准确度的最后一个步骤。

分剂量的方法如下：

（1）目测法（估分法）。称取总量的散剂，用肉眼分成所需的若干等份，一般以每次 3～6 包横列分包为宜，以便于比较。此法仅用于中药店的小量配制，比较简便，但误差较大，一般可达 10％左右，含毒性药散剂不用此法。

（2）质量法。用戥子或天平逐剂称量。此种方法剂量准确，但效率低。含毒性药散剂及贵重细料药散剂常用此法。

（3）容量法。这是目前应用最多的分剂量法，一般所用的散剂分量器是以木质、牛角、金属或塑料制成的一种容量药匙，有的在匙内装有活动楔子，用以调节所需剂量；大生产用散剂自动分量机及散剂定量包装机均属容量法。容量法适用于一般散剂分量，很方便，误差在允许范围内。容量法分剂量必须注意散剂的密度，粉末成分的性质，疏松及紧密程度；铲粉用力轻重、快慢、方向、深浅、刮粉角度以及分剂量速度等；均会影响分剂量的准确性。在分剂量操作时应力求及时调整，保持条件一致，以减少误差。

6. 包装

散剂的吸湿性与风化性比较大，散剂吸湿后常发生如润湿、失去流动性、结块等物理变化，以及变色、分解或效价降低等化学变化等，所以防湿是保证散剂质量的一种重要措施，选用适宜的包装材料与储藏条件可延缓散剂的吸湿。

（1）包装材料。常用的包装材料有包药纸（包括有光纸、玻璃纸、蜡纸等）、塑料袋、玻璃管等。包药纸中的有光纸适用于性质较稳定的普通药物，不适用于吸湿性的散剂；玻璃纸适用于含挥发性成分和油脂类的散剂，不适用于引湿性、易风化或易被二氧化碳等气体分解的散剂；蜡纸适用于包装易引湿、风化及二氧化碳作用下易变质的散剂，不适用于包装含冰片、樟脑、薄荷脑、麝香草酚等挥发性成分的散剂。塑料袋的透气、透湿问题未完全克服，应用上受到限制。玻璃管或玻璃瓶密闭性好，本身性质稳定，适用于包装各种散剂。

（2）包装注意事项。

1）多剂量的散剂应用分计量的用具。

2）含有毒性药的内服散剂应单剂量包装。

（3）包装方法。分剂量散剂可用包药纸包成五角包、四角包及长方包等，也可用纸袋或塑料袋包装。不分剂量的散剂可用塑料袋、纸盒、玻璃管或瓶包装。玻璃管或瓶装时可加盖软木塞用蜡封固，或加盖塑料内盖。用塑料袋包装，应热封严密。有时在大包装装入硅胶等干燥剂。复方散剂用盒或瓶装时，应将药物填满、压紧，否则在运输过程中往往由于组分密度不同而分层，致使破坏了散剂的均匀性。

三、制备临方散剂的器具

1. 配料衡器

（1）电子秤。称量范围为 1～1 000 g。在使用时，应摆放在水平稳固的台面上，先调整盘面的水平度，通过手工调节秤脚，让面板上的水银泡保持在中间位置上。

（2）戥秤。调配中药处方常用的戥秤有大小两种，大的主要用于调配一般饮片药物处方，其称量范围为 1～500 g，小的主要用于调配一些细料贵重药和毒性中药处方，称量范围为 200 mg～50 g。

2. 粉碎器具

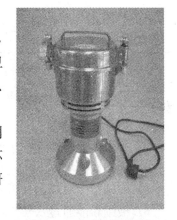

（1）小型中药粉碎机（见图 4—1）。采用高速单相电机，具有结构精密、体积小、重量轻、功效高、无粉尘、清洁卫生、操作简单、造型美观、既省电又安全等特点，使药品、食品等生产更符合国家标准，达到 GMP 的要求。

（2）研钵（见图 4—2）。常用的研钵是用陶制和玻璃制成的。大块的固体只能压碎，不能用研杵捣碎，否则会损坏研钵、研杵或将固体溅出。易爆物质只能轻轻压碎，不能研磨。

图 4—1　小型中药粉碎机

3. 过筛器具（见图 4—3）

（1）药筛种类。编织筛、冲眼筛。

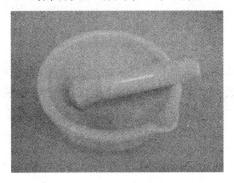

图 4—2　研钵

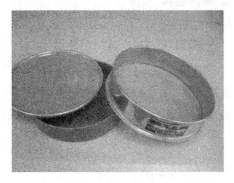

图 4—3　过筛器具

（2）药筛分等。以"筛孔"大小表示。药筛目数是以单位长度（2.54 cm）内所含筛孔的数目表示。如 100 目筛就是在 2.54 cm 的长度内含 100 个筛孔（见表 4—7）。

现行《中华人民共和国药典》所用标准药筛是根据筛孔内径（平均值）将药筛分为 9 个号及相应的目数，便于选用。

表 4—7 药筛分等

筛号	筛孔内径	目数
一号筛	2 000 μm±70 μm	10 目
二号筛	850 μm±29 μm	24 目
三号筛	355 μm±13 μm	50 目
四号筛	250 μm±9.9 μm	65 目
五号筛	180 μm±7.6 μm	80 目
六号筛	150 μm±6.6 μm	100 目
七号筛	125 μm±5.8 μm	120 目
八号筛	90 μm±4.6 μm	150 目
九号筛	75 μm±4.1 μm	200 目

（3）粉末分等标准。

1）最粗粉能通过一号筛，但有能通过三号筛未超过 20％的粉末。

2）粗粉能通过二号筛，但有能通过四号筛未超过 40％的粉末。

3）中粉能通过四号筛，但有能通过五号筛未超过 60％的粉末。

4）细粉能通过五号筛，并含能通过六号筛不少于 95％的粉末。

5）最细粉能通过六号筛，并含能通过七号筛不少于 95％的粉末。

6）极细粉能通过八号筛，并含能通过九号筛不少于 95％的粉末。

（4）过筛原则。过筛时应不断振动；过筛粉末应干燥；粉层厚度应适中。

4. 混合器具

研钵、药筛。

5. 干燥器具——烘箱（见图 4—4）

使用时烘箱的温度一定要调正确，这样才能保证烘烤的质量；烘箱的时间一定要调正确，这样才能达到烘烤的效果；烘箱的废气排放一定要合理，千万不能堵住；烘箱装放的四周必须有一定的散热空间，不能靠近易燃物；烘箱安装必须接可靠的地线；烘箱安装的电线一定要有足够的截面，保证安全用电。

四、散剂的质量要求

1. 均匀度

取供试品适量置于光滑纸上，平铺约 5 cm²，将其表面压平，在亮处观察，应呈现均匀的色泽，无花纹、色斑。

2. 水分

取供试品照《中华人民共和国药典》水分测定法测定，除另有规定外，不得超过 9％。

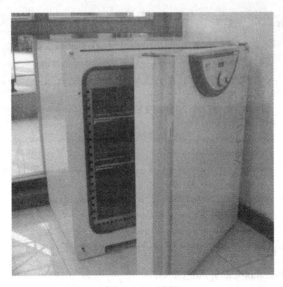

图4—4　烘箱

3. 装量差异

单剂量分装的散剂装量差异限度应符合《中华人民共和国药典》的规定。

标示装量差异限度（见表4—8）：0.1 g及以下±15％，0.1～0.5 g±10％，0.5～1.5 g±8％，1.5～6 g±7％，6 g以上±5％。

表4—8　　　　　　　　　　　　标示装量差异限度

标示装量	装量差异
0.1 g及以下	±15％
0.1～0.5 g	±10％
0.5～1.5 g	±8％
1.5～6 g	±7％
6 g以上	±5％

4. 粉末细度

一般内服散剂应通过五号筛或六号筛，消化道溃疡、儿科和外用散应通过七号筛，眼用散应通过九号筛。

5. 微生物限度

（1）内服散。不得含大肠杆菌、沙门氏菌、活螨；细菌3万只/g，霉菌100只/g。

（2）外用散。用于完好皮肤：不得含金黄色葡萄球菌、绿脓杆菌、活螨；细菌3万只/g，霉菌100只/g。用于溃疡、破裂皮肤：在上述要求基础上，还应不含破伤风菌。

（3）眼用散。细菌数每 1 g 或 1 mL 不得超过 10 个；不得含金黄色葡萄球菌、铜绿假单胞菌、大肠埃希菌；霉菌、酵母菌每 1 g 或 1 mL 不得检出。

 学习单元 3　临方内服膏（膏滋）剂

 学习目标

➤了解煎膏机的使用方法

➤熟悉内服膏剂的分类

➤掌握膏剂的质量要求和卫生工艺要求

 知识要求

一、内服膏剂的概念

1. 内服膏剂的定义

内服膏剂是将中药饮片加水煎煮，滤汁去药渣，药汁加热浓缩后，加糖、蜂蜜等辅料煎炼收膏而制成的稠厚状半流体剂型。

2. 内服膏剂的特点

药物浓度高、体积小、稳定性好、便于服用，以滋补为多，兼有缓和的治疗作用。因药性滋润故又称膏滋。

二、内服膏剂的分类

1. 清膏

清膏为水溶性，并不放任何其他辅料，也称为水膏。

2. 荤膏

加阿胶、龟板胶等动物性辅料熬炼收成的膏。

3. 素膏

用麦芽糖、蔗糖、蜂蜜等植物性辅料加入水膏中熬炼收成的膏，也称糖膏、蜜膏。

三、膏剂制备的用具

1. 膏方加工设备要求

（1）与药液接触的设备、容器具包括浸药和药液冷却沉淀用桶、煎药和浓缩锅、筛网等应由优质耐腐蚀、不与药汁起反应、不释放有害物质的材料制成，禁止使用铝制品，忌用铁锅、普通塑料容器和用具。

（2）用于浸药和药液冷却沉淀的容器宜选用不锈钢、铜等材质。

（3）煎药和浓缩锅宜选紫铜、不锈钢锅或不锈钢蒸汽加热隔套锅等。

（4）搅拌用具可选择竹、木片材料，大小、长短与容器相适应。

（5）筛网材质应为不锈钢。

（6）分装机应能均匀分装膏滋。

2. 成品容器要求

（1）罐、瓶、盒等容器在盛装成品膏滋前应洗净、烘干、消毒后备用。

（2）直接接触膏滋塑料袋的材料应符合国家食用塑料包材的标准。

四、内服膏剂制备工艺流程

物料准备→浸泡→煎煮→过滤→浓缩→收膏→盛装。

1. 物料准备

物料准备应根据各种物料的不同性质进行分类处理。

（1）一般中药饮片。按处方称取后备用。凡需捣碎、包煎等特殊处理的中药先进行处理。

（2）细料药。人参、枫斗、海马、鹿茸片、冬虫夏草、西红花等，应单用小锅另煎 3 次，最后合并煎汁、过滤，适当浓缩，备用，待收膏时兑入浓缩的药液中。如有医嘱需粉碎的，应先加工成散剂，待收膏时，随搅拌随加入。紫河车粉、羚羊角粉、蛤蚧粉、珍珠粉、川贝粉、三七粉等，待收膏时，随搅随加。

（3）芝麻、胡桃仁炒香碾碎；红枣煮熟后去皮、去核碾成泥状；龙眼肉略洗，去除杂质，待收膏时加入拌匀。

（4）动物药胶。应先用黄酒浸泡至软，后加热烊化（或隔水炖烊），备用。

（5）糖类。制备煎膏剂所用的糖，除另有规定外，应使用《中华人民共和国药典》收载的蔗糖。糖的品质不同，煎膏剂的质量和效用也有差异。例如，白糖味甘、性寒，具有润肺生津、和中益肺、舒缓肝气的功效。红糖是一种未经提纯的糖，其营养价值比白糖高，具有补血、破瘀、疏肝、祛寒等功效，尤其适于产妇、儿童及贫血者食用，起矫味、营养和辅助治疗作用。饴糖也称麦芽糖，系由淀粉或谷物经大麦芽作催化剂，使淀粉水解、转化、浓缩后制得的一种稠厚液态糖。各种糖在有水分存在时，都有不同程度的发酵变质特性，其中尤以饴糖为甚，在使用前应加以炼制。

制备煎膏剂所用的糖应经过炼制（除木糖醇、甜菊糖、元贞糖）。炼糖的目的在于使糖的晶粒熔融，净化杂质和杀死微生物。炼糖时，要使糖部分转化，控制糖的适宜转化率，可防止煎膏剂产生"返砂"现象。

返砂原因与煎膏含总糖量和转化糖量有关。若总糖量超过单糖浆的浓度，因饱和度大，结晶核生成的速度和结晶长大速度快，一般应控制总量在85％以下为宜。糖的转化程度并非越高越好，以等量的葡萄糖和果糖作为转化糖的糖液，转化率在10％～35％范围内，有蔗糖晶体析出；转化率在60％～90％范围内，显微镜或肉眼可见葡萄糖晶体；转化率在40％～50％时，未检出有蔗糖和葡萄糖结晶。蔗糖在酸性或高温条件下转化时，果糖的损失较葡萄糖大，为防止在收膏时蔗糖的进一步转化和果糖的损失，应尽量缩短加热时间，降低加热温度，还可适当调高pH值。

各种糖类一般可按糖的种类及质量加适量的水炼制。各种糖的水分含量不相同，炼糖时应随实际情况掌握时间和温度。

1）炼蜜。在蜂蜜中加适量水煮沸，加热溶化，过四号筛，滤液继续加热，并不断去沫，至所需浓度。炼蜜时根据蜂蜜加热温度的不同，其含水量和相对密度发生变化，炼蜜分为嫩蜜、中蜜和老蜜。嫩蜜：是指蜂蜜加热至105～115℃而得的制品，蜂蜜的颜色无明显变化，稍带黏性，含水量18％～20％，相对密度为1.34左右。中蜜：是指蜂蜜加热至116～118℃，炼蜜锅内出现均匀淡黄色细气泡的制品，其含水量为14％～20％，相对密度为1.37左右，用手捻有黏性，但两手指离开无长白丝。老蜜：是指蜂蜜加热至119～122℃，炼蜜锅出现较大的红棕色气泡时的制品，其含水量在10％以下，相对密度为1.40，黏性强，两手指捻之离开出现长白丝，滴入冷水中成珠。

2）冰糖。一般冰糖含水分较少，炼制时间宜短，且应在开始炼制时加适量水，以免烧焦。

3）白糖。加水50％左右，用高压蒸汽或直火加热熬炼，并不断搅拌至糖液开始显金黄色，泡发亮光及微有青烟发生时，停止加热，以免烧焦。

4）红糖。红糖含杂质较多，转化后一般加糖量2倍的水稀释，静置适当时间，除去沉淀备用。

5）饴糖。饴糖含水量较多，炼制时可不加水，且炼制时间较长。

2. 浸润（见图4—5、图4—6）

应用6～8倍量清水将药料完全浸没浸泡（供煎头汁药用）。常压煎汁（用传统铜锅等

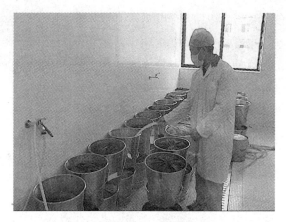

图 4—5　浸润 1

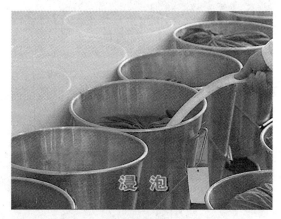

图 4—6　浸润 2

方法）浸泡时间≥8 小时；使用加压煎汁（用煎药机等方法）浸泡时间≥12 小时。

　　3. 煎煮（见图 4—7）

　　药料应煎煮两次（汁）。使用常压煎汁（用传统铜锅等敞口煎煮），头汁煎煮时间≥1小时，二汁加 6 倍量的水，煎煮时间≥0.5 小时（以上时间是指煎煮水沸后开始计时），最后压榨取汁；使用加压煎汁（用煎药机等），煎煮时间为头汁煎煮时间≥1 小时，二汁加 6倍量的水，煎煮时间≥0.5 小时，煎煮时必须保证加水量到位。对药量大的处方，依据煎药机的容量大小分次煎煮。

　　4. 沉淀（见图 4—8）

　　将煎煮好的药液合并，用筛网粗滤（根据不同的药物使用 24～40 目筛网），静置 6 小时以上；或将滤液冷却至常温，静置 2 小时以上，使充分沉淀。也可在头汁和二汁合并后，适量浓缩，过滤，静置沉淀。

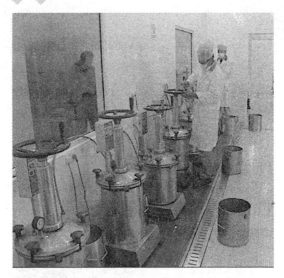

图4—7　煎煮

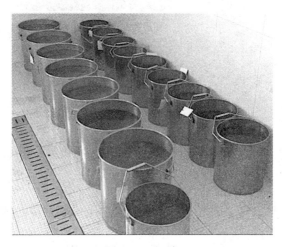

图4—8　沉淀

5. 过滤（见图4—9）

取经沉淀后的上清液，用80～100目的筛网过滤。

6. 浓缩（见图4—10、图4—11）

滤液置洁净的锅内浓缩，在浓缩过程中，不断撇除浮起的泡沫和搅拌，并注意掌握火候，防止药液沸腾溢出和锅底烧焦。根据处方要求，适时将备用的贵、细料药汁（或粉末）和辅料加入浓缩药液中，浓缩成合适比重的膏滋，即得"清膏"。浓缩过程中应有防止异物进入浓缩液和膏滋的措施。

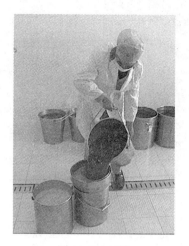

图 4—9　过滤

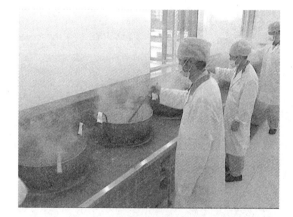

图 4—10　浓缩 1

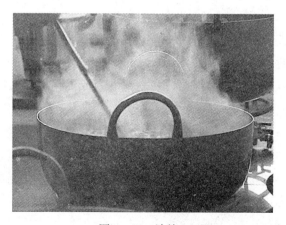

图 4—11　浓缩 2

7. **收膏**（见图 4—12、图 4—13）

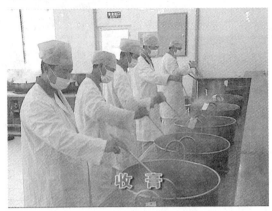

图 4—12　收膏 1

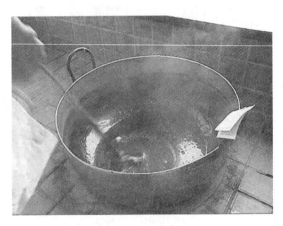

图 4—13　收膏 2

在清膏中加入处方中规定的糖和胶类（炼制好的并趁热加入），继续加热，充分搅拌，以免粘底起焦。在收膏即将完成时，加入细粉药及其他加工备用的物料，边加边搅直至成膏。经验判断：药汁在棒（铲）上挂旗或滴水成珠，或正在加热的膏体呈"蜂窝状"（见图 4—14、图 4—15）。

8. **盛装**（见图 4—16）

煎成的膏滋应趁热放入容器中，不可马上加盖，贴上标签后，转至晾膏间。

盛装的容器以大小适中的搪瓷锅、陶瓷罐、大口瓶等为宜，容器材料应符合国家有关规定，如采用塑料制品应为耐高温无毒的 PET 制品。盛装的容器一定要清洁、干燥，不留有水分，容器洗净后放入烘箱烘干。

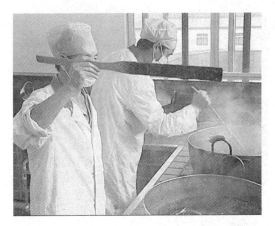

图 4—14 收膏经验判断 1

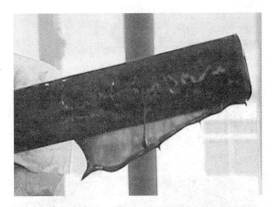

图 4—15 收膏经验判断 2

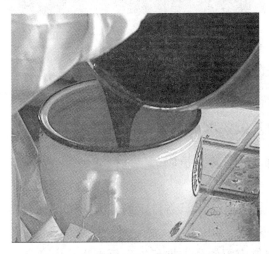

图 4—16 盛装

9. 晾膏（见图4—17、图4—18）

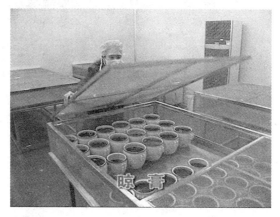

图4—17　晾膏1

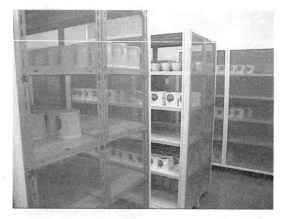

图4—18　晾膏2

晾膏间的温度保持在20℃以下，并有紫外线消毒装置。盛装的膏滋在晾膏间冷却后加盖，才能进行包装。

五、膏方制作的人员要求

1. 从事定制膏方加工及管理人员应每年进行健康检查，不符合健康要求的人员及时调离岗位。

2. 从事定制膏方生产及管理人员需持定制膏加工培训合格证上岗，满三年复训一次，复训合格者持证上岗。

3. 定制膏方加工单位应配备膏方加工生产负责人。生产负责人应具备执业中药师或中药师资质，全面负责定制膏方的管理工作、质量工作和业务指导工作。

4. 定制膏方加工单位应配备膏方加工质量负责人，质量负责人应具备执业中药师或中药师资质，负责膏方加工过程中与质量相关的工作。

5. 由于定制膏方加工生产的特殊性，加工单位应配备以下人员。

加工和管理人员在小规模加工企业可兼职，但配方员和校对员不得一人兼任。

（1）审方员。具备执业（从业）中药师或中药师资质，负责处方的审核。

（2）核价员。负责核价登记等相关工作。

（3）配方员。应具备中药调剂员资质，严格按照处方进行调配。

（4）校对员。应具备中药师（士）或中药调剂员（3级）及以上资质。负责所配药料的校对复核。

（5）质量员。应具备中药师或中药调剂员（3级）及以上资质。负责监督加工工艺执行情况和保证膏方质量。

（6）领班员。应具备中药调剂员（3级）或有定制膏方五年以上工作经验者。

（7）操作员。经定制膏方专业培训合格后持证上岗。

（8）发放员。应需具备中药调剂员（3级）及以上资质。负责核对、用药指导及质量信息反馈。

六、内服膏（膏滋）剂的质量要求

1. 膏滋外观

膏滋外观应无焦臭、异味，无糖的结晶析出。

2. 不溶物检查

不溶物检查要求不得有焦屑、药渣等异物。

3. 相对密度检查

应符合该制剂规定的相对密度。煎膏（膏滋）剂相对密度一般为 1.35～1.40（85℃）。

相对密度检查采用比重瓶法或韦氏比重法测定。计算公式如下：

$$被测物相对密度＝被测物重/水重$$

4. 微生物限度标准

细菌总数（个/mL）≤100，霉菌酵母菌数量（个/mL）≤100，大肠杆菌不得检出。

5. 装量差异标准

（1）20～50 mL 平均装量不得少于标示量的 95％，每个容器装重不得少于标示量的 90％。

（2）50～500 mL 平均装量不得少于标示量的 95％，每个容器装重不得少于标示量的 93％。

七、中药临方内服膏（膏滋）剂加工点的工艺卫生要求

1. 定制膏方加工场所的周边无废气、废水、废渣、垃圾等污染源；无污染排放单位，如化工厂、电厂等。

2. 定制膏方加工场所的墙壁、灶台、顶壁、地面应平整，易于清洁、不易脱落，无污迹、霉迹。

3. 定制膏方加工场地的面积和空间应与加工制作的规模相适应，能防止差错和交叉污染。

4. 定制膏方加工场地应加装纱门、纱窗、门帘等防止昆虫及其他动物侵入的设施，及配备其他灭除昆虫的设备。

5. 定制膏方加工场地应配备除湿、降温、排气、消毒灭菌和安全防火设备和设施。

八、定制膏方加工管理要求

1. 饮片储藏区和配方区管理要求

（1）饮片储存及配方室内应阴凉干燥，通风良好。

（2）贵重细料应专辟储藏室，并具有防盗设施。

2. 浸药区管理要求

（1）应有明显的标识。

（2）该区域内应能摆放与膏方加工（煎煮和浓缩）能力相匹配的浸泡桶，并留有合适的通道，便于操作。

（3）排水沟渠设置合理，卫生，不易积水，易于清场。

（4）备有冷热水，便于浸泡和清洗。

3. 煎药（提取）、浓缩、收膏区管理要求

（1）布局合理，便于操作。

（2）排水沟渠设置合理，卫生，不易积水，易于清场。

（3）备有冷热水，便于加水和清洗。

4. 晾膏间管理要求

（1）晾膏间为膏滋冷却场所，其地面和货架应保持相对洁净；人员通道除密闭度较好的门外，应加装防止昆虫侵入的纱门、帘或其他设施。

（2）晾膏间内应配有空调或加装除湿机、紫外灭菌灯和温湿度计。每年膏方加工开炉前，应清洗空调和除湿机风口及冷凝器叶片，清除积淀其中的灰尘、细菌和霉菌等。

（3）建议晾膏间安装供膏滋传入的传递窗，特别是加工规模较大的单位，可以减少人

员进出晾膏间次数，提高晾膏间的洁净度。

5. **标签管理要求**

（1）标签上应注明服用者姓名、加工编号、加工日期、服用和储存方法、注意事项等信息。

（2）膏方外包装上应注明加工单位、地址及电话，便于用户咨询和信息反馈。

6. **饮片、辅料及细料管理要求**

定制膏方所用饮片、辅料及细料应向具有相关资质的企业采购，并符合药品、食品等相关标准。加工单位应保存完整的采购资料和使用记录。

7. **膏方加工制作前段工作管理要求**

（1）膏方加工前应做好审方、核价、登记、配方和校对等工作。

（2）审方：审方员对存在配伍禁忌或/和超剂量的处方应拒绝调配，必要时需经原处方医师更正或重新签字后方可调配。

（3）核价和登记：处方应经核价员核价，填写加工单，登记顾客姓名、地址或联系电话，约定取货（或送货）日期等。计价必须严格执行有关物价管理规定，不得超标准收费。

（4）配方：配方员应严格按照处方进行调配，发现有配伍禁忌或超剂量的处方应拒绝调配，退回审方人员重新审核。贵、细药料应凭单另配。贵、细料配料单应有贵细料品名、生产企业、生产批号、数量、价格等信息。

（5）校对：配料完毕后由校对员进行校对复核并签名，校对后将处方、加工单随配制的药料转移至加工制作场地，质量员应到场监督药料转移过程。

8. **膏方加工制作管理要求**

（1）加工单位不得承接个人外配饮片代加工膏方业务。

（2）操作人员进入煎膏场所，必须穿戴清洁的工作服、工作鞋、工作帽、口罩，并做好自身的清洁卫生工作。不留长指甲，不涂指甲油，不佩戴金属饰品。

（3）核对和排单：领班员在接受处方、加工单及药料后应核对加工原料，加工单上的姓名是否与处方姓名相符，核对校对员的签名后，然后进行加工排单。膏方加工应根据加工单编号及约定取货（或送货）日期先后妥善安排，做好记录，保证按约定时间交货。

（4）浸泡：应用6～8倍量清水将药料完全浸没浸泡（供煎头汁药用）。常压煎汁（用传统铜锅等方法）浸泡时间≥8小时；使用加压煎汁（用煎药机等方法）浸泡时间≥12小时。

（5）辅料、胶料处理：对处方要求使用的辅料、胶料等，用黄酒或合适的溶媒浸泡、搅拌至充分烊化后，用80～100目筛网过滤后备用。

（6）煎药：药料应煎煮两次（汁）。使用常压煎汁（用传统铜锅等敞口煎煮），头汁煎煮时间≥1 小时，二汁加 6 倍量的水，煎煮时间≥0.5 小时（以上时间是指煎煮水沸后开始计时），最后压榨取汁；使用加压煎汁（用煎药机等），煎煮时间为头汁煎煮时间≥1 小时，二汁加 6 倍量的水煎煮时间≥0.5 小时，煎煮时必须保证加水量到位。对药量大的处方，依据煎药机的容量大小分次煎煮。

（7）贵、细药料：投料前应双人进行复核。确认无误后由双人投料，并按照处方要求分别处理（或打细粉后混入膏滋中，或单独用小锅煎煮等）。贵、细药料煎煮，应煎煮 2～3 次，分别压榨取汁，汁水合并过滤备用。贵、细料药除粉碎入药以外，其药渣应妥善包装和保存，交还顾客。

（8）沉淀：将煎煮好的药液合并，用筛网粗滤（根据不同的药物使用 24～40 目筛网），静置 6 小时以上；或将滤液冷却至常温，静置 2 小时以上，使充分沉淀。也可在头汁和二汁合并后，适量浓缩，过滤，静置沉淀。

（9）过滤：取经沉淀后的上清液，用 80～100 目的筛网过滤。

（10）浓缩：滤液置洁净的锅内浓缩，在浓缩过程中，不断撇除浮起的泡沫并搅拌，注意掌握火候，防止药液沸腾溢出和锅底烧焦。根据处方要求，适时将备用的贵、细料药汁（或粉末）和辅料加入浓缩药液中，浓缩成合适比重的膏滋。浓缩过程中应有防止异物进入浓缩液和膏滋的措施。

（11）分装：趁热将膏滋倒入洁净容器内，在容器外贴上本料标签；或趁热倒入分装机料斗内分装，粘贴标签。每包装量应均匀。

9. 容器具清洗和清场管理要求

（1）每一料加工使用后的容器具均应清洗干净后，用于下一料。

（2）每一加工阶段完成后，操作人员应进行清场并填写清场记录。

10. 晾膏管理要求

（1）已分装的膏方成品应放在晾膏货架或桌面上，使之尽快冷却。

（2）晾膏间不得存放与膏方制作无关的物品，货架、场地、墙壁等处保持无积灰，以确保晾膏间洁净。

（3）晾膏间温度应保持在 20℃以下，相对湿度应保持在 55％～75％。

（4）晾膏间应进行紫外线消毒，每日不少于两次。应尽量减少进出凉膏间人员次数，人员进出次数较多时，应增加消毒次数，每次消毒不少于半小时，并做好记录。

（5）人员进出晾膏间或传递膏滋时，应检视是否有蚊、蝇等昆虫侵入，一旦发现应立即灭除。

11. 质量检验管理要求

（1）每一料膏滋待冷却至室温后进行检查。

（2）性状外观：膏滋应无焦臭异味、无糖结晶析出。

（3）不溶物抽查：取煎膏剂 5 mL，加热水 200 mL，搅拌使其溶解，放置 3 分钟后观察，不得有焦块、药渣等异物（如药材碾成细粉加入膏滋剂中的，应在未加入药粉前进行不溶物检查，符合规定后方可加入药粉，加入药粉后不再检查不溶物）。

12. 加工信息核查管理要求

（1）质量员必须认真核对容器标贴与处方、加工单上的姓名、加工单编号是否相符；所有加工记录是否完整、正确。

（2）经核对合格后，在容器或包装上粘贴"合格认定"专用绿色标识（此项仅对达标单位有效），并由质量员在"定制膏方"加工制作记录质量情况栏填写质量情况并签字确认。

13. 外包装管理要求

外包装前应检查瓶、罐等易破碎的包装是否完好，包装外是否洁净。对于易破碎的内包装，其外包材料应有防震防碰撞的措施。

14. 膏滋发放前管理要求

（1）核对：发放员应按客户取货单发货，发货时必须详细核对顾客信息，包括姓名、加工单编号、日期、地址或电话等，核对无误后签名后发放。

（2）指导和信息反馈记录：发放员应对顾客进行膏方服用和保存等方面的指导，并按照企业的"质量信息反馈制度"做好记录。

15. 文档保存和管理要求

（1）定制膏方加工单位应妥善保存好各类膏方加工的管理和操作文件，包括定制膏方加工单位申请表、定制膏方加工人员情况表、加工人员健康检查材料、加工人员岗位操作法或操作规程学习记录、定制膏方加工记录、晾膏间灭菌、温湿度记录、晾膏间清洁消毒记录、定制膏方的处方、贵细料配料单、清场记录、膏方接受和发放记录、"定制膏方"加工情况报告表等。

（2）各类膏方加工和管理文件存档时间不得少于两年，供质量追溯和市场检查。

16. 膏方制作注意事项

（1）加工制作过程中，应避免使用易碎、易脱落、易长霉的容器具。

（2）整个加工过程中，盛药容器、煎药锅上应有明显的与操作记录一致的编号或识别标记。中间产品在加工区流转时应避免混淆和污染，并有防范措施和处置流程。加工制作区域不得堆放非生产物品和个人杂物，加工中产生的药渣等废弃物应及时处理。

（3）加工单位应有防止筛网断裂造成漏筛和污染的措施。

（4）非膏方操作员严禁进入加工场所；操作员进出加工场所应及时关闭出入口；并应有减少蚊、蝇、老鼠等动物侵入加工场所的措施。

（5）膏方加工全过程应严格按岗位操作法或标准操作规程进行加工，及时、真实、完整地填写所有加工记录，并有操作员和复核员的签名。

九、中药煎膏机的介绍

中药膏方制取设备，严格遵循中药膏方的传统制作工艺流程。采用传统中药煎膏方法及现代制药控制手段设计与制造。

全套设备由四个独立设备组合而成。即 TQ－40L 型药液提取机、RS－25L 型药液浓缩机、WKTG－6 型温控收膏机和 GB－35 型膏方自动包装机。

整套设备的主要部件均选用医用不锈钢材料制作，采用电加热方式，根据中药膏方制取工艺要求可自动控制，也可人工进行调节，具有温度调节、速度调节和流量调节的功能，符合制药生产规范要求。

总之，本套设备设计规范，布局合理，制作严谨，分步测控，操作方便，使用安全，维修简单，使中药膏方制取更合理、更科学、更方便。

1. TQ－40L 型药液提取机（见图 4—19）

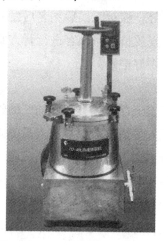

图 4—19　TQ－40L 型药液提取机

（1）性能和特点。本机在压力状态下密闭煎煮中药饮片，符合卫生要求。使用电加热及高性能导热油传热，加热均匀，热效率高，升温快速，省时省电。具有自动温度控制和压力保护系统，并有挤压、排气导压出液装置，必要时能将煎好的药液自动导入包装机的储液缸。

本机容量大，能一次煎煮完成一剂膏方。充分提取中药饮片的有效成分，药液均匀，浓度高，速度快，效率高。

（2）技术参数（见表4—9）。

表4—9 技术参数

容器类别	一类
容量	40 L
设计压力	0.25 MPa
最高工作压力	≤0.15 MPa
电压	AC220 V/380 V
总功率	4.5 kW
外形尺寸（mm）	580（L）×560（W）×1250（H）
整机重量	110 kg

2. RS—25L型药液浓缩机（见图4—20）

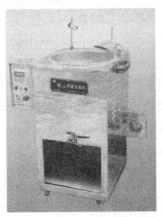

图4—20 RS—25L型药液浓缩机

（1）性能和特点。本机采用电加热和高性能导热油传导热，具有温度自动调节控制功能，功率大，热效率高，加热均匀，省时省电。在无压状态下对药液进行加热蒸发和浓缩，并采用风吹浮沫的方法，加速蒸发效果。本机还采用液位控制，可根据浓缩量要求控制药液浓缩量的多少，防止药液外溢，并能提示出液。

（2）技术参数（见表4—10）。

表 4—10 技术参数

容量	25 L
蒸发量	7 500 mL/H
电压	AC380 V（三相）
总功率	2×4.5 kW
外形尺寸（mm）	600（L）×580（W）×900（H）
整机重量	45 kg

3. WKTG—6 型温控收膏机（见图 4—21）

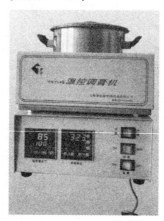

图 4—21 WKTG—6 型温控收膏机

（1）性能和特点。本机采用电热套加热，具有内外测量温度的功能，可任意调节和控制加热温度。本机采用无接触的磁感应直接传感来带动搅拌子进行转动，可调节和控制搅拌时间和速度，并具有提示功能。本机的特点除受热均匀，可避免膏方结焦或糊底外，还特别适应含一定比重的，或黏稠度高的膏方的制作。

本机设计合理，结构紧凑、轻巧、简明、合理、卫生、易清洁。控制系统设定简易，操作方便，安全可靠。本机国家专利号：ZL201020531403.6。

（2）技术参数（见表 4—11）。

表 4—11 技术参数

温控范围	室温～100℃（外）/400 ℃（内）
搅拌转速	0～650 r/min
最大搅拌比重	≤1：1.3
有效搅拌容量	4 000 mL
电压	AC220 V

总功率	1 080 W
外形尺寸（mm）	310 (L) ×350 (W) ×400 (H)
整机重量	10 kg

4. GB－35型膏方自动包装机（见图4—22）

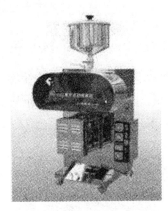

图4—22　GB－35型膏方自动包装机

（1）性能和特点。本机根据容积式灌装原理，采用活塞往复推进挤压式装置，将膏体药液或黏稠状液体注入包装袋。能在额定范围内任意调节包装量，且定量稳定。本机具有自动放卷牵引、滚压双制袋、灌装封口、自动切断等功能，并设自动计数装置，便于统计报数。控制系统采用标准仪表单立调节，便于用户操作及维修保养。

整机设计合理，结构紧凑、简洁、轻巧、美观、耐用，便于清洗。本机国家专利号：ZL200720076792.6。

（2）技术参数（见表4—12）。

表4—12　　　　　　　　　　　技术参数

储剂容量	6 000 mL
包装能力	14 小袋/分钟（双小包）
每袋容量	≤35 mL /小袋
电压	AC220 V
总功率	1 040 W
外形尺寸（mm）	590 (L) ×565 (W) ×1118 (H)
整机重量	65 kg

5. 复合膜卷的性能特点

复合膜卷规格为 80 mm×400 m。包装机将复合膜卷制成四边封袋，包装容量符合膏方剂量要求，适用对液体或黏稠状膏体的包装使用。拆开包装袋时，膏体不沾袋，确保足剂量的膏体的使用。同时，复合膜卷采用避光复合材料制成，适于膏方的避光保存。本复合膜卷无塑化剂，安全可靠。

复习思考题

1. 药物的剂量对改变方剂的功效、主治有怎样的作用？

2. 方剂的组成原则是什么？君、臣、佐、使在方剂中各起什么作用？

3. 简述散剂的分类和质量要求。

4. 简述内服膏剂的分类。

5. 简述内服膏剂的质量要求和卫生工艺要求。

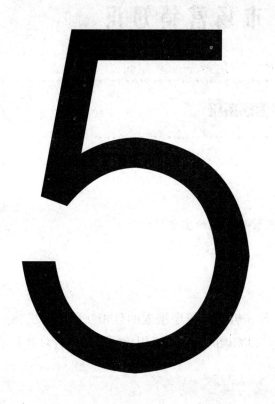

第 5 章

中药零售企业的经营与管理

第 1 节 市场营销知识

 学习单元 1 中药企业营销信息系统

 学习目标

➤了解中药企业营销信息系统对企业营销决策的重要性。
➤熟悉中药企业营销信息系统的构成。

 知识要求

中药企业营销信息系统是一个由人员、机器和程序组成的且相互影响的机构，它收集、挑选、分析、评估和分配适当、及时和准确的信息，以用于营销决策者对其营销计划的制订、改进、执行和控制。

一、内部会计系统

内部会计系统的主要任务是向营销人员提供有关销售、成本、存货、现金流程、应付款、收账款等各种反映企业经营现状的信息。通过分析这些信息，营销人员可及时发现问题和机会。

二、市场营销情报系统

市场营销情报系统的任务是为管理人员提供有关营销环境发展变化的数据。其定义是：使企业主管用以获得日常的有关营销环境状况的信息来源和程序。
信息来源包括销售人员、中间商、外界情报系统、企业的信息部门等。

三、市场营销调研系统

市场营销调研系统的任务是搜集、分析、提出评价某个特定问题的结果，供管理人员决策时参考。营销人员除了了解内部和外部的有关信息外，还需要经常对特定问题和机会进行深入研究，这就需要借助营销调研部门提供的原始数据及其分析与研究的结果。这一系统一般由企业营销研究部门和外部营销调研公司提供的服务构成。

四、市场营销分析系统

市场营销分析系统由分析市场营销数据和问题的先进技术所组成。它包括统计程序和模型，借助这些程序和模型，可以从信息中找到更精确的调研结果。

 学习单元 2　中药企业营销调研

 学习目标

➤了解中药企业营销调研的范围和步骤

➤掌握正确书写调研报告的方法

 知识要求

一、中药企业营销调研的概念

中药企业营销调研，是指系统地设计、收集、分析并报告与公司所面临的特定问题有关的资料和调研结果。

中药企业的营销经理经常会面临一些需要深入分析的特定问题，以希望能做出正确的决策。营销调研是更好地了解、分析营销问题的保证。

二、中药企业营销调研的范围

1. 中药市场与销售研究。

2. 广告研究。

3. 中药产品研究。

4. 中药产品价格研究。

5. 中药产品渠道研究。

6. 经济和竞争研究。

7. 药用消费者行为研究。

三、中药企业营销调研过程

中药企业营销调研过程包括以下几个步骤：确定问题，拟订调研计划，实施调研计划，分析调查结果，提出结论。

1. 确定问题

中药企业营销调研的主要目的是通过收集和分析资料帮助管理人员解决有关营销决策的问题。因此，应首先明确问题所在和要研究的目标。

确定问题和研究目标是为了限定调研范围，以尽可能短的时间和尽可能少的费用达到解决问题的目的。

2. 拟订调研计划

中药企业营销调研的第二步是拟订一个收集信息的有效计划。在设计一个调研计划时，需要在以下方面作决定：资料来源、调研方法、调研工具、抽样计划、接触方法。

3. 实施调研计划

在拟订调研计划后，调研人员就要落实调研主体，编制调查问卷、统计计划、预算明细，实施调查控制，以使资料收集工作按计划正常开展。

4. 分析调查结果

（1）资料汇总与整理。在资料汇总、整理时要注意去伪存真，剔除非本质的、不真实的、不客观的资料，但对有价值的残缺资料不可轻易放过。

（2）资料分析和解释。根据调研的数据和事实进行分析，找出问题的实质，发现现象之间的因果关系和内在规律，做出有价值的解释和判断。

通过分析调查结果的过程，达到反映客观事物及其规律性的目的。

5. 提出结论

提出结论也就是写出调研报告，写调研报告是市场调研的最后一步，是用文字、图表等形式反映整个调研内容和结论的书面材料，是整个调研的集中表现。

调研报告应包括下述要点：

（1）研究结果的摘要。

（2）调研目的。

（3）调研项目说明。

（4）研究方法。

（5）资料分析。

（6）结论与建议。

（7）附录。

调研报告要求做到：正面回答调研方案中提出的问题，数字要客观准确，文字要简明扼要、重点突出；分析问题要客观，避免主观和片面性，提出实在的、明确的解决问题的建议。

 学习单元 3　中药市场营销策略分析

 学习目标

➢了解中药企业的产品策略、价格策略、销售渠道策略和促销策略
➢掌握中药企业营销组合的内容

 知识要求

一、营销组合

营销组合是指中药企业对各种可控营销因素和策略的综合运用，即产品策略、价格策略、销售渠道策略和促销策略的组合体。

二、中药产品策略

1. 中药产品的整体概念

中药产品的整体概念包含三个层次：核心产品、有形产品和附加产品。

（1）核心产品。指顾客在购买某种中药产品时所追求的效用和利益。

（2）有形产品。指向市场上提供的产品形状和外观，包括质量、特征、形态和外观。

（3）附加产品。指顾客购买有形产品时所获得的全部附加服务和利益。

2. 中药产品生命周期及各阶段的营销策略（见表5—1）

中药产品生命周期是指一个中药产品从投入市场开始到最终退出市场为止所经历的全部时间。产品生命周期一般可以分为开发期、介绍期、成长期、成熟期和衰退期。

（1）开发期。开发期是产品生命的培育阶段，始于新产品构思形成，在此阶段销售为零，企业的投入与日俱增，具体表现为销售量低。

（2）介绍期。新产品初上市，知名度低，销售增长缓慢，由于介绍费用高，企业没有利润，甚至亏损。

表 5—1 中药产品生命周期及各阶段的营销策略

特征＼阶段	开发期	介绍期	成长期	成熟期	衰退期
销售额	无	低	迅速上升	达到顶峰	下降
单位成本	高	高	平均水平	低	低
利润	无	无	上升	高	下降
顾客类型	无	领先采用者	早期采用者	多数采用者	滞后采用者
竞争者数目	无	少	渐多	相对稳定	减少
营销目标	尽快投产上市	建立知名度争取试用	提高市场占有率	保持市场占有率，争取利润最大化	妥善处理超龄产品，实现产品更新换代

（3）成长期。新产品上市后经宣传介绍，如被市场接受即进入成长期，这时期销售迅速增长，利润也显著上升，竞争者的类似产品陆续出现。

（4）成熟期。产品大量投入和大量销售的相对稳定时期，销售和利润的增长达到顶峰后速度渐缓并开始呈下降趋势，由于竞争激烈，使营销费用增加，价格下降，成本上升。

（5）衰退期。由于竞争激烈、需求饱和或新产品出现，使销售量明显下降，利润日益减少，最后因无利可图而退出市场。

3. 各阶段的营销策略

（1）介绍期营销策略（见图 5—1）。这个阶段的营销策略应突出一个"准"字，即市场定位和营销组合要准确无误，符合企业和市场的客观实际。

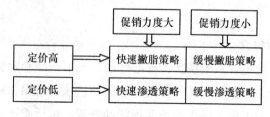

图 5—1 介绍期的营销策略

（2）成长期营销策略。这个阶段营销策略的重点应放在一个"好"字上，即保持良好的产品质量和服务质量，切勿因产品畅销而急功近利、粗制滥造，片面追求产量和利润。这一时期的营销策略为：

1）努力提高产品质量，增加新的功能、特色和款式。

2）积极开拓新的细分市场和增加新的分销渠道。

3）广告宣传的重点应从建立产品知名度转向劝说顾客购买。

4）在适当时机降低售价，以吸引对价格敏感的顾客，并抑制竞争。

（3）成熟期营销策略。这个阶段的营销策略应突出一个"争"字，即争取稳定市场份额，延长产品市场寿命。这一时期的营销策略为：

1）调整市场。寻找新的细分市场和营销机会，特别是发掘那些没有用过本产品的新市场；设法使现有顾客增加用量和使用频率；为品牌重新定位，以吸引较大的顾客群；设法争夺竞争者的顾客。

2）改进产品。一是提高产品质量，二是增加产品功能，三是改进产品款式。

3）调整营销组合。如以降价来吸引竞争者的顾客和新的买主，开展有奖销售、销售竞赛等。

（4）衰退期营销策略。这个阶段的营销策略应突出一个"转"字，即有计划、有步骤地转移阵地，切忌仓皇失措、贸然撤退。这一时期的营销策略为：

1）建立制度，定期检查衰退期产品的变化趋势，以便及时做出决策。

2）促销减至最低水平，即减少到保持坚定忠诚者需求的水平。

3）对分销系统进行选择，逐步淘汰无赢利的分销网点。

4）做出放弃决策。

三、中药企业品牌策略

1. 品牌的概念

品牌就是产品的牌子，它是经营者给自己的产品规定的商业名称，包含品牌名称、品牌标志、商标等内容。

（1）品牌名称。指品牌中可用语言表达的，即可发声的部分。

（2）品牌标志。指品牌中可被识别而不能用语言表达的特定标志，包括专门设计的符号、图案、色彩、文字等。

（3）商标。品牌或品牌的一部分在政府有关部门依法注册并取得专用权后，称为商标。注册商标受到法律保护。

2. 品牌的功能

（1）品牌对于消费者的功能。品牌可以使消费者易于辨认所需的产品与劳务；由于同一品牌的产品原则上具有相同的品质，这使消费者易于消除对新产品的疑虑；消费者可按品牌找到制造商，无形中受到消费保护；消费者购买两种以上同类产品时，可以互相比较品质；品牌可保护消费者的利益，便于有关部门对产品质量进行监督。

（2）品牌对于营销者的功能。品牌和商标便于营销者进行经营管理；注册商标受到法律保护具有排他性；品牌有助于市场细分和定位；品牌可建立稳定的顾客群，吸引具有品牌忠诚性的消费者。

3. 品牌化决策（见图5—2）

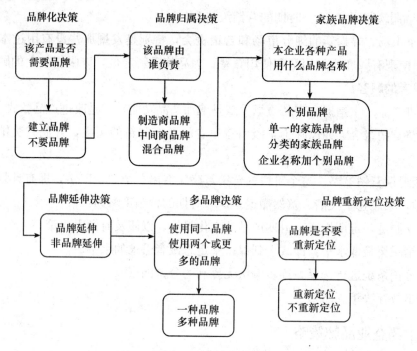

图5—2　品牌化决策

四、中药企业定价策略

1. 影响中药企业定价的因素（见图5—3）

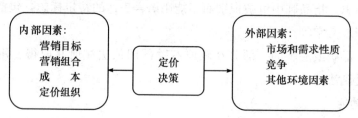

图5—3　影响中药企业定价的因素

2. 中药企业定价目标

（1）利润最大化的定价目标。

（2）提高市场占有率的定价目标。

（3）预期投资收益率的定价目标。

（4）适应价格竞争的定价目标。

（5）维持生存的定价目标。

3. 中药企业定价的主要方法

（1）成本导向定价法。成本导向定价法就是以产品总成本为中心来制定价格。

$$单价＝单位成本×（1＋期望利润率）$$

（2）需求导向定价法。需求导向定价法就是依据买方对产品价值的理解和需求强度来定价，而不是依据卖方的成本定价。

（3）竞争导向定价法。竞争导向定价法主要依据竞争者的价格来定价，或与主要竞争者价格相同，或高于、低于竞争者的价格。

4. 中药新产品的定价策略（有专利保护的新产品）

（1）市场撇脂定价法。市场撇脂定价法是一种以高价定价的方法。企业在新产品开始推出时以尽可能高的价格投入市场，以求得最大收益，尽快收回投资。

1）条件：产品的质量与高价格相符；要有足够的顾客能接受这种高价并愿意购买；竞争者在短期内不易打入该产品市场。

2）优点：新产品初上市，奇货可居，可抓紧时机迅速收回投资，再用以开发其他新产品；价格开始定高些，有较大的回旋余地，可使企业在价格上掌握主动权，根据市场竞争的需要随时调价；企业可根据自己的生产供应能力，用价格调节需求量，避免新产品断档脱销，供不应求；可提高产品身价，树立高档产品形象。

（2）市场渗透定价法。市场渗透定价法是指在新产品介绍期定较低价格，以吸引大量顾客，迅速占领市场，取得较大的市场份额。

1）条件：目标市场必须对价格敏感，即低价可扩大市场，促进销售；生产和分销成本必须能随销售量的扩大而降低。

2）优点：可促使新产品迅速成长，打退竞争对手，自己则通过扩大生产、降低成本、薄利多销来保证长期的最大利润。

五、中药企业销售渠道策略

1. 销售渠道的概念和类型

（1）销售渠道的概念。销售渠道是指某种中药产品从生产者向消费者或用户转移过程中所经过的一切取得所有权（或协助所有权转移）的商业组织和个人。

销售渠道的起点是生产者，终点是消费者或用户。中间环节包括批发商、零售商、商业中介机构（交易所、经纪人等）。批发商、零售商对所经营的商品拥有所有权，经纪人、代理商没有商品所有权，但参与商业活动。

（2）销售渠道的类型（见图5—4）。

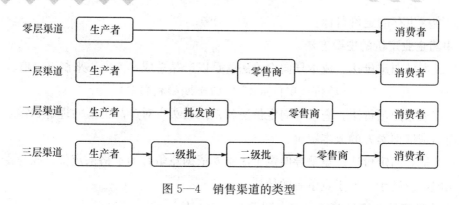

图 5—4　销售渠道的类型

2. 影响销售渠道的因素

（1）产品特点。技术性强的产品，适合生产者和消费者直接见面，尽量减少中间环节；易腐产品应尽量减少中间环节，采取最短的渠道，最多只经过一道批发环节；单位体积大或重量大的产品最好由生产者直接销售或通过经销商、代理商的样品间接销售；产品生命周期的不同阶段对分销渠道的要求也有所不同。

（2）生产情况。生产集中和分散程度影响渠道类型的选择；生产力布局变化会改变产品的流向，引起渠道长度和宽度的变化；生产者本身的规模、能力、商誉等也影响渠道的模式。

（3）市场情况。市场潜力和购买力的大小以及零售商规模的大小，与渠道模式有密切关系；经济形势变化会引起市场需求的变化，也影响渠道模式的选择；出于市场竞争的需要，企业有时选择与竞争者相同的渠道，有时则故意避开竞争者常用的渠道，开辟新的渠道。

（4）国家的有关政策和法律。中药企业在选择分销渠道时，要遵守国家的有关法律和规定，使用合法的中间商，采用合法的销售手段。

3. 销售渠道选择策略

（1）销售渠道长度策略。主要指销售渠道中间环节的多少。

（2）销售渠道宽度策略。主要指在一个环节选择多少中间商。通常有三种可供选择的形式：

1）密集性分销——运用尽可能多的中间商分销，使渠道尽可能加宽。

2）独家分销——在一定地区内只选定一家中间商经销或代理，实行独家经营。

3）选择性分销——在某一地区有条件地精选几家中间商进行经营。

4. 选择渠道成员的标准

（1）中药中间商的历史、信誉、经营范围。

（2）中药中间商的销售和获利能力、收现能力、协作精神、业务人员的素质。

（3）中药中间商的开设地点、未来的销售增长潜力。

（4）顾客的类型、购买力大小和需求特点。

5. 中药中间商的特征

（1）服务对象不同。零售商以最终消费者（个人或集体）为服务对象；批发商以转卖者和生产者为服务对象。

（2）在流通过程中所处地位不同。零售商处于流通过程的终点，商品售出后就离开流通领域而进入消费领域；批发商处于流通过程的起点和中间环节，批发交易结束后商品流通并未结束。

（3）交易数量和频率不同。零售商一般是零星交易，频率很高；批发商交易数量一般较大，频率低。

（4）营业网点的设置不同。零售商面对广大消费者，点多、面广；批发网点少，但市场覆盖面宽。

六、中药企业促销策略

1. 促销的概念和促销组合

（1）促销的概念。促销就是指中药营销者将有关企业及产品（品牌）的信息通过各种方式传递给消费者和用户，促进其了解、信赖并购买本企业的产品，以达到扩大销售的目的。

（2）促销组合。中药企业促销的方式主要有 4 种：广告、人员推销、营业推广和公共关系。这 4 种方式的组合与搭配称为促销组合。

2. 中药企业促销组合策略（见图 5—5）

中药企业促销组合策略，就是指对广告、人员推销、公共关系、营业推广这几种促销方式的选择、运用与组合搭配的策略。

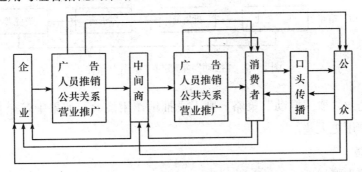

图 5—5 中药企业促销组合策略

（1）影响中药企业促销组合的因素。主要包括产品类型、市场状况、企业策略、产品生命周期。

（2）各种促销方式的特点（见图5—6）。

广告的特点：公众性、渗透性、表现性、非人格化。

人员推销的特点：直接对话、培养感情、迅速反应。

营业推广的特点：吸引顾客、刺激购买、短期效果。

公共关系的特点：可信度高、传达力强、具有戏剧性。

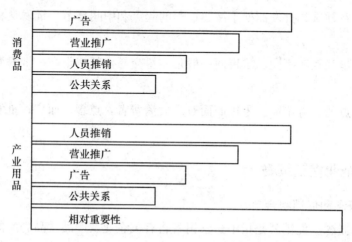

图5—6　各种促销方式的特点

（3）中药企业促销总策略。中药企业促销活动的总策略有"推动"策略与"拉引"策略两种（见图5—7）。

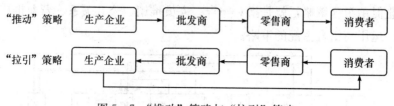

图5—7　"推动"策略与"拉引"策略

如果中药企业采取"推动"策略，则人员推销作用最大；如果中药企业采用"拉引"策略，则广告作用更大些。

3. 广告策略

广告策略的步骤如下：

确定广告目标→制定广告预算→设计广告信息→选择广告媒体→广告效果的评估。

中药企业在采取广告策略时，除遵守真实性、思想性、艺术性、效益性等原则外，还必须遵守我国有关医药广告的特别规定。

4. 人员推销策略

（1）推销目标的确定。人员推销有不同的目标，大致可分为 6 种：发现并培养新顾客；将企业有关产品和服务的信息传递给顾客；推销产品，包括接近顾客，回答顾客的问题以及达成交易；提供服务；进行市场调研，搜集市场情报；分配产品。

（2）推销队伍组织结构的确定。大致可分为地区型结构、顾客型结构、产品型结构。

5. 营业推广策略

营业推广是指除人员推销、广告促销和公共关系外，在一个比较大的目标市场中，为了刺激早期需求而采取的能够迅速产生激励作用的促销活动。

营业推广目标的确定要针对消费者、中间商、本企业推销人员进行。

针对消费者的方法是直接激发消费者立即采取购买行为，可以采用的手段有赠送样品、特价销售、消费信贷等，现在还有一些企业采用赠送印花兑换产品的办法。

针对中间商的方法主要有购货折扣、推广津贴、廉价包装等。

针对本企业推销人员的鼓励可以采取红利提成、推销奖金、推销竞赛等手段。

6. 公共关系策略

（1）公共关系的含义。作为促销手段的公共关系是指这样一些活动：争取对企业有利的宣传报道；协助企业与有关的各界公众建立并保持良好的关系；建立和保持良好的企业形象，消除和处理对企业不利的谣言、传说和事件。

（2）公共关系的主要方法。制造和利用新闻；举行演讲会、报告会及纪念会等；开展有意义的特别活动；编制书面和音像宣传材料；建立企业的统一标志体系；参与和赞助各种社会公益活动。

第 2 节　特殊管理药品的管理规定

 学习单元 1　医疗用毒性药品的管理

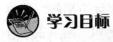 **学习目标**

➤熟悉医疗用毒性药品的有关法规规定，依法经营医疗用毒性药品

➤掌握医疗用毒性药品的概念、品种和管理方法

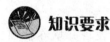 **知识要求**

一、医疗用毒性药品的定义

医疗用毒性药品（以下简称毒性药品）是指毒性剧烈，治疗剂量与中毒剂量相近，使用不当会致人中毒甚至死亡的药品。

二、中药毒性药品管理品种

我国政府部门规定毒性药品分为两大类，即毒性中药和毒性西药。其中毒性中药品种是指原药材和饮片，不含制剂；而毒性西药品种则是指原料药。

毒性中药是指使用不当能引起中毒或死亡的中药。卫生部规定的毒性中药有 28 个：砒石（红砒、白砒）、砒霜、水银、生白附子、生附子、生川乌、生草乌、斑蝥、青娘子、红娘子、生马钱子、生巴豆、生牛夏、生南星、生狼毒、藤黄、生甘遂、洋金花、闹羊花、生千金子、生天仙子、蟾酥、雪上一枝蒿、轻粉、红粉、药升丹、白降丹、雄黄。

各省、自治区、直辖市卫生厅（局）可结合当地实际增订管理品种，并报卫生部备案。

三、医疗用毒性药品管理办法

毒性药品在《中华人民共和国药品管理法》中被列为特殊管理的药品，因而它在药品的管理和使用中具有特殊的位置。1988 年 12 月 27 日国务院颁布了《医疗用毒性药品管理办法》（见附录 1），对于毒性药品的经营管理必须遵守此办法。

四、毒性药品使用案例分析

1. 案由

2006 年 3 月上海某报载，2004 年 10 月起，上海某老先生出现四肢发麻症状，感觉不出大腿是自己的。家人陪着他到各大医院就诊，但效果甚微。该患者病情每况愈下，四肢关节僵硬，腿上肌肉会不由自主地跳动，严重时下肢更有被抽筋剥皮般的疼痛感。经医学专家诊断，认为是脊髓亚急性联合变性疾病或多发性硬化症等。2006 年春节期间，某地一位知名中医来沪，经其把脉诊断，给老人开了一张药方。其中有一味药叫"制马钱子"，此药有毒。患者认为这是康复的一线希望，决定一试"以毒攻毒"。1 个月来，患者一家

在上海各大医院和药房询问，但均无此药。全家又发动各路亲戚到全国各地四处购买，最后终于从云南传来了好消息。亲戚将买到的"制马钱子"装在一个约 15 cm 高的茶叶罐内，交给了患者子女，但其家属在坐公交车时不慎将"制马钱子"遗失。患者家属给报社去电："制马钱子"有剧毒，更是父亲的救命之药，由于中药放在了茶叶罐内，如果被别人当作茶叶或其他可养精益神的中药切片泡着喝，那就糟糕了。退一步讲，那是病人家属费尽心力买到的"救命药"，如果被别人当"草"丢了，那也是一家人所不愿意看到的。

2. 分析

（1）病人家属在上海没有买到"制马钱子"，是由于"制马钱子"属受特殊管理的毒性药品，上海各家药店和医院药房必须严格按照规定经营毒性药品。相关法律规定：毒性药品的收购、经营，由各级医药管理部门指定的药品经营单位负责；配方用药由国营药店、医疗单位负责。其他任何单位或者个人均不得从事毒性药品的收购、经营和配方业务。

（2）"将制马钱子装在一个约 15 cm 高的茶叶罐内"违反了毒性药品包装的有关规定。相关法律规定：毒性药品的包装容器上必须印有毒药标志，在运输毒性药品的过程中应当采取有效措施，防止发生事故。

（3）"某地中医来沪，经其把脉诊断所开的药方"一般不能在上海地区取药，上海的医疗单位和有毒性药品经营资质的药店不可随便供应"制马钱子"，而病人家属在外地能买到"制马钱子"且取得的剂量较大（15 cm 高的茶叶罐内），严重违反了国家的法规。相关法律规定：医疗单位供应和调配毒性药品，要凭医生签名的正式处方。国营药店供应和调配毒性药品，要凭盖有医生所在医疗单位公章的正式处方。每次处方剂量不得超过 2 日极量。处方一次有效，取药后处方保存 2 年备查。

（4）如果病人家属确实需要在上海购买到"制马钱子"，可以到相关单位取得证明，在每次购用量不得超过 2 日极量且处方一次有效的前提下可以购买。相关法律规定：群众自配民间单、秘、验方需用毒性中药，购买时要持有本单位或者城市街道办事处、乡（镇）人民政府的证明信，供应部门方可发售。每次购用量不得超过 2 日极量。

（5）上述行为按照规定应受到处罚。相关法律规定：对违反本办法规定，擅自生产、收购、经营毒性药品的单位或者个人，由县以上卫生行政部门没收其全部毒性药品，并处以警告或按非法所得的 5～10 倍罚款。情节严重、致人伤残或死亡、构成犯罪的，由司法机关依法追究其刑事责任。

学习单元2　麻醉药品和精神药品的管理

 学习目标

➤掌握麻醉药品和精神药品的有关法规规定，依法经营麻醉药品和精神药品

 知识要求

一、麻醉药品的定义

麻醉药品是指连续使用后，易产生身体依赖性，能成瘾癖的药品。

二、麻醉药品管理品种

麻醉药品包括阿片类、可卡因类、大麻类、合成麻醉药类及卫生部指定的其他易成瘾癖的药品、药用原植物及其制剂。根据《麻醉药品和精神药品管理条例》，中药罂粟壳被列入麻醉药品品种目录。

三、精神药品的定义

精神药品是指直接作用于中枢神经系统，使之兴奋或抑制，连续使用能产生依赖性的药品。

麻醉药品和精神药品是有所区别的：麻醉药品所产生的依赖性属于物质依赖性，而精神药品产生的依赖性属于精神依赖性。一般来说，麻醉药品成瘾者比较明显、典型，而精神药品成瘾者有的比较典型，有的则不太突出，处于发展阶段。

四、精神药品管理品种

依据精神药品使人体产生的依赖性和危害人体健康的程度，将其分为第一类精神药品和第二类精神药品，各类精神药品的品种由国务院药品监督管理部门确定。第一类精神药品在毒性和成瘾性等方面较第二类精神药品要强。第一类精神药品是指联合国1971年精神药物公约表Ⅰ和表Ⅱ所列药品，另外增加了目前滥用程度较为严重的强痛定、安钠咖、咖啡因和复方樟脑酊4个品种；第二类精神药品即该公约表Ⅲ及表Ⅳ所列药品，这些药品

中，有一部分是我国没有的。我国在精神药品的生产、供应、运输、使用、进出口等方面都实行特殊的管理制度。

复习思考题

1. 简述中药企业营销信息系统的构成。
2. 哪些方面是中药企业营销调研的范围？简述中药企业营销调研的步骤。
3. 简述中药企业的产品策略、价格策略、销售渠道策略和促销策略。
4. 中药企业营销组合有哪些内容？
5. 简述医疗用毒性药品的概念、品种和管理方法。

下篇　中药调剂员工作要求

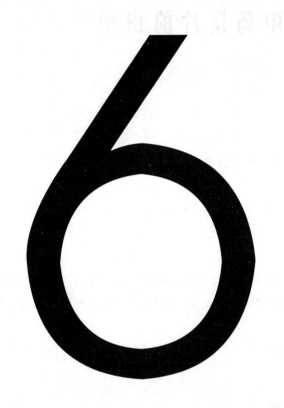

第6章

饮片检识

第1节　中药饮片的识别

学习目标

➤了解中药饮片的来源、采收加工、习用名及主产地

➤熟悉中药饮片的性味归经、功能主治及用法用量

➤掌握中药饮片的鉴别特征

➤能够进行中药饮片的性状鉴别

知识要求

中药饮片识别是中药调剂员的基本技能。中药来源于植物、动物和矿物等自然物质，根据各种来源的不同特征对中药的性状加以区分和鉴别，对提高中药调剂质量、保障用药合理安全具有重要的作用。

中药饮片性状的鉴别主要从饮片的形状、大小与厚薄、颜色、表面特征、质地、断面、气、味、水试、火试方面进行观察。

一、根及根茎类中药饮片的识别

1. 鉴别要点

根及根茎是植物的两种不同器官，具有不同的外形和内部结构。很多中药同时具有根和根茎两部分，两者又互有联系，为便于区分和鉴别，将根及根茎类中药一并叙述。鉴别根及根茎类中药应注意的是：

（1）根与根茎的最大区别。根没有节、节间和叶，一般无芽。根茎类是一种变态茎，是地下茎的总称，包括根状茎、块茎、球茎等，中药以根状茎为多。其在外形上与根类完全不同，有节和节间，节上有退化的鳞片状或膜质状小叶、叶柄基部残余物或叶痕。

（2）根和根茎的形状通常为圆柱形或长圆锥形，有的肥大为块根，呈圆锥形或纺锤形等。双子叶植物根一般主根明显，常有分枝；少数根部细长，集生于根茎上，如威灵仙、秦艽、龙胆等。根茎上面或顶端常残存茎基和茎痕，侧面和下面有细长的不定根或根痕。

（3）根的表面常有纹理，有的可见皮孔；顶端有的带有根茎或茎基，根茎俗称"芦头"，上有茎痕，如人参、当归等。

（4）根和根茎的质地和断面特征常因品种而异，有的质地坚实，有的体轻松泡；折断时或有粉尘散落（淀粉粒），或呈纤维性、角质状等。

（5）观察根和根茎的横断面，应注意区分双子叶植物的根与根茎和单子叶植物的根与根茎。

一般来说，双子叶植物根有一圈形成层的环纹，环内的木质部范围较环外的皮部大；中央无髓部，自中心向外有放射状的射线纹理，木部尤为明显；外表常有栓皮。单子叶植物根有一圈内皮层的环纹；中柱一般较皮部要小；中央有髓部，自中心向外无放射状纹理；外表无木栓层，有的具较薄的栓化组织。

双子叶植物根茎外表有木栓层，维管束环状排列，中央有明显的髓部。单子叶植物根茎可见内皮层环纹；皮层与中柱均有维管束小点排列；髓部不明显，外表无木栓层或具较薄的栓化组织。

（6）观察根和根茎的横断面，还应注意根和根茎的断面组织中有无分泌物散布，如油点。例如，伞形科植物当归、白芷等含有黄棕色油点。

2. 来源、采收加工、习用名称、产地、性状、质量检查、性味归经、功能主治、用法用量、使用注意

（1）山慈姑。

［来源］本品为兰科植物杜鹃兰、独蒜兰或云南独蒜兰的干燥假鳞茎。前者习称"毛慈姑"，后二者习称"冰球子"。

［采收加工］夏、秋二季采挖，除去地上部分及泥沙，分开大小置沸水锅中蒸煮至透心，干燥。

［习用名称］山茨姑、毛茹姑、毛慈姑。

［产地］主产于贵州及四川等地。

［性状］本品为类圆形或不规则的切片，直径 0.8～2 cm。外表皮灰黄色至黄棕色，具细皱纹，有时可见叶基、须根基及环节。切面黄白色至淡棕黄色，角质样，可见有众多筋脉纹及筋脉小点。质坚。气微，味淡，嚼之带黏性。

［质量检查］以个大、质坚实、环纹明显、色黄白、半透明者为佳。

［性味归经］甘、微辛，凉。归肝、脾经。

［功效主治］清热解毒，化痰散结。用于痈肿疔毒，瘰疬痰核，蛇虫咬伤，癥瘕痞块。

［用法用量］3～6 g，煎服；外用适量。

（2）千年健。

［来源］天南星科植物千年健的干燥根茎。

［采收加工］春、秋二季采挖，洗净，除去外皮，晒干。

［产地］主产于广西宁明、龙津、那坡，云南红河、西双版纳等地。国外产于东南亚等地。

［性状］本品呈圆柱形或不规则形的片状，直径 0.8～1.8 cm。外表皮黄棕色至红棕色，粗糙，具纵沟纹，残留外皮部分呈棕褐色至暗褐色。切面红褐色，具有众多黄色纤维束，有的呈针刺状。俗称"一包针"。质坚。气香，味辛、微苦。

［质量检查］以根茎条粗、红棕色、体坚实、香气浓烈者为佳。

［性味归经］苦，辛，温。归肝、肾经。

［功效主治］祛风湿，健筋骨。用于风寒湿痹，腰膝冷痛，拘挛麻木，筋骨酸软。

［用法用量］5～10 g，煎服。

（3）绵萆薢。

［来源］薯蓣科植物绵萆薢或福州薯蓣的干燥根茎。

［采收加工］秋、冬二季采挖，除去须根，洗净，切片，晒干。

［习用名称］川萆薢。

［产地］主产于浙江、江西、福建。

［性状］本品为不规则的斜切片，边缘不整齐，大小不一，厚 2～5 mm。外皮黄棕色至黄褐色，有稀疏的须根残基，呈圆锥状突起。质疏松，略呈海绵状，切面灰白色至浅灰棕色，黄棕色点状维管束散在。气微，味微苦。

［质量检查］以身干、片大均匀、色白、无霉点者为佳。

［性味归经］苦，平。归肾、胃经。

［功效主治］利湿去浊，祛风通痹。用于膏淋，白浊，白带过多，风湿痹痛，关节不利，腰膝疼痛。

［用法用量］9～15 g，煎服。

（4）仙茅。

［来源］石蒜科植物仙茅的干燥根茎。

［采收加工］秋、冬二季采挖，除去根头和须根，洗净，干燥。

［产地］产于西南地区及长江以南各省，四川产量甚大。

［性状］本品呈类圆形或不规则形的厚片或段，直径 4～8 mm。外表皮棕色至褐色，粗糙，有的可见纵横皱纹和细孔状的须根痕。质硬而脆，切面灰白色至棕褐色，有多数棕色小点。中间有较深环纹。气微香，味微苦、辛。

［质量检查］以身干、条粗、质坚、表面色黑者为佳。

［性味归经］辛，热；有毒。归肾、肝、脾经。

［功效主治］补肾阳，强筋骨，祛寒湿。用于阳痿精冷，筋骨痿软，腰膝冷痹，阳虚

冷泻。

[用法用量] 3～10 g，煎服。

(5) 乌药。

[来源] 樟科植物乌药的干燥块根。

[采收加工] 全年均可采挖，除去细根，洗净，趁鲜切片，晒干，或直接晒干。

[习用名称] 台乌药。

[产地] 主产于浙江、湖南、安徽、广东、广西等地。

[性状] 本品呈类圆形的薄片，直径 1～3 cm。外表皮黄棕色或黄褐色。切面黄白色或淡黄棕色，具致密的放射状纹理及数轮环纹，并散有众多棕色微细小点，中心色较深。射线放射状，可见年轮环纹。质脆。气香，味微苦、辛，有清凉感。

[质量检查] 以个大、质嫩、折断后香气浓郁者为佳；切片以色红微白、无黑色斑点者为佳。

[性味归经] 辛，温。归肺、脾、肾、膀胱经。

[功效主治] 行气止痛，温肾散寒。用于寒凝气滞，胸腹胀痛，气逆喘急，膀胱虚冷，遗尿尿频，疝气疼痛，经寒腹痛。

[用法用量] 6～10 g，煎服。

(6) 白头翁。

[来源] 毛茛科植物白头翁的干燥根。

[采收加工] 春秋采挖，除去茎叶、须根，保留根头白绒毛，去尽泥土，晒干。

[产地] 主产于吉林、黑龙江、辽宁、河北、山东、山西、陕西、江苏、河南、安徽等地。

[性状] 呈类圆形的片。外表皮黄棕色或棕褐色，具不规则纵皱纹或纵沟，近根头部有白色绒毛。切面皮部黄白色或淡黄棕色，木部淡黄色。气微，味微苦涩。

[质量检查] 以根粗大、质坚实、顶端丛生灰白色绒毛者为佳。

[性味归经] 苦，寒。归胃、大肠经。

[功效主治] 清热解毒，凉血止痢。用于热毒血痢，阴痒带下。

[用法用量] 9～15 g，煎服或入丸散。

(7) 白茅根。

[来源] 禾本科植物白茅的干燥根茎。

[采收加工] 春、秋二季采挖，洗净，晒干，除去须根及膜质叶鞘，捆成小把。

[习用名称] 茅根。

[产地] 全国多数地区均有分布。

〔性状〕鲜白茅根：本品呈圆柱形，长短不一，长可达 60 cm，直径 3～6 mm。外表皮类白色至黄白色，光滑，有的可见节及残留的灰褐色鳞片。横切面中心色较深，周围有细孔排列成环。质稍韧。气微，味甜。

干白茅根：本品呈圆柱形的段，直径 2～4 mm。外表皮黄白色或淡黄色，微有光泽，具纵皱纹，有的可见稍隆起的节。切面皮部白色，多有裂隙，放射状排列，中柱淡黄色或中空，易与皮部剥离。气微，味微甜。

白茅根炭：本品为圆柱形的段，直径 2～4 mm。外表皮黑褐色至黑色，有光泽。体轻，质脆。折断面棕褐色或黑褐色。具焦香气，味苦。

〔质量检查〕以身干、色白、根茎条长、无须根者为佳。

〔性味归经〕甘，寒。归肺、胃、膀胱经。

〔功效主治〕凉血止血，清热利尿。用于血热吐血，衄血，尿血，热病烦渴，湿热黄疸，水肿尿少，热淋涩痛。

〔用法用量〕9～30 g，鲜品 30～60 g，煎服。以鲜品为佳。

（8）地枯蒌。

〔来源〕十字花科植物萝卜除去须根的干燥枯老的根。

〔习用名称〕枯萝卜、地骷髅。

〔采收加工〕待种子成熟后，连根拔起，剪除地上部分，将根洗净晒干，储藏在干燥处。

〔产地〕全国多数地区均有分布。

〔性状〕本品为类圆形或不规则形的段块，直径 1～4 cm。外表皮灰黄褐色至紫红褐色，具纵皱纹，有的可见小支根或须根痕。切面类白色至黄白色，具众多孔隙及筋脉纹。体轻，质松，略呈海绵状。气微，味淡。

〔性味归经〕辛、甘，平。归肝、胃、肾经。

〔功效主治〕宣肺化痰，利水消肿，化积滞。用于面黄肿胀、咳嗽多痰、水肿、食积痞闷、痢疾、痞块。

〔用法用量〕9～30 g，煎服。

（9）竹节参。

〔来源〕五加科植物竹节参的干燥根茎。

〔采收加工〕秋季采挖，除去主根及外皮，干燥。

〔习用名称〕竹山漆、竹节三七、竹三七。

〔产地〕四川、湖北、贵州、广西等地。

〔性状〕本品略呈圆柱形，稍弯曲，有的具肉质侧根。长 5～22 cm，直径 0.8～2.5 cm。表面黄色或黄褐色，粗糙，有致密的纵皱纹及根痕。节明显，节间长 0.8～2 cm，每节有一凹陷的茎痕。质硬，断面黄白色至淡黄棕色，黄色点状维管束排列成环。气微，味苦、后微甜。

[性味归经] 甘、微苦，温。归肝、脾、肺经。

[功效主治] 滋补止血，消肿止痛，祛痰止咳，补虚强壮。用于痨嗽咯血，跌扑损伤，咳嗽痰多，病后虚弱。

[用法用量] 6～9 g，煎服。

(10) 羊乳根。

[来源] 桔梗科植物羊乳除去须根的干燥根。

[习用名称] 山海螺、天海螺、四叶参、羊乳。

[产地] 湖南。

[采收加工] 秋季枯萎或春季出苗前采收均可，除去须根，干燥。

[性状] 本品为类圆形或不规则形的中片，直径 1～3 cm。外表皮淡棕黄色至黄褐色，具横环纹，有的可见须根痕及疣状突起。切面黄白色，具裂隙，中间有深色环纹。质松。气微，味微甜。

[功效主治] 补虚通乳，清热解毒，消肿排脓。用于病后体虚、乳汁不足、痈肿疮毒、肺痈、乳痈。

[用法用量] 9～15 g，煎服。

(11) 苎麻根。

[来源] 荨麻科植物苎麻的干燥根及根茎。

[采收加工] 秋冬两季采收。将根挖取后，去尽地上茎和泥土，除去须根，晒干即可。

[产地] 产于山东、陕西、江苏、湖北、四川、云南、福建、广东等地。

[性状] 本品为类圆形或不规则形的片状，直径 0.3～2.5 cm。外表皮灰棕色至灰褐色，具纵皱纹、疣状突起及须根痕，有的可见横长皮孔。切面皮部狭窄，棕色，有时成纤维状，木部较宽，淡黄棕色至淡棕色，具放射状纹理，有的可见同心性环纹，有的具髓或中空，皮部较易与木部分离。质坚脆，易碎。气微，味淡，嚼之略带有黏性。

[质量检查] 以身干、质坚、根条匀者为佳。

[性味归经] 甘，寒。归心、肝经。

[功效主治] 凉血止血，安胎通淋。用于吐血、咯血、衄血、崩漏、胎漏下血、胎动不安、热淋、血淋。

[用法用量] 9～15 g，煎服。

(12) 土贝母。

[来源] 为葫芦科植物土贝母的干燥块茎。

［采收加工］秋季采挖，洗净，掰开，煮至无白心，取出，晒干。

［产地］主产于河南、陕西等地。

［性状］本品为不规则的块，大小不等。表面淡红棕色或暗棕色，凹凸不平。质坚硬，不易折断，断面角质样，光亮而平滑。气微，味微苦。

［质量检查］以质地坚实而重、色泽呈淡红棕色、质坚者为佳。

［性味归经］苦，微寒。归肺、脾经。

［功效主治］解毒，散结，消肿。用于乳痈，瘰疬；痰核。

［用法用量］5～10 g，煎服。

（13）虎杖。

［来源］蓼科植物虎杖的干燥根茎及根。

［采收加工］春、秋二季采挖，除去须根，洗净，趁鲜切短段或厚片，晒干。

［习用名称］九龙根、阴阳莲、花斑竹、虎杖根、紫金龙根。

［产地］主产于江苏、浙江、安徽、广东、广西、四川、贵州等地。

［性状］本品多为圆柱形短段或不规则厚片，长 1～7cm，直径 0.5～2.5cm。外皮棕褐色，有纵皱纹及须根痕，切面皮部较薄，木部宽广，棕黄色，射线放射状，皮部与木部较易分离。根茎髓中有隔或呈空洞状。质坚硬。气微，味微苦、涩。

［质量检查］以粗壮、坚实、断面色黄者为佳。

［性味归经］微苦，微寒。归肝、胆、肺经。

［功效主治］利湿退黄，清热解毒，散瘀止痛，止咳化痰。用于湿热黄疸，淋浊，带下，风湿痹痛，痈肿疮毒，水火烫伤，经闭，症瘕，跌扑损伤，肺热咳嗽。

［用法用量］9～15 g，煎服。外用适量，制成煎液或油膏涂敷。

［使用注意］孕妇慎用。

（14）草乌。

［来源］毛茛科植物北乌头的干燥块根。

［采收加工］秋季茎叶枯萎时采挖，除去残茎、须根及泥沙，晒干，即为生草乌。

［产地］北乌头主产于东北、华北各省。

［性状］生草乌：呈不规则长圆锥形，略弯曲，长 2～7 cm，直径 0.6～0.8 cm。顶端常有残茎和少数不定根残基，有的顶端一侧有一枯萎的芽，一侧有一圆形或扁圆形不定根残基。表面灰褐色或黑棕褐色，皱缩，有纵皱纹、点状须根痕和数个瘤状侧根。质硬，断面灰白色或暗灰色，有裂隙，形成层环纹多角形或类圆形，髓部较大或中空。气微，味辛辣、麻舌。

制草乌：不规则圆形或近三角形的切片。外表皮黑褐色，具皱纹，有的可见茎基。切面具裂隙或空洞,有灰白色多角形形成层环及点状维管束(习称芝麻点),有的呈黑褐色角质状,质坚脆。气微,味微辛辣,略有麻舌感。

[质量检查] 以身干、个大、质坚实、粉性大、残茎及须根少者为佳。

[性味归经] 辛、苦,热;生品有大毒。归心、肝、肾、脾经。

[功效主治] 祛风除湿,温经止痛。用于风寒湿痹,关节疼痛,心腹冷痛,寒疝作痛及麻醉止痛。

[用法用量] 一般炮制后用。1.5~3 g,宜先煎、久煎。

[使用注意] 生品内服宜慎。孕妇禁用;不宜与半夏、瓜蒌、瓜蒌子、瓜蒌皮、天花粉、川贝母、浙贝母、平贝母、伊贝母、湖北贝母、白蔹、白及同用。

(15)高良姜。

[来源] 姜科植物高良姜的干燥根茎。

[采收加工] 夏末秋初采挖,除去须根及残留的鳞片,洗净,切段,晒干。

[习用名称] 良姜

[产地] 主产于广东、广西等地,台湾及云南等地亦有栽培。

[性状] 本品为类圆形或不规则形的薄片,直径 0.8~1.5 cm。外表皮棕红色至暗棕色,具纵皱纹,有的可见环节与节间、残留的须根痕。切面淡棕色至棕红色,略粗糙,外周色较淡,具多数散在的筋脉小点,中心圆形,色较深。质坚韧。气香特异,味辛辣。

[质量检查] 以棕红色、粗壮坚实、分枝少、味辛者为佳。

[性味归经] 辛,热。归脾、胃经。

[功效主治] 温胃止呕,散寒止痛。用于脘腹冷痛,胃寒呕吐,嗳气吞酸。

[用法用量] 3~6 g,煎服。

(16)粉萆薢。

[来源] 薯蓣科植物粉背薯蓣的干燥根茎。

[采收加工] 秋、冬二季采挖,除去须根,洗净,切片,晒干。

[产地] 主产于浙江、安徽、江西、湖南等地。

[性状] 本品为不规则的薄片,边缘不整齐,大小不一,厚约 0.5 mm。有的有棕黑色或灰棕色的外皮。切面黄白色或淡灰棕色,维管束呈小点状散在。质松,略有弹性,易折断,新断面近外皮处显淡黄色。气微,味辛、微苦。

[质量检查] 以身干、色黄白、片大而薄、整齐不碎者为佳。

[性味归经] 苦,平。归肾、胃经。

[功效主治] 利湿去浊,祛风除痹。用于膏淋、白浊、白带过多、风湿痹痛、关节不利、腰膝疼痛。

［用法用量］9～15 g，煎服。

（17）猫爪草。

［来源］毛茛科植物小毛茛的干燥块根。

［采收加工］春、秋二季采挖，除去须根及泥沙，晒干。

［产地］主产于河南信阳、潢川、息县、驻马店，江苏、浙江亦产。

［性状］本品由数个至数十个纺锤形的块根簇生，形似猫爪，长 3～10 mm，直径 2～3 mm，顶端有黄褐色残茎或茎痕。表面黄褐色或灰黄色，久存色泽变深，微有纵皱纹，并有点状须根痕和残留须根。质坚实，断面类白色或黄白色，空心或实心，粉性。气微，味微甘。

［质量检查］以色黄褐、质坚实者为佳。

［性味归经］甘、辛，温。归肝、肺经。

［功效主治］化痰散结，解毒消肿。用于瘰疬痰核，疔疮肿毒，蛇虫咬伤。

［用法用量］15～30 g，单味药可用至 120 g，煎服。

（18）麻黄根。

［来源］麻黄科植物草麻黄或中麻黄的干燥根及根茎。

［采收加工］秋末采挖，除去残茎、须根及泥沙，干燥。

［产地］主产于甘肃天水、定西、平凉、酒泉，内蒙古呼伦贝尔市、突泉县、赤峰市、敖汉旗、扎旗等地。

［性状］本品呈圆柱形，略弯曲，长 8～25 cm，直径 0.5～1.5 cm。表面红棕色或灰棕色，有纵皱纹及支根痕。外皮粗糙，易成片状剥落。根茎具节，节间长 0.7～2 cm，表面有横长突起的皮孔。体轻，质硬而脆，断面皮部黄白色，木部淡黄色或黄色，射线放射状，中心有髓。气微，味微苦。

［质量检查］以身干、质坚、外皮红棕色、断面黄白色者为佳。

［性味归经］甘、涩，平。归心、肺经。

［功效主治］固表止汗。用于自汗，盗汗。

［用法用量］3～9 g，煎服。外用适量研粉撒扑。

（19）紫草。

［来源］紫草科植物新疆紫草或内蒙紫草的干燥根。

［采收加工］春、秋二季采挖，除去泥沙，干燥。

［习用名称］老紫草。

［产地］软紫草主产于新疆、西藏等地；硬紫草主产于黑龙江、吉林、辽宁、河北、河南、湖南、广西等地。

[性状] 新疆紫草切片：为不规则的圆柱形切片或条形片状，直径 1～2.5 cm。紫红色或紫褐色。皮部深紫色。圆柱形切片，木部较小，黄白色或黄色。

内蒙紫草切片：为不规则的圆柱形切片或条形片状，有的可见短硬毛，直径 0.5～4 cm，质硬而脆。紫红色或紫褐色。皮部深紫色。圆柱形切片，木部较小，黄白色或黄色。

[质量检查] 均以条粗大、色紫、皮厚者为佳。

[性味归经] 甘、咸，寒。归心、肝经。

[功效主治] 清热凉血，活血解毒，透疹消斑。用于血热毒盛，斑疹紫黑，麻疹不透，疮疡，湿疹，水火烫伤。

[用法用量] 5～10 g 煎服。外用适量，熬膏或用植物油浸泡涂擦。

(20) 禹州漏芦。

[来源] 菊科植物蓝刺头或华东蓝刺头的干燥根。

[采收加工] 春秋二季挖根，除去须根及泥沙，晒干。

[产地] 主产于山东、河南、内蒙古、湖北等地。

[性状] 本品呈圆形或类圆形的厚片，直径 0.5～1.5 cm。外表皮灰黄色至灰褐色。切面皮部褐色，木部呈黄黑相间的放射状纹理。气微，味微涩。

[质量检查] 以根条粗长、表面灰黄色、质坚实者为佳。

[性味归经] 苦，寒。归胃经。

[功效主治] 清热解毒，消痈，下乳，舒筋通脉。用于乳痈肿痛，痈疽发背，瘰疬疮毒，乳汁不通，湿痹拘挛。

[用法用量] 5～10 g，煎服。

[使用注意] 孕妇慎用。

(21) 藕节。

[来源] 睡莲科植物莲的干燥根茎节部。

[采收加工] 秋、冬二季采挖根茎（藕），切取节部，洗净，晒干，除去须根。

[产地] 全国大部分地区均产。

[性状] 生藕节：本品呈短圆柱形，长 1～2 cm，直径 1.5～2.5 cm。外表皮灰黄棕色至暗棕色，有众多排列细密的细小圆形须根痕，有的可见横环纹及残存的短须根。切面灰黄色至淡灰棕色，中央有 1 小孔，周围有较大的孔 7～9 个。质坚。气微，味淡、微涩。

藕节炭：本品呈短圆柱形，长 1～2 cm，直径 1.5～2.5 cm。外表皮及切面黑褐色至黑色，有众多排列细密的细小圆形须根痕，切面中央有 1 小孔，周围有较大的孔 7～9 个。质坚脆。折断面黄褐色。具焦香气，味苦。

［质量检查］以身干、节部无须根及泥者为佳。

［性味归经］甘、涩，平。归肝、肺、胃经。

［功效主治］收敛止血，化瘀。用于吐血，咯血，衄血，尿血，崩漏。

［用法用量］9～15 g，煎服。

［使用注意］生用止血化瘀，炒炭用收涩止血。

（22）刺五加。

［来源］五加科植物刺五加的干燥根及根茎或茎。

［采收加工］春、秋二季采收，洗净，干燥。

［产地］主要生长在寒温带的大陆东北及俄国西伯利亚，其中以中国黑龙江省流域产量最大。

［性状］本品呈圆形或不规则形的厚片。根和根茎外表皮灰褐色或黑褐色，粗糙，有细纵沟和皱纹，皮较薄，有的剥落，剥落处呈灰黄色；茎外表皮浅灰色或灰褐色，无刺，幼枝黄褐色，密生细刺。切面黄白色，纤维性，茎的皮部薄，木部宽广，中心有髓。根和根茎有特异香气，味微辛、稍苦、涩；茎气微，味微辛。

［质量检查］以身干、切面色黄白、片大、整齐不碎者为佳。

［性味归经］辛、微苦，温。归脾、肾、心经。

［功效主治］益气健脾，补肾安神。用于脾肾阳虚，体虚乏力，食欲不振，肺肾两虚，久咳虚喘，肾虚腰膝酸痛，心脾不足，失眠多梦。

［用法用量］9～27 g，煎服。

二、果实与种子类中药饮片的识别

1. 鉴别要点

果实和种子是两种不同的植物器官，在中药的实际应用中，大多数是将果实、种子一起入药，如马兜铃、乌梅、枸杞等；少数使用的是种子，如苦杏仁；而有的以果实储存、销售，临用时再剥去果皮取出种子入药，如巴豆、砂仁等。果实和种子类的中药关系密切，商品未严格区分，所以并入一起叙述。在鉴别果实及种子类中药时应注意的特点有：

（1）果实类中药大多采用完全成熟或将近成熟的果实。有的采用整个果穗，如桑葚；有的采用完整的果实；有的采用果实的一部分果皮或全部果皮，如陈皮、大腹皮等。也有采用带有部分果皮的果柄，如甜瓜蒂；或果实上的宿萼，如柿蒂；甚至仅采用中果皮部分的维管束组织，如橘络、丝瓜络。

种子类中药大多采用完全成熟的种子，包括种皮和种仁两部分，种仁又包括胚乳和胚。多数是用完整的种子。有的用种子的一部分，有的用种皮，如花生衣；有的用假种皮，如龙眼肉；有的用去掉子叶的胚，如莲子芯；有的用发了芽的种子，如大豆卷；有的用经发酵后的加工品，如淡豆豉。

（2）观察果实及种子类中药的外形。果实类观察其是完整的果实或是果实的某一部分，应注意其形状、大小、颜色、顶端、基部、表面、质地、剖断面等。有的果实类中药带有附属物，如顶端有柱基，下部有果柄或有果柄脱落的痕迹；有的带有宿存的花被，如地肤子。果实类中药的表面大多干缩而有皱纹，肉质果尤为明显；果皮表面常稍有光泽；也有具毛茸的；有时可见凹下的油点，如陈皮、吴茱萸。一些伞形科植物的果实，表面具有隆起的肋线，如茴香、蛇床子。有的果实具有纵直棱角，如使君子。如为完整的果实，观察外形后，还应剖开果皮观察内部的种子，注意其数目和生长的部位（胎座）。

种子类中药应注意种子的形状、大小、颜色、表面纹理、种脐、合点和种脊的位置、形态、质地、剖断面及气味等。种子类中药的形状大多为圆球形、类圆球形、扁圆球形等，少数呈心形、线形、纺锤形。种皮的表面常有各种纹理。表面除常有的种脐、合点和种脊外，少数种子还有种阜存在。种皮内可见种仁，有的种子具有发达的胚乳，而无胚乳的种子，则子叶特别肥厚。胚大多直立，少数弯曲。有的种子浸入水中显黏性，如葶苈子。

（3）从气味方面来鉴别果实、种子类中药是很重要的方法。有的果实或种子类中药有浓烈的香气，可作为鉴别真伪及品质优劣的依据，如枳壳、枳实、吴茱萸等。宁夏枸杞子味甜，鸦胆子味极苦；五味子有酸、甜、辛、苦、咸等味。而剧毒类中药，如巴豆、马钱子等，尝味时应特别注意安全。

2. 来源、采收加工、习用名称、产地、性状、质量检查、性味归经、功能主治、用法用量、使用注意

（1）刀豆。

［来源］豆科植物刀豆的干燥成熟种子。

［采收加工］秋季采收成熟果实，剥取种子，晒干。

［习用名称］刀豆子。

［产地］主产于江苏南京、苏州、南通，湖北孝感、恩施、宜昌，安徽肥东、肥西、六安等地。

［性状］本品为长卵形或不规则形的切片，有的外皮已脱落，长 2～3 cm，宽 1～1.5 cm。外表面淡紫红色至紫红色或褐棕色，略具光泽，边缘有的可见黑色条状疤痕（种脐），外皮薄，易脱落。切面黄白色。质坚。气微，味淡，嚼之有豆腥气。

［质量检查］以身干、粒大、饱满、外表色淡红者为佳。

［性味归经］甘，温。归胃、肾经。

［功效主治］温中，下气，止呃。用于虚寒呃逆，呕吐。

［用法用量］6～9 g，煎服。

（2）大腹皮。

［来源］棕榈科植物槟榔的干燥果皮。

［采收加工］冬季至次春采收未成熟的果实，煮后干燥，纵剖两瓣，剥取果皮，习称"大腹皮"；春末至秋初采收成熟果实，煮后干燥，剥取果皮，打松，晒干，习称"大腹毛"。

［习用名称］大腹皮、大腹绒、槟榔皮。

［产地］以海南岛的琼东、安定、陵水等地产量较多，其他如云南南部、广西、台湾等地亦有栽培。国外以菲律宾、印度、斯里兰卡、印尼等国产量多。

［性状］大腹皮　略呈椭圆形或长卵形瓢状，长 4～7 cm，宽 2～3.5 cm，厚 0.2～0.5 cm。外果皮深棕色至近黑色，具不规则的纵皱纹及隆起的横纹，顶端有花柱残痕，基部有果梗及残存萼片。内果皮凹陷，褐色或深棕色，光滑呈硬壳状。体轻，质硬，纵向撕裂后可见中果皮纤维。气微，味微涩。

大腹毛　略呈椭圆形或瓢状。外果皮多已脱落或残存。中果皮棕毛状，黄白色或淡棕色，疏松质柔。内果皮硬壳状，黄棕色至棕色，内表面光滑，有时纵向破裂。气微，味淡。

［质量检查］以果皮大、黄白色、内表面光滑、体轻质松、绒毛厚而柔润者为佳。

［性味归经］辛，微温。归脾、胃、大肠、小肠经。

［功效主治］行气宽中，行水消肿。用于湿阻气滞，脘腹胀闷，大便不爽，水肿胀满，脚气浮肿，小便不利。

［用法用量］5～10 g，煎服。

（3）天竺子。

［来源］小檗科植物南天竹的干燥成熟果实。

［采收加工］待秋冬季果实成熟时，摘取果实，晒干。

［习用名称］天竹子、南天竹子、南天竺子。

［产地］全国大部分地区均产，主产于浙江杭州、江苏苏州等地。

［性状］本品呈圆球形，有的稍有凹瘪，直径 5～8 mm。外表面棕红色或灰黄色至黄褐色，平滑，微有光泽，顶端具花柱基或柱基痕，基部留有果柄痕或果柄。果皮质脆，内含种子2粒。种子半球形，内面凹陷，黄棕色，质坚。气微，味微酸涩。

［质量检查］以身干、色红、无柄、无杂物者为佳。

［性味归经］苦、涩、微甘，平；有小毒。归肺经。

［功效主治］止咳化痰。用于咳嗽痰多、气喘、百日咳。

［用法用量］3～6 g，煎服。

（4）天浆壳。

［来源］萝藦科植物萝藦的干燥成熟果壳。

［习用名称］天将壳。

［性状］本品略呈纺锤形，似小艇状或压扁，顶端狭尖而常反卷，基部可见果柄痕，长 6.5～11 cm，宽 2～5 cm，厚约 1 mm。外表面黄绿色至淡棕黄色，凹凸不平，具细密纵皱纹，有的可见疣点状突起。内表面黄白色至淡黄色，光滑。质较软而韧，不易折断。外果皮纤维性，中果皮疏松，内果皮脆而易碎。气微，味微咸而后微酸。切制者呈粗丝条，余同原只。

［性味归经］甘、辛，温。归肺经。

［功效主治］宣肺化痰，止咳平喘，透疹。用于咳嗽痰多、气喘、麻疹透发不畅。

［用法用量］6～10 g，煎服。

（5）化橘红。

［来源］芸香科植物化州柚或柚的未成熟或近成熟的干燥外层果皮。

［采收加工］7—8 月摘取果实，将果皮置沸水中烫过，捞起后晒干。

［习用名称］化州橘红、尖化红、赖氏橘红、绿毛橘红。

［产地］化州柚产于广东茂名、化县，广西陆川产量少。柚产于广东、广西、福建、浙江、贵州、云南、四川等地。

［性状］化橘红：本品长条形，长 4～6 cm，宽 2～3 mm，或方块状，厚约 2～5 mm。外表面黄绿色至黄棕色，密布茸毛（化州柚）或无毛（柚），有皱纹及众多凹下的圆形小点。内表面黄白色或淡黄棕色，有脉络纹，稍柔而有弹性。切面黄棕色，外层边缘黄绿色，具小凹点。质脆。气香，味苦、微辛。

蜜炙化橘红：外表面褐绿色至暗黄棕色，内表面及切面棕色至棕褐色，滋润，质韧，入口微甜，嚼之味苦。

［质量检查］以片薄均匀、外表色绿、茸毛多、香气浓者为佳。

［性味归经］苦、辛，温。归肺、脾经。

［功效主治］散寒，燥湿，利气，消痰。用于风寒咳嗽、喉痒痰多、食积伤酒，呕恶痞闷。本品蜜炙增强润肺、化痰止咳作用。

［用法用量］3～6 g，煎服。

（6）石榴皮。

［来源］石榴科植物石榴的干燥果皮。

［采收加工］秋季果实成熟后收集果皮，晒干。

［产地］全国大部分地区均产。

［性状］本品呈不规则的块状，厚 1.5～3 mm。外表面红棕色、棕黄色或暗棕色，略有光泽，粗糙，有多数疣状突起，有的具突起的筒状宿萼及粗短果梗或果梗痕。内表面黄色或红棕色，有种子脱落后的小凹坑及隔瓤残迹。切面黄色，略显颗粒状。质硬而脆。气微，味苦涩。

［质量检查］以干燥、果皮大、整洁者为佳。

［性味归经］酸、涩，温。归大肠经。

［功效主治］涩肠止泻，止血，驱虫。用于久泻、久痢、便血、脱肛、崩漏、白带、虫积腹痛。

［用法用量］3～9 g，煎服。

（7）白苏子。

［来源］唇形科植物紫苏的干燥成熟白色果实。

［采收加工］秋季果实成熟时采收，除去杂质，晒干。

［习用名称］玉苏子。

［产地］药材产江苏、河北、山东、湖北、四川、贵州、云南等地。

［性状］生白苏子：本品呈卵圆形或类圆形，直径 1.8～2.5 mm。外表面灰白色至淡灰黄色，有明显隆起的网纹，基部稍尖，并可见淡棕色至棕色的果柄痕。果皮薄而脆，易压碎，压碎后显油性。种子淡黄白色；种皮膜质；气微香，味微辛。

蜜炙白苏子：表面淡黄棕色至黄棕色，滋润，稍黏性，具蜜糖香气，味甜。

［性味归经］辛，温。归肺、脾、大肠经。

［功效主治］消痰，下气，润肺，宽肠。用于咳逆痰喘、气滞便秘。本品蜜炙可增强润肺作用。

［用法用量］3～9 g，煎服或研末内服。外用：捣敷。

（8）白果。

［来源］银杏科植物银杏的干燥成熟种子。

［采收加工］秋季种子成熟时采收，除去肉质外种皮，洗净，稍蒸或略煮后，烘干。

［习用名称］银杏。

［产地］全国各地均产。

［性状］本品略呈椭圆形，一端稍尖，另端钝，长 1.5～2.5 cm，宽 1～2 cm，厚约1 cm。表面黄白色或淡棕黄色，平滑，具 2～3 条棱线。中种皮（壳）骨质，坚硬。内种皮膜质，种仁宽卵球形或椭圆形，一端淡棕色，另一端金黄色，横断面外层黄色，胶质

样，内层淡黄色或淡绿色，粉性，中间有空隙。气微，味甘、微苦。

[质量检查] 以身干、粒大、色白、内仁饱满者为佳。

[性味归经] 甘、苦、涩，平；有小毒。归肺经。

[功效主治] 敛肺定喘，止带浊，缩小便。用于痰多喘咳，带下白浊，遗尿尿频。

[用法用量] 5～10 g，煎服。

[使用注意] 生食有毒。

(9) 白扁豆。

[来源] 豆科植物扁豆的白色成熟干燥种子。

[采收加工] 秋、冬二季采收成熟果实，晒干，取出种子，再晒干。

[产地] 我国南北各地都有栽培，浙江、江苏、安徽、湖南、江西、四川等地所产甚多。

[性状] 本品呈扁椭圆形或扁卵圆形，长 8～13 mm，宽 6～9 mm，厚约 7 mm。表面淡黄白色或淡黄色，平滑，略有光泽，一侧边缘有隆起的白色眉状种阜。质坚硬。种皮薄而脆，子叶 2 片，肥厚，黄白色。气微，味淡，嚼之有豆腥气。

[质量检查] 以身干、粒大、饱满、色黄白、洁净者为佳。

[性味归经] 甘，微温。归脾、胃经。

[功效主治] 健脾化湿，和中消暑。用于脾胃虚弱，食欲不振，大便溏泻，白带过多，暑湿吐泻，胸闷腹胀。炒白扁豆健脾化湿。用于脾虚泄泻，白带过多。

[用法用量] 9～15 g，煎服。

(10) 蒺藜。

[来源] 蒺藜科植物蒺藜的干燥成熟果实。

[采收加工] 秋季果实成熟时采割植株，晒干，打下果实，除去杂质。

[习用名称] 白蒺藜、刺蒺藜。

[产地] 东北、华北地区及新疆、青海、西藏和长江流域等地。

[性状] 本品由 5 个分果瓣组成，呈放射状排列，直径 7～12 mm。常裂为单一的分果瓣，分果瓣呈斧状，长 3～6 mm；背部黄绿色，隆起，有纵棱及多数小刺，并有对称的长刺和短刺各 1 对，两侧面粗糙，有网纹，灰白色。质坚硬。气微，味苦、辛。

炒蒺藜：本品多为单一的分果瓣，分果瓣呈斧状，长 3～6 mm；背部棕黄色，隆起，有纵纹，两侧面粗糙，有网纹。气微香，味苦、辛。

[质量检查] 以身干、色青白、果实饱满者为佳。

[性味归经] 辛、苦，微温；有小毒。归肝经。

[功效主治] 平肝解郁，活血祛风，明目，止痒。用于头痛眩晕，胸胁胀痛，乳闭乳

痛，目赤翳障，风疹瘙痒。

[用法用量] 6～10 g，煎服。

（11）冬瓜子。

[来源] 葫芦科植物冬瓜的干燥成熟种子。

[采收加工] 挖取种子，去瓤，浮去空子，漂净，晒干。

[习用名称] 冬瓜仁。

[产地] 以河北、河南、安徽、江苏、浙江和四川产量较大。习惯上双边冬瓜子主销华东地区，单边冬瓜子主销东北地区。

[性状] 生冬瓜子：本品呈卵圆形或长卵形，扁平，长 0.6～1.5 cm，宽 0.3～1 cm。外表面黄白色，一端钝圆，另一端稍尖，尖端有 2 个小突起，两面边缘均有一环形的边（双边）或边缘光滑（单边）。体轻，质脆。剥去外皮，可见子叶 2 片，富油性。气微，味淡。

炒冬瓜子：外表面淡黄色至黄色，有的可见焦斑，具焦香气。余同生品。

蜜炙冬瓜子：外表面呈黄色，稍滋润，略具焦斑和蜜糖香气，味甜。余同生品。

[质量检查] 以身干、种子粒饱满、色黄白者为佳。

[性味归经] 甘，微寒。

[功效主治] 清热化痰，排脓。用于痰热咳嗽、肺痈、肠痈。本品蜜炙有润肺作用。

[用法用量] 9～15 g，煎服。

（12）瓜蒌皮。

[来源] 葫芦科植物栝楼或双边栝楼的干燥成熟果皮。

[采收加工] 秋季采摘成熟果实，剖开，除去果瓤及种子，阴干。

[习用名称] 栝楼皮、蒌皮。

[产地] 我国南北方各地均产。

[性状] 炒瓜蒌皮：本品为不规则形的条片，多向内卷曲，有的呈卷筒状，长 3～4 cm，厚 0.5～1 mm。外表面橙红色至棕褐色，具蜡样光泽，光滑或皱缩，有的具焦斑，有的可见果柄残基。内表面黄白色至淡棕色，可见筋脉纹。质较脆，易折断。具焦糖香气，味淡、微酸。

[性味归经] 甘，寒。归肺、胃经。

[功效主治] 清化热痰，理气宽胸。用于肺热咳嗽、胸闷胁痛。

[用法用量] 6～9 g，煎服。

[使用注意] 本品不宜与川乌、草乌、附子、关白附、雪上一枝蒿等乌头类药同用。

（13）丝瓜子。

［来源］葫芦科植物丝瓜的干燥成熟种子。

［采收加工］9—11 月果实老熟后，在采制丝瓜络时，收集种子，晒干。

［性状］本品呈椭圆形，扁平，长 1～1.3 cm，直径 6～9 mm。外表面黑褐色至黑色，具细密的网状突起，边缘有狭翅，一端钝圆，另端两面均具 2 个小突起，呈"八"字形。破碎后，内含子叶 2 片，白色，富油性。质坚。气微，味苦。

［性味归经］甘，平。归肺经。

［功效主治］清化热痰，用于肺热咳嗽、痰多黄稠。

［用法用量］3～9 g，用时捣碎，煎服。

（14）芡实。

［来源］睡莲科植物芡的干燥成熟种仁。

［采收加工］秋末冬初采收成熟果实，除去果皮，取出种子，洗净，再除去硬壳（外种皮），晒干。

［习用名称］北芡实、红芡实、剪芡实。

［产地］主产于湖南、江苏、安徽、山东等地。

［性状］本品呈类球形，多为破粒，完整者直径 5～8 mm。表面有棕红色内种皮，一端黄白色，约占全体 1/3，有凹点状的种脐痕，除去内种皮显白色。质较硬，断面白色，粉性。气微，味淡。

［质量检查］以种仁饱满、均匀、粉性大、无碎末及果壳者为佳。

［性味归经］甘、涩，平。归脾、肾经。

［功效主治］益肾固精，补脾止泻，祛湿止带。用于梦遗滑精，遗尿尿频，脾虚久泻，白浊，带下。

［用法用量］9～15 g，煎服。

（15）连翘心。

［来源］木樨科植物连翘的干燥成熟种子。

［习用名称］连翘芯。

［性状］

连翘心：本品呈条状而稍扁，有的微弯曲，长 6～9 mm，宽约 2 mm。外表面黄棕色至棕色，一侧稍隆起，有窄翅，色较浅。质坚而脆。气香，味微苦。

朱砂拌连翘心：外表面呈赭红色至红棕色。余同连翘心。

［性味归经］苦，微寒。归心经。

［功效主治］清心安神。用于发热烦躁，夜不安眠。本品朱砂拌增强安神作用。

［用法用量］6～9 g，煎服。

（16）诃子。

［来源］使君子科植物诃子或绒毛诃子的干燥成熟果实。

［采收加工］秋、冬二季果实成熟时采收，除去杂质，晒干。

［习用名称］诃黎勒。

［产地］广东、云南等地有栽培，原产印度、缅甸等地。

［性状］煨诃子肉：本品为类纺锤形、长瓢形、分叉形或不规则形的片状，长 2～4 cm，宽 1～2.5 cm，厚 2～4 mm。外表面棕褐色至黑褐色，微有光泽，可见纵棱线及不规则皱纹。内表面淡棕色至淡褐色，粗糙偶见麸皮残留。果肉折断面黄棕色或黄褐色。质坚实，略具焦香气，味酸涩后甜。

［质量检查］以身干、表面黄棕色、微皱、有光泽、肉厚者为佳。

［性味归经］苦、酸、涩，平。归肺、大肠经。

［功效主治］涩肠敛肺，降火利咽。用于久泻久痢、便血脱肛，肺虚喘咳，久嗽不止，咽痛音哑。

［用法用量］3～9 g，煎服。敛肺清火开音宜生用，涩肠止泻宜煨用。

（17）枸橘梨。

［来源］芸香科植物枸橘的干燥未成熟果实。

［采收加工］8—9 月果实未成熟时采摘，干燥。

［习用名称］枸橘、枸橘李。

［产地］主产于江苏、浙江、四川、江西等地。

［性状］半圆形或圆形的切片，直径 2～3.5 cm。外表面黄色或黄绿色，具众多凹陷的小点、短柔毛及网状隆起的皱纹。切面果皮厚 1～2 mm，黄白色至淡黄色，沿外缘有黄色油点，中央为果瓢，每瓢有种子数枚。种皮黄棕色；子叶黄白色。气香，味苦而酸。

［质量检查］以身干、个匀、香气浓郁者为佳。

［性味归经］辛、苦，温。归肝、胃经。

［功效主治］疏肝理气，消积化滞。用于胃脘胀满，胁肋疼痛，乳房胀痛或结块，疝气疼痛。

［用法用量］3～9 g，煎服。

（18）葫芦巴。

［来源］豆科植物葫芦巴的干燥成熟种子。

［采收加工］夏季果实成熟时采割植株，晒干，打下种子，除去杂质。

［习用名称］葫芦巴。

［产地］主产于安徽、四川、河南等地。主要是人工栽培。

[性状] 本品略呈斜方形或矩形，长 3～4 mm，宽 2～3 mm，厚约 2 mm。表面黄绿色或黄棕色，平滑，两侧各具一深斜沟，相交处有点状种脐。质坚硬，不易破碎。种皮薄，胚乳呈半透明状，具黏性；子叶 2 片，淡黄色，胚根弯曲，肥大而长。气香，味微苦。

[质量检查] 以身干、粒大饱满、无杂质者为佳。

[性味归经] 苦，温。归肾经。

[功效主治] 温肾助阳，祛寒止痛。用于肾脏不足，下元虚冷，小腹冷痛，寒疝腹痛，寒湿脚气。

[用法用量] 5～10 g，煎服。

（19）南瓜蒂。

[来源] 葫芦科植物南瓜的干燥成熟稍带柄的果蒂。

[采收加工] 秋季采收成熟的果实，切取瓜蒂，晒干。

[产地] 主产于江苏、安徽、浙江等地；其他地区亦有。

[性状] 本品呈 5～6 角星状，带短柄，形似蘑菇。蒂直径 3～5 cm；果柄长 1～3 cm，直径 1.5～2 cm，具 5～6 棱，有的略弯曲。外表面淡黄色至淡棕黄色，微具光泽，可见众多突起的小圆点，先端具刺状毛。质坚。断面黄白色，略呈海绵状。气微，味淡、微带涩。

[性味归经] 苦，寒。

[功效主治] 安胎，解毒。用于胎动不安、痈肿、疔疮、烫伤。

[用法用量] 3～5 只，煎服；外用适量。

（20）荜茇。

[来源] 胡椒科植物荜茇的干燥近成熟或成熟果穗。

[采收加工] 果穗由绿变黑时采收，除去杂质，晒干。

[习用名称] 荜拨。

[产地] 原产印度尼西亚的苏门答腊以及菲律宾、越南，我国云南、广东、海南岛有栽培。

[性状] 本品呈圆柱形，稍弯曲，由多数小浆果集合而成，长 0.5～3.5 cm，直径 0.3～0.5 cm。表面黑褐色或棕色，有斜向排列整齐的小突起，基部有果穗梗残存或脱落。质硬而脆，易折断，断面不整齐，颗粒状。小浆果球形，直径约 0.1 cm。有特异香气，味辛辣。

[质量检查] 以果实饱满、质坚实、色黄棕至黑棕、果柄少、香气浓郁者为佳。

[性味归经] 辛，热。归胃、大肠经。

[功效主治] 温中散寒，下气止痛。用于脘腹冷痛，呕吐，泄泻，寒凝气滞，胸痹心

痛，头痛，牙痛。

［用法用量］1～3 g，煎服。外用适量，研末塞龋齿孔中。

（21）草豆蔻。

［来源］姜科植物草豆蔻的干燥近成熟种子。

［采收加工］夏、秋二季采收，晒至九成干，或用水略烫，晒至半干，除去果皮，取出种子团，晒干。

［习用名称］草蔻。

［产地］主产于广东、广西等地。

［性状］本品为类球形的种子团，直径 0.5～2.7 cm。表面灰褐色，中间有黄白色的隔膜，将种子团分成 3 瓣，每瓣有种子多数，粘连紧密，种子团略光滑。种子为卵圆状多面体，长 3～5 mm，直径约 3 mm，外被淡棕色膜质假种皮，种脊为一条纵沟，一端有种脐；质硬，将种子沿种脊纵剖两瓣，纵断面观呈斜心形，种皮沿种脊向内伸入部分约占整个表面积的 1/2；胚乳灰白色。气香，味辛、微苦。

［质量检查］以种子饱满、类球形、气味浓者为佳。

［性味归经］辛，温。归脾、胃经。

［功效主治］燥湿健脾，温中止呕。用于寒湿内阻，脘腹胀满冷痛，嗳气呕逆，不思饮食。燥湿，温中，行气。

［用法用量］3～6 g，煎服。

（22）茺蔚子。

［来源］唇形科植物益母草的干燥成熟果实。

［采收加工］秋季果实成熟时采割地上部分，晒干，打下果实，除去杂质。

［习用名称］三角胡麻、小胡麻。

［性状］本品呈三棱形，长 2～3 mm，宽约 0.5 mm。表面灰棕色至灰褐色，有深色斑点，一端稍宽，平截状，另一端渐窄而钝尖。果皮薄，子叶类白色，富油性。气微，味苦。

［性味归经］辛、苦，微寒。归心包、肝经。

［功效主治］活血调经，清肝明目。用于月经不调、经闭、痛经、目赤翳障、头晕胀痛。

［用法用量］5～10 g，煎服。

［使用注意］瞳孔散大者慎用。

（23）荔枝核。

［来源］无患子科植物荔枝的干燥成熟种子。

［采收加工］夏季采摘成熟果实，除去果皮及肉质假种皮，洗净，晒干。

［产地］产于福建、广东、广西、四川等地。

［性状］本品呈长圆形或卵圆形，略扁，长0.5~2.2 cm，直径1~0.5 cm。表面棕红色或紫棕色，平滑，有光泽，略有凹陷及细波纹，一端有类圆形黄棕色的种脐，直径约7 mm。质硬，子叶2片，棕黄色。气微，味微甘、苦、涩。

［质量检查］以种子粒大、饱满、有光泽者为佳。

［性味归经］甘、微苦，温。归肝、肾经。

［功效主治］行气散结，祛寒止痛。用于寒疝腹痛，睾丸肿痛。

［用法用量］5~10 g，煎服。

（24）锦灯笼。

［来源］茄科植物酸浆的干燥宿萼或带果实的宿萼。

［采收加工］秋季果实成熟、宿萼呈红色或橙红色时采收，干燥。

［习用名称］挂金灯、酸浆。

［性状］本品略呈灯笼状，多压扁，长3~4.5 cm，宽2.5~4 cm。表面橙红色或橙黄色，有5条明显的纵棱，棱间有网状的细脉纹。顶端渐尖，微5裂，基部略平截，中心凹陷有果梗。体轻，质柔韧，中空，或内有棕红色或橙红色果实。果实球形，多压扁，直径1~1.5 cm，果皮皱缩，内含种子多数。气微，宿萼味苦，果实味甘、微酸。

［性味归经］苦，寒。归肺经。

［功效主治］清热解毒，利咽化痰，利尿通淋。用于咽痛音哑，痰热咳嗽，小便不利，热淋涩痛；外治天疱疮，湿疹。

［用法用量］5~9 g，煎服。外用适量，捣敷患处。

（25）韭菜子。

［来源］百合科植物韭菜的干燥成熟种子。

［采收加工］秋季果实成熟时采收果序，晒干，搓出种子，除去杂质。

［产地］以河北、山西、吉林、江苏、山东、安徽、河南等地产量较大。

［性状］本品呈半圆形或半卵圆形，略扁，长2~4 mm，宽0.5~3 mm。表面黑色，一面突起，粗糙，有细密的网状皱纹，另一面微凹，皱纹不甚明显。顶端钝，基部稍尖，有点状突起的种脐。质硬。气特异，味微辛。

［质量检查］以干燥、饱满、色黑、无杂质者为佳。

［性味归经］辛、甘，温。归肝、肾经。

［功效主治］温补肝肾，壮阳固精。用于腰膝酸痛，阳痿遗精，遗尿尿频，白浊带下。

［用法用量］3~9 g，煎服。

（26）秫米。

［来源］禾本科植物粟的干燥成熟种子。

［习用名称］北秫米。

［性状］本品呈圆球形，直径约 1.5 mm。外表面类白色至黄白色，一侧可见一凹槽。质坚，富粉性。气微，味淡。

［性味归经］甘，微寒。归心、胃经。

［功效主治］和胃安神。用于胃失安和，夜不安眠。

［用法用量］9～15 g，包煎。

（27）浮小麦。

［来源］禾本科植物小麦轻浮瘪瘦的干燥果实。

［采收加工］以水淘之，浮起者为佳。

［习用名称］浮麦。

［产地］全国各地均产。

［性状］本品呈长椭圆形，瘪瘦，长 5～7 mm，直径 2～3 mm。外表面淡黄色至淡棕黄色，皱缩，顶端有黄白色柔毛，基部斜尖，少数有稃壳，腹面具一深凹的纵沟。质轻。破碎面略具粉性。气微，味淡。

［质量检查］呈长圆形，两端略尖。表面黄白色，稍皱缩，有时尚带有未脱净外皮。中间有一深陷的纵沟，形似两瓣组成。底端呈斜尖形。断面白色，粉性。味微甘。

［性味归经］甘，凉。归心经。

［功效主治］收敛止汗，退虚热。用于虚汗，盗汗，虚热不退。

［用法用量］10～30 g，煎服。

（28）娑罗子。

［来源］七叶树科植物七叶树、浙江七叶树或天师栗的干燥成熟种子。

［采收加工］秋季果实成熟时采收，除去果皮，晒干或低温干燥。

［习用名称］天师粟、苏罗子、开心果、娑婆子。

［产地］前者主产于浙江、江苏、河南等地；后者主产于陕西，四川、贵州、湖北等地亦产。

［性状］本品呈扁球形或类球形，似板栗，直径 1.5～4 cm。表面棕色或棕褐色，多皱缩，凹凸不平，略具光泽；种脐色较浅，近圆形，占种子面积的 1/4～1/2；其一侧有 1 条突起的种脊，有的不甚明显。种皮硬而脆，子叶 2 片，肥厚，坚硬，形似栗仁，黄白色或淡棕色，粉性。气微，味先苦后甜。

［质量检查］以身干、饱满、内色黄白者为佳。

[性味归经] 甘，温。归肝、胃经。

[功效主治] 疏肝理气，和胃止痛。用于肝胃气滞，胸腹胀闷，胃脘疼痛。

[用法用量] 3～9 g，煎服。

（29）预知子。

[来源] 木通科植物木通、三叶木通或白木通的干燥近成熟果实。

[采收加工] 夏、秋二季果实绿黄时采收，晒干，或置沸水中略烫后晒干。

[习用名称] 八月札。

[产地] 产于安徽、浙江、江苏、湖北、湖南、贵州、陕西等地。

[性状] 本品呈肾形或长椭圆形，稍弯曲，长 3～9 cm，直径 1.5～3.5 cm。表面黄棕色或黑褐色，有不规则的深皱纹，顶端钝圆，基部有果梗痕。质硬，破开后，果瓤淡黄色或黄棕色；种子多数，扁长卵形，黄棕色或紫褐色，具光泽，有条状纹理。气微香，味苦。

[质量检查] 以身干、饱满、皮皱、大小均匀者为佳。

[性味归经] 苦，寒。归肝、胆、胃、膀胱经。

[功效主治] 疏肝理气，活血止痛，散结，利尿。用于脘胁胀痛，痛经经闭，痰核痞块，小便不利。

[用法用量] 3～9 g，煎服。

（30）桑葚。

[来源] 桑科植物桑的干燥果穗。

[采收加工] 4—6月果实变红时采收，晒干，或略蒸后晒干。

[习用名称] 桑葚子。

[产地] 全国大部分地区均产，以南方育蚕区产量较大。

[性状] 本品为聚花果，由多数小瘦果集合而成，呈长圆形，长 1～2 cm，直径 0.5～0.8 cm。黄棕色、棕红色至暗紫色，有短果序梗。小瘦果卵圆形，稍扁，长约 2 mm，宽约 1 mm，外具肉质花被片 4 枚。气微，味微酸而甜。

[质量检查] 以身干、个大、色紫红者为佳。

[性味归经] 甘、酸，寒。归心、肝、肾经。

[功效主治] 滋阴补血，生津润燥。用于肝肾阴虚，眩晕耳鸣，心悸失眠，须发早白，津伤口渴，内热消渴，肠燥便秘。

[用法用量] 9～15 g，煎服。

（31）淡豆豉。

[来源] 豆科植物大豆的成熟种子的发酵加工品。

［采收加工］经蒸熟加工发酵制成。

［习用名称］豆豉、香豆豉、清豆豉。

［产地］全国各地均产。

［制法］取桑叶、青蒿各 70～100 g，加水煎煮，滤过，煎液拌入净大豆 1 000 g 中，待吸尽后，蒸透，取出，稍晾，再置容器内，用煎过的桑叶、青蒿渣覆盖，闷使发酵至黄衣上遍时，取出，除去药渣，洗净，置容器内再闷 15～20 天，至充分发酵、香气溢出时，取出，略蒸，干燥，即得。

［性状］本品呈椭圆形，略扁，长 0.6～1 cm，直径 0.5～0.7 cm。表面黑色，皱缩不平。质柔软，断面棕黑色。气香，味微甘。

［质量检查］以身干、色黑、富有毛状物、不腐蚀者为佳。

［性味归经］苦、辛，凉。归肺、胃经。

［功效主治］解表，除烦，宣发郁热。用于感冒、寒热头痛，烦躁胸闷，虚烦不眠。

［用法用量］6～12 g，煎服。

（32）葫芦壳。

［来源］葫芦科植物瓠瓜的干燥成熟果皮。

［采收加工］秋季采取成熟而未老的果实。去皮用。

［习用名称］葫芦、葫芦瓢。

［性状］本品呈不规则形的片状或块状，长约 4 cm，皮厚 0.5～1.8。外表面灰黄色至淡棕黄色，光滑，质坚。内表面及切面黄白色至淡黄色，质较松软。体轻。气微，味淡。

［性味归经］甘，平。归肺、小肠经。

［功效主治］利水消肿。用于面目浮肿、腹水肿胀、脚气。

［用法用量］9～15 g，煎服。

（33）槐角。

［来源］豆科植物槐的干燥成熟果实。

［采收加工］冬季采收，除去杂质，干燥。

［习用名称］槐实。

［性状］槐角炭：本品多呈连珠状，有的已断裂，长 1～6 cm，膨大部分直径 0.6～1 cm。外表面棕褐色至黑色，皱缩，背缝线一侧深黄褐色带。内有棕褐色的扁椭圆形种子 1～6 粒，肾形，长约 8 mm；表面光滑，棕黑色，一侧有灰白色圆形种脐。质松脆。具焦香气，味苦。

［性味归经］苦，寒。归肝、大肠经。

［功效主治］清热泻火，凉血止血。用于肠热便血、痔肿出血、肝热头痛、眩晕目赤。

[用法用量] 6～9 g，煎服。

（34）蓖麻子。

[来源] 大戟科植物蓖麻的干燥成熟种子。

[采收加工] 秋季采摘成熟果实，晒干，除去果壳，收集种子。

[性状] 本品呈椭圆形或卵形，稍扁，长 0.9～1.8 cm，宽 0.5～1 cm。表面光滑，有灰白色与黑褐色或黄棕色与红棕色相间的花斑纹。一面较平，一面较隆起，较平的一面有 1 条隆起的种脊；一端有灰白色或浅棕色突起的种阜。种皮薄而脆。胚乳肥厚，白色，富油性，子叶 2 片。气微，味微苦辛。

[性味归经] 甘、辛，平；有毒。归肺、大肠经。

[功效主治] 泻下通滞，消肿拔毒。用于大便燥结，痈疽肿毒，喉痹，瘰疬。

[用法用量] 2～5 g，煎服。外用适量。

（35）蔓荆子。

[来源] 马鞭草科植物单叶蔓荆或蔓荆的干燥成熟果实。

[产地] 主产于山东、江西、浙江、福建等地。

[习用名称] 万金子。

[性状] 本品呈球形，直径 4～6 mm。表面灰黑色或黑褐色，被灰白色粉霜状茸毛，有纵向浅沟 4 条，顶端微凹，基部有灰白色宿萼及短果梗。萼长为果实的 1/3～2/3，5 齿裂，其中 2 裂较深，密被茸毛。体轻，质坚韧，不易破碎，横切面可见 4 室，每室有种子 1 枚。气特异而芳香，味淡、微辛。

炒蔓荆子：本品形如蔓荆子，表面黑色或黑褐色，基部有的可见留宿萼和短果梗。气特异而芳香，味淡、微辛。

[质量检查] 以粒大、饱满充实、无杂质者为佳。

[性味归经] 辛、苦，微寒。归膀胱、肝、胃经。

[功效主治] 疏散风热，清利头目。用于风热感冒头痛，齿龈肿痛，目赤多泪，目暗不明，头晕目眩。

[用法用量] 5～10 g，煎服或浸酒，并入丸散用。

三、茎木类中药饮片的识别

1. 鉴别要点

茎（藤）木类中药包括药用木本植物的茎和其木材部分以及草本植物的茎藤，用植物分类方法，茎（藤）木类中药分为茎类和木类。

茎类中药：有药用茎藤的，如大血藤、络石藤、忍冬藤、青风藤等；有药用茎枝的，如桂枝、桑寄生、桑枝等；有药用茎刺的，如皂角刺；有用茎的髓部，如灯芯草、通草等。药用草本植物的茎，则列入全草类中药。

木类中药：药用部位主要采用木本植物茎的形成层以内的各部分，通称为木材。其可分为边材和心材。边材含水分较多，颜色较浅，又称液材；心材由于蓄积了较多的挥发油和树脂类物质，颜色较深，质地亦较致密而重。木类中药大都采用心材部分。

在鉴别茎（藤）木类中药时应注意的特点有：

（1）应注意其形状、大小、粗细、表面、颜色、皱纹等。茎木类中药在观察时尚需注意其各个表面的纹理，如横切面上有无明显的年轮、射线的宽狭及密度、导管的管孔明显与否以及纵向切面木质纹理的色泽等。茎类中药的形状以圆柱形较多，也有扁圆柱形、方形的，草质茎表面多皱纹而形成纵向的凹沟纹，具有粗细不等的棱线，如天仙藤；木质藤本多扭曲不直，大小粗细不一，表面大多为棕黄色，少数显特殊的颜色，如鸡血藤为红紫色。未除去木栓层的茎藤尚可见深浅不一的纵横裂纹或栓皮剥落后的痕迹，皮孔大多可见。

（2）应注意其质地、折断面的鉴别。茎的断面有放射状的木质部与射线相同排列，习称"车轮纹""菊花心"等。中央有时尚可见髓部，有时常成空洞状。有些茎的木质部较发达，商品切成斜向横切片或不规则段片时，不易区分。

（3）应注意其气味的鉴别。如海风藤味苦，有辛辣感，青风藤味苦而无辛辣味，可以区别；木类药如降香、沉香等，气香。

2. 来源、采收加工、习用名称、产地、性状、质量检查、性味归经、功能主治、用法用量、使用注意

（1）土藁本。

［来源］伞形科植物旱芹的干燥老茎。

［采收加工］春秋二季采收，除去杂质，晒干。

［产地］主产于江苏、浙江等地。

［性状］本品为圆柱形而具棱角的段，直径 0.3～1 cm，段长 1 015 mm。外表面淡棕色，具多数突起的纵直粗棱，粗棱之间有细纵纹，有的可见互生的残留叶柄。切面呈多角形，黄白色，有髓或中空。质坚。气微，味淡。

［性味归经］甘，平。归膀胱经。

［功效主治］散风寒，止头痛。用于感冒头痛。又可用于降血压。

［用法用量］3～9 g，煎服；外用适量。

（2）功劳木。

［来源］小檗科植物阔叶大功劳或细叶十大功劳的干燥茎。

［采收加工］全年均可采收，切块片，干燥。

［产地］全国大部分地区均产。

［习用名称］十大功劳。

［性状］本品为类圆形的切片，直径1～2.5 cm。外表皮灰黄色至棕褐色，粗糙，松软，略具弹性，外皮易剥落。切面皮部窄，棕褐色，木部宽广，鲜黄色，可见数层同心环纹，并具紧密的放射状纹理，髓部色较深。质坚硬。气微，味苦。

［性味归经］苦，寒。归肝、胃、大肠经。

［功效主治］清热燥湿，泻火解毒。用于湿热泻痢、黄疸、目赤肿痛、胃火牙痛、疮疖、痈肿、痢疾。又可用于黄疸型肝炎。

［用法用量］9～15 g煎服；外用适量。

（3）石龙芮。

［来源］伞形科植物水芹的干燥老茎。

［采收加工］春秋二季采收，除去杂质，晒干。

［产地］主产于江苏、浙江等地。

［习用名称］水芹。

［性状］本品为略呈圆柱形的段状，有的已压扁，两端稍粗，直径2～6 mm。外表面褐绿色至棕褐色，具纵棱线7条，有的可见稍膨大的节及残留的叶鞘。切面灰黄色至淡棕色，棱线处可见点状筋脉，中空或有髓部。质稍坚韧。气微，味淡。

［性味归经］苦，平。

［功效主治］补阴，润燥，利关节。用于风寒湿痹、心腹邪气、阴气不足。

［用法用量］9～12 g，煎服。

（4）石楠藤。

［来源］蔷薇科植物石楠的干燥细枝。

［采收加工］夏秋二季采割，除去根、叶，晒干。

［产地］主产于福建、广东、湖北、浙江等地。

［习用名称］石南藤。

［性状］本品为类圆形的段状，直径2～6 mm。外表皮灰褐色至黑褐色，粗糙，具不规则纵皱纹，有的外皮已脱落，有的尚可见互生的叶痕。切面皮部窄，红棕色，木部淡红色，中央髓部淡棕红色。质坚硬。气微，味微涩。

［性味归经］辛、苦，平。归肝经。

［功效主治］祛风止痛。用于筋骨酸痛、跌扑伤痛。

［用法用量］9～15 g，煎服。

（5）接骨木。

［来源］忍冬科植物接骨木的干燥带叶茎枝。

［采收加工］9—10 月采收，砍取地上茎枝，晒干或鲜时加工切片。

［习用名称］扦扦活。

［产地］产于江苏、浙江等地，上海郊区也有栽培。

［性状］本品茎为圆形的切片，直径 0.4～1 cm，有时较破碎，外表皮淡黄色至绿褐色，具细纵皱纹及点状突起的皮孔，外皮易脱落，有的脱落处露出绿色部分。切面皮部狭窄，木部宽广，黄白色至淡黄色，髓部较大，淡黄棕色。叶多皱缩和破碎，暗绿色至褐绿色，展平后，可见叶缘有锯齿。质坚。气微，味微涩。

［质量检查］以身干、茎枝条匀者为佳。

［性味归经］甘、苦，平。归肝经。

［功效主治］祛风通络，活血止痛，利水消肿。用于风湿疼痛、跌扑损伤、水肿、小便不利。

［用法用量］9～15 g，煎服。

（6）忍冬藤。

［来源］忍冬科植物忍冬的干燥茎枝。

［采收加工］秋、冬二季采割，晒干。

［习用名称］金银藤、银花藤。

［性状］本品为类圆形的段状，直径 1.5～6 mm，有残叶。外皮棕红色至暗棕色，有的灰绿色，光滑或被毛茸，有的可见节及叶痕；外皮易脱落。切面黄白色至淡黄色，木部有多列同心环状排列的细孔，中央有髓（老枝）或中空（嫩枝）。质脆。气微，老枝味微苦，嫩枝味淡。

［性味归经］甘，寒。归肺、胃经。

［功效主治］清热解毒，疏风通络。用于温病发热、热毒血痢、痈肿疮疡、风湿热痹、关节红肿热痛。

［用法用量］9～30 g，煎服。

（7）香樟木。

［来源］樟科植物樟的干燥木材。

［产地］产于江西、浙江、福建、湖南等南方地区。

［性状］本品为不规则形的片或丝条，片宽约至 2 cm。淡黄棕色至淡红棕色。横切面可见细密小孔。质坚硬。气香特异，味微辛。

［性味归经］辛，温。归肝、脾、肺经。

[功效主治] 祛风湿，行气血。用于心腹胀痛、痛风、疥癣、跌扑损伤、皮肤瘙痒等证。

[用法用量] 3～9 g，煎服；外用适量。

(8) 通草。

[来源] 五加科植物通脱木的干燥茎髓。

[采收加工] 秋季剖取茎，截成段，趁鲜取出髓部，理直，晒干。

[习用名称] 川通草、方通草、丝通草。

[产地] 主产于贵州、四川、广西等地。

[性状] 本品为圆柱形的短段，直径1～2 cm。外表面白色至黄白色，具浅纵沟纹。切面平坦，白色，略具光泽，中空或有半透明的薄膜。纵切面中间可见多层阶梯状的薄膜。体轻，质软，稍有弹性。气微，味淡。

[性味归经] 甘、淡，微寒。归肺、胃经。

[功效主治] 清热利尿，通气下乳。用于湿热淋证，水肿尿少，乳汁不下。

[用法用量] 3～5 g，煎服。

[注意] 孕妇慎用。

(9) 槲寄生。

[来源] 桑寄生科植物槲寄生的干燥带叶茎枝。

[采收加工] 冬季至次春采割，除去粗茎，切段，干燥，或蒸后干燥。

[习用名称] 北寄生、杜寄生、寄生。

[产地] 主产于东北、华北、华中地区。

[性状] 本品呈不规则的厚片。茎外皮黄绿色、黄棕色或棕褐色。切面皮部黄色，木部浅黄色，有放射状纹理，髓部常偏向一边。叶片黄绿色或黄棕色，全缘，有细皱纹；革质。气微，味微苦，嚼之有黏性。

[性味归经] 苦、甘，平。归肝、肾经。

[功效主治] 祛风湿，补肝肾，强筋骨，安胎元。用于风湿痹痛，腰膝酸软，筋骨无力，崩漏经多，妊娠漏血，胎动不安，头晕目眩。

[用法用量] 9～15 g，煎服。

(10) 瘪竹。

[来源] 禾本科刚竹属数种植物枯死的幼竹茎秆。

[习用名称] 仙人杖、枯瘪竹。

[性状] 本品呈段状。类圆形而压扁，中空，直径1.5～3 cm。外表皮淡棕黄色，具细纵棱线，并有密集的灰黑色至黑色斑点。内表皮黄白色，较光滑。切面有数个小孔集成

的无数小点。质坚硬。气微，味淡。

[性味归经] 咸，平。归胃、小肠经。

[功效主治] 止吐，消肿。用于反胃呕吐、脚气水肿。

[用法用量] 9～15 g，煎服。

（11）藿香梗。

[来源] 唇形科植物藿香的新鲜或干燥老茎。

[习用名称] 土藿梗、藿梗。

[性状] 鲜藿香梗：本品呈方柱形，长短不一，具对生分枝，直径 7 mm 以上。外表面鲜绿色，具纵棱线，四面中央略凹陷。切面白色，周边及四棱角处淡绿色，中空。质稍坚。气香特异，味淡。

干藿香梗：本品为方柱形的短段，直径 6 mm 以上。外表面淡黄绿色至淡褐绿色，具纵棱线。四面中央略凹陷，有的尚可见对生的分枝。切面白色，中空。质坚。气微香特异，味淡。

[性味归经] 辛，微温。归肝、胃、肺经。

[功效主治] 理气宽中，化湿浊。用于胸闷呕吐、胃呆苔腻。

[用法用量] 6～12 g，煎服。

四、皮类中药饮片的识别

1. 鉴别要点

皮类中药来源于裸子植物和被子植物（其中主要是木本双子叶植物）的茎干、枝和根的形成层以外部分。人们常将此部分称为"树皮"。但它的含义不同于植物学中所指的皮层。它由内向外包括次生和初生韧皮部、皮层和周皮等部分。皮类中药大多为木本植物茎干的皮，少数为根皮或枝皮。

鉴别皮类中药时要仔细注意以下几点：

（1）形状。由粗大老树上剥的皮，大多粗大而厚，呈长条状，枝皮则呈细条状，根皮多数呈短片状或短小筒状。皮类药材由于采皮剥离和皮在干燥时收缩程度而呈各种不同弯曲状态：

1）平坦。皮片呈板片状，较平整，如杜仲、黄檗等。

2）弯曲状。皮片多数横向向内表面略弯曲，皮的外层呈凹陷状，如石榴树皮。

3）槽状或半管状。皮片两边向内弯曲呈半圆形。

4）管（筒）状。皮片向内弯曲度较大，以致两侧相接近成管状，常见于加工时用抽心法抽去木质部的皮类中药，如牡丹皮。

5）单卷状。皮片向内面弯曲，以致两侧重叠，如肉桂。

6）双卷筒状。皮片两侧各自向内面卷成筒状，如厚朴。

7）复卷筒状。几个单卷或双卷的皮重叠在一起呈筒状，如锡兰桂皮。

（2）外表面。指皮的外侧。通常为木栓层，外表颜色多为灰黑色、灰褐色、棕褐色或棕黄色等，有的树干皮片外表面常有斑片状的地衣、苔藓等物附生，呈现不同颜色等。有的外表面常有片状剥离的落皮层和纵横深浅不同的裂纹，有时亦有各种形状的突起物而使树皮表面显出不同程度的粗糙；多数树皮尚可见到皮孔，通常是横向的，也有纵向延长的，皮孔的边缘略突起，中央略向下凹，皮孔的颜色和皮孔分布的密度常是鉴别皮类的特征之一；少数枝干皮上有刺，如红毛五加皮，或有钉状物，如海桐皮，亦是皮类中药具有鉴别意义的中药特征。除去木栓层或部分刮去木栓层的皮片表面常较光滑，如桑白皮、川黄檗、刮丹皮等。

（3）内表面。一般较外表面色浅、平滑或粗细不等的纵向皱纹，纹理粗细程度常因树种而异；也有内表面显网状皱纹或平滑坚硬，如秦皮。少数树皮尚留有少量的木质部。

（4）断面。皮类中药横向折断面的特征和皮的各部组织的组成和排列方式有密切关系，因此，断面是皮类中药的鉴别特征，折断面的特征主要有：

1）平坦。组织中富有薄壁组织而无纤维束的皮，折断面较平坦，无显著突起物，如牡丹皮。

2）颗粒状。组织中富有石细胞群的皮，折断面常呈颗粒状突起，如肉桂。

3）纤维状。组织中富含纤维的皮，折断面多显细的纤维状物或刺状物突出，如桑白皮、合欢皮。

4）层状。有的皮组织构造中的纤维束和薄壁组织成环带状间隔排列，折断时裂面形成明显的层片状，如苦楝皮等。

有些皮的断面外层较平坦或呈颗粒状，内层显纤维状，说明纤维主要存在于韧皮部，如厚朴。有的皮类中药在折断时有胶质丝状物相连，如杜仲。亦有些皮在折断时有粉尘出现，这些皮的组织均较疏松，含有较多的淀粉，如白鲜皮。

（5）大小。要注意皮的长度、宽度、厚度，一般树皮大而厚，枝皮、根皮小而薄。

（6）质地。根据树皮的厚薄及纤维层的不同确定是否易折断。

（7）气味。气味也是鉴别中药的方法，它和皮中所含成分有密切关系，各种皮的外形有时很相似，但其气味却完全不同。如相加皮和地骨皮，前者有特殊香气，味苦而有刺激感，后者气味均较微弱；肉桂与桂皮外形亦较相似，但肉桂味甜而微辛，桂皮则味辛辣而凉。

2. 来源、采收加工、产地、性状、质量检查、性味归经、功能主治、用法用量

（1）土荆皮。

［来源］松科植物金钱松的干燥根皮或近根树皮。

［采收加工］夏季剥取，晒干。

［习用名称］土槿皮。

［产地］主产于浙江、安徽、江苏等地。

［性状］本品呈条片状或卷筒状。外表面灰黄色，有时可见灰白色横向皮孔样突起。内表面黄棕色至红棕色，具细纵纹。切面淡红棕色至红棕色，有时可见有细小白色结晶，可层层剥离。气微，味苦而涩。

［质量检查］以身干、皮张整齐、色红褐者为佳。

［性味归经］辛，温；有毒。归肺、脾经。

［功效主治］杀虫，止痒。用于疥癣瘙痒。

［用法用量］外用适量，醋浸或酒浸涂擦，或研末调涂患处。

（2）木槿皮。

［来源］锦葵科植物木槿的干燥树皮。

［采收加工］清明至立秋采收。将树枝砍下，剥皮晒干。

［习用名称］川槿皮、白槿皮。

［产地］主产于湖北、安徽、浙江，以湖北、安徽产量较大。

［性状］本品为卷筒状或稍弯曲的细条形，长短不一，长者约 4 cm，宽约 3 mm，皮厚 1～3 mm。外表皮淡灰黄色至灰褐色或褐绿色，具不规则纵沟纹。内表面较平坦，黄白色至淡黄色，具纵直纹。切面黄白色至淡黄色。质坚韧。气微，味微涩。

［质量检查］以身干、完整、外表面青灰白色、质韧者为佳。

［性味归经］甘、苦，凉。归大肠、肝、脾经。

［功效主治］清热，利湿，解毒，止痒。用于肠风泻血、痢疾、脱肛、白带、疥癣、痔疮。

［用法用量］3～9 g，煎服；外用适量。

（3）官桂。

［来源］樟科植物肉桂的干燥枝皮。

［性状］本品呈不规则形的块片，稍卷曲，长约 3 cm，皮厚 1～2 mm。外表皮灰绿色或黄棕色至暗棕色，略粗糙，具突起的疤及裂隙。内表面棕色至暗棕色，较平滑，具细纵皱纹。断面黄棕色至棕色，有的可分内外两层，其间有 1 条浅色的线带。质坚脆。气香特异，味甜、辣。

［性味归经］辛、甘，大热。归肾、脾、心、肝经。

［功效主治］与肉桂相似，而力较弱。

［用法用量］3～5 g。

官桂的"采收加工""产地""性味归经""功能与主治"和"使用注意"与肉桂相似。

（4）紫荆皮。

［来源］木兰科植物南五味子的干燥根皮。

［采收加工］挖取后，剥下根皮，晒干即可。

［习用名称］紫金皮。

［产地］主产于四川、湖北、河南等地。

［性状］本品呈卷筒状、槽状或不规则的块片，长短不一，长者约 4 cm，直径 0.5～1.5 cm，皮厚 1.5～3 mm。外表皮红棕色至暗棕色或表面略带灰黄色，粗糙，具纵横裂纹及须根痕。内表面黄棕色至棕色，具纵纹。质坚脆，易折断，断面黄棕色至棕色，有呈睫毛状伸出的纤维。气微，味苦、辛。

［质量检查］以身干、根条长、皮厚、质坚实者为佳。

［性味归经］苦，平。归肝、脾、胃经。

［功效主治］活血，消肿，解毒。用于外疡痈肿、疮毒、蛇虫咬伤、跌扑伤痛。

［用法用量］3～9 g，煎服；外用适量，研末调敷患处。

五、叶类中药饮片的识别

1. 鉴别要点

叶类中药多数是完整而已成长的干燥叶，也有只用嫩叶的，如苦竹叶。大多为单叶，仅少数是用复叶的小叶，如番泻叶。有时带有部分嫩枝，如侧柏叶等，因其药用部分主要是叶，所以归属为叶类中药。叶类中药的鉴定应注意以下几个方面：

（1）仔细观察叶子的状态是完整的还是破碎的，是单叶还是复叶的小叶片，有无茎枝或叶轴，是平坦的还是皱缩的，在鉴定时要选择具有代表性的样品来观察。

（2）观察叶类中药特征时，应将其浸泡在水中使其湿润并展开后才能识别。一般应注意叶的形状，如卵圆形、披针形等；长度和宽度；叶端、叶缘及叶基的情况；叶片的质地和上、下表面的色泽及有无毛茸和腺点，叶脉的凹凸和分布情况；叶柄有无及其长短；叶翼、叶轴及茎枝的有无；叶片的气味等。

（3）借助放大镜观察叶片的表面特征，应仔细观察叶的上、下表面的毛茸、腺点、腺鳞等。此外，还应注意有无叶鞘及托叶，叶柄平直、槽状和扭曲情况。

2. 来源、采收加工、产地、性状、质量检查、性味归经、功能主治、用法用量

石楠叶。

[来源] 蔷薇科植物石楠的干燥叶。

[习用名称] 石南叶。

[性状] 本品呈丝条状，长 3～5 cm。平坦，革质。上表面绿棕色至灰棕色。下表面黄棕色至红棕色，主脉突起，侧脉较密而明显，叶缘有尖锯齿。质脆。气微，味微苦、涩。

[性味] 辛、苦，平；有小毒。

[功效主治] 祛风，通络，益肾。用于风湿痹痛、腰背酸痛、足膝无力、偏头痛。

[用法用量] 3～9 g，煎服。

六、花类中药饮片的识别

1. 鉴别要点

花类中药鉴别时应注意：

（1）花类中药包括完整的花、花序或花的某一部分。完整的花有的是已开放的，如洋金花、红花；有的需采集尚未开放的花蕾，如辛夷、丁香、金银花、槐米。药用花序亦有的是采收未开放的，如头状花序款冬花；有的要采收已开放的，如菊花、旋复花；而夏枯草采收的是带花的果穗。药用仅为花的某一部分的，如莲须系雄蕊，玉米须系花柱，西红花系柱头，松花粉、蒲黄等则为花粉粒等。

（2）花类中药由于经过采制、干燥，因此常干缩、破碎而改变了形状，常见的有圆锥状、棒状、团簇状、丝状、粉末状等；如果花序或花很小，肉眼不易辨认清楚，需将干燥药材先放入水中浸泡后，再行解剖并借助于放大镜、解剖镜观察清楚。

（3）虽然花类中药的颜色、气味在新鲜时比较容易区别，但颜色和气味仍然是鉴别干燥花类中药的主要方法。

（4）鉴别时，以花朵入药者，要注意观察萼片、雄蕊和雌蕊的数目及其着生位置、形状、颜色、被毛与否、气味等；如以花序入药，除单朵花的观察外，需注意花类类别、总苞片或苞片。菊科植物还需观察花序托的形状、有无被毛等。

2. 来源、采收加工、产地、性状、质量检查、性味归经、功能主治、用法用量、使用注意

（1）合欢花。

[来源] 豆科植物合欢的干燥花序或花蕾。前者习称"合欢花"，后者习称"合欢米"。

[采收加工] 夏季花开放时择晴天采收或花蕾形成时采收，及时晒干。

[习用名称] 合欢花、夜合米、夜合花。

[性状] **合欢花** 头状花序，皱缩成团。总花梗长 3～4 cm，有时与花序脱离，黄绿色，有纵纹，被稀疏毛茸。花全体密被毛茸，细长而弯曲，长 0.7～1 cm，淡黄色至黄褐色，无花梗或几无花梗。花萼筒状，先端有 5 小齿；花冠筒长约为萼筒的 2 倍，先端 5 裂，裂片披针形；雄蕊多数，花丝细长，黄棕色至黄褐色，下部合生，上部分离，伸出花冠筒外。气微香，味淡。

合欢米 呈棒槌状，长 2～6 mm，膨大部分直径约 2 mm，淡黄色或黄褐色，全体被毛茸，花梗极短或无。花萼筒状，先端有 5 小齿；花冠未开放；雄蕊多数，细长并弯曲，基部连合，包于花冠内。气微香，味淡。

[性味归经] 甘，平。归肝、心经。

[功效主治] 解郁安神。用于心神不安，忧郁失眠。

[用法用量] 5～10 g，煎服。

（2）松花粉。

[来源] 松科植物马尾松、油松或同属数种植物的干燥花粉。

[采收加工] 春季花刚开时，采摘花穗，晒干，收集花粉，除去杂质。

[习用名称] 松花。

[产地] 马尾松主产于长江流域各省区；油松主产于东北、华北和西北各省区，山东亦有栽培。

[性状] 本品为淡黄色的细粉。体轻，易飞扬，手捻有滑润感。气微，味淡。

[性味归经] 甘，温。归肝、脾经。

[功效主治] 收敛止血，燥湿敛疮。用于外伤出血，湿疹，黄水疮，皮肤糜烂，脓水淋漓。

[用法用量] 外用适量，撒敷患处。

（3）茅针花。

[来源] 禾本科植物白茅的干燥花穗。

[采收加工] 花未开放时采摘下，晒干。

[习用名称] 白茅花。

[产地] 全国大部分地区均产。

[性状]

1）茅针花

本品为略呈圆柱形的长段或绒团。花序轴纤细，黄白色。花序轴上小穗成对排列，一长一短；小穗披针形，每穗含花 1 朵，颖片 3 枚，基部密生白色丝状长柔毛，长 1～1.5 cm，顶端具柱头裂成 2 枚，羽毛状，棕褐色，丝状毛中有散落的黄色花药，长约 3 mm。体轻，质柔软。气微，味淡。

2）茅针花炭

本品呈绒团状。棕褐色至黑褐色。长柔毛略具光泽。花序轴纤细，黑色。体轻，质柔软。具焦香气，味微苦。

［性味归经］甘，寒。

［功效主治］止血。用于咯血、鼻血。本品炒炭增强止血作用。

［用法用量］3～9 g，煎服。

（4）厚朴花。

［来源］木兰科植物厚朴或凹叶厚朴的干燥花蕾。

［采收加工］春季花未开放时采摘，稍蒸后，晒干或低温干燥。

［习用名称］川朴花。

［产地］主产于四川、湖北、浙江、江西等地，安徽、福建、陕西、甘肃、贵州、云南等地亦产。多为栽培。

［性状］本品呈长圆锥形，长 4～7 cm，基部直径 0.5～2.5 cm。红棕色至棕褐色。花被多为 12 片，肉质，外层的呈长方倒卵形，内层的呈匙形。雄蕊多数，花药条形，淡黄棕色，花丝宽而短。心皮多数，分离，螺旋状排列于圆锥形的花托上。花梗长 0.5～2 cm，密被灰黄色绒毛，偶无毛。质脆，易破碎。气香，味淡。

［质量检查］以花蕾大、未开放、内瓣紧密、无枝梗杂质者为佳。

［性味归经］苦，微温。归脾、胃经。

［功效主治］芳香化湿，理气宽中。用于脾胃湿阻气滞，胸脘痞闷胀满，纳谷不香。

［用法用量］3～9 g，煎服。

（5）密蒙花。

［来源］马钱科植物密蒙花的干燥花蕾及其花序。

［采收加工］春季花未开放时采收，除去杂质，晒干。

［习用名称］蒙花。

［产地］主产于湖北、四川、河南、陕西、云南等地。

［性状］本品多为花蕾密聚的花序小分枝，呈不规则圆锥状，长 1.5～3 cm。表面灰黄色或棕黄色，密被茸毛。花蕾呈短棒状，上端略大，长 0.3～1 cm，直径 0.1～0.2 cm；花萼钟状，先端 4 齿裂；花冠筒状，与萼等长或稍长，先端 4 裂，裂片卵形；雄蕊 4，着生在花冠管中部。质柔软。气微香，味微苦、辛。

［质量检查］以干燥、花序大而紧密、色灰白、花茎短、无杂质者为佳。

[性味归经] 甘，微寒。归肝经。

[功效主治] 清热泻火，养肝明目，退翳。用于目赤肿痛，多泪羞明，目生翳膜，肝虚目暗，视物昏花。

[用法用量] 3～9 g，煎服。

（6）葛花。

[来源] 豆科植物野葛或甘葛藤未完全开放的干燥花。

[采收加工] 立秋后花未全开放时采收。

[产地] 主产于湖南、河南、广东、浙江、四川等地。

[性状] 本品呈不规则扁长形或扁肾形，长 5～15 mm，宽 2～6 mm。花萼钟状，灰绿色，萼齿5，其中2齿合生，被白色或黄色绒毛。花瓣5枚，淡棕色，紫红色或蓝紫色。雄蕊 10 枚，其中9枚连合，雄蕊细长，微弯曲。气微，味淡。

[质量检查] 以干燥，花紧密，色绿，无梗叶、杂质者为佳。

[性味归经] 甘，平。归脾、胃经。

[功效主治] 解酒醒脾，清湿热。用于饮酒过度，或发热烦渴，不思饮食，湿热便血。

[用法用量] 3～9 g，煎服。

（7）蒲黄。

[来源] 香蒲科植物水烛香蒲、东方香蒲或同属植物的干燥花粉。

[采收加工] 夏季采收蒲棒上部的黄色雄花序，晒干后碾轧，筛取花粉。剪取雄花后，晒干，成为带有雄花的花粉，即为草蒲黄。再经细筛，所得纯花粉，习称"蒲黄"。

[产地] 主产于江苏、浙江、山东、安徽、湖北等地。

[性状]

1）生蒲黄

本品为鲜黄色极细的粉末。放入水中则漂浮水面。手捻之有滑腻感。质轻。气微，味淡。

2）蒲黄炭

本品为黑褐色粉末和短丝状物。用手捻之较粗糙。质轻。具焦香气，味微苦。

[质量检查] 以纯净、粉细、色鲜黄、滑腻感强者为佳。

[性味归经] 甘，平。归肝、心包经。

[功效主治] 止血，化瘀，通淋。用于吐血，衄血，咯血，崩漏，外伤出血，经闭痛经，脘腹刺痛，胸腹刺痛，跌扑肿痛，血淋涩痛。

[用法用量] 5～10 g，包煎。外用适量，敷患处。

[使用注意] 孕妇慎用。

（8）槐米。

[来源] 豆科植物槐的干燥花及花蕾。

[采收加工] 夏季花开放或花蕾形成时采收，及时干燥，除去枝、梗及杂质。前者习称"槐花"，后者习称"槐米"。

[产地] 主产于辽宁、河北、河南、山东、安徽及江苏等地。

[性状]

1）槐花

皱缩而卷曲，花瓣多散落。完整者花萼钟状，黄绿色，先端5浅裂；花瓣5，黄色或黄白色，1片较大，近圆形，先端微凹，其余4片长圆形。雄蕊10，其中9个基部连合，花丝细长。雌蕊圆柱形，弯曲。体轻。气微，味微苦。

2）槐米

本品略呈长卵形，基部稍弯，长2～6 mm，直径约2 mm，黄绿色，花柄短。花萼钟状，外表面凹凸不平，先端5裂，基部有数条纵纹。花冠未开放，花瓣5枚，分离。雄蕊10枚，不等长，质松，捻之即碎。气微，味微苦涩。

3）槐米炭

本品表面焦褐色，内棕褐色。质脆疏松。具焦香气，味苦。

[质量检查] 以干燥，微开放，整齐不碎，色浅黄，无梗叶、杂质者为佳。

[性味归经] 苦，微寒。归肝、大肠经。

[功效主治] 凉血止血，清肝泻火。用于便血，痔血，血痢，崩漏，吐血，衄血，肝热目赤，头痛眩晕。本品生用又可用于高血压，炒炭多用于止血。

[用法用量] 5～9 g，煎服。

（9）蜡梅花。

[来源] 蜡梅科植物蜡梅的干燥花蕾。

[采收加工] 当花将开放时采其花蕾，选晴天可采。采下后即用竹匾摊开，再用文火烘干即可。

[习用名称] 腊梅花。

[产地] 各地均有栽培，以江苏苏州及上海市郊产量较多。

[性状] 本品呈类圆形、长圆形或卵形，长1～1.5，直径4～8 mm。黄棕色，下部被有多数略呈三角形的膜质鳞片。花被片多数，略呈卵状椭圆形，叠合作花芽状，黄色至淡棕黄色，内层较短，有紫色条纹，有微毛。质软。气香，味微甜而后苦，稍有油腻感。

[质量检查] 以身干、朵大而饱满、色黄鲜艳、待开放者为佳。

[性味归经] 甘，微苦。归肺、胃经。

［功效主治］解暑，生津，止咳。用于热病烦渴、胸闷、咳嗽、百日咳，外治烫伤、火伤。

［用法用量］3～5 g，煎服；外用适量，浸油涂。

七、全草类中药饮片的识别

1. 鉴别要点

全草类中药是指可供药用的草本植物的全植物体或其地上部分。由于草类经干燥后变化较大，给鉴别带来一定难度，在鉴别时要注意：

（1）全草类中药中，有的是带根或根茎的全株，如细辛、蒲公英等；有的是地上部分的茎叶，如淫羊藿、广藿香等；有的是带有花或果实的地上部分，如荆芥、老鹳草等；也有个别是小灌木的幼枝梢，如麻黄，或草本植物地上部分草质茎，如石斛，按习惯也列入全草类。

（2）全草类中药主要是由草本植物的全株或地上的某些器官直接干燥而成的，因此，依靠原植物分类的鉴定更为重要，原植物的特征一般反映了药材性状的特征。

（3）将干燥药材先放入水中浸泡后，再行解剖并借助于放大镜、解剖镜观察清楚。

2. 来源、采收加工、产地、性状、质量检查、性味归经、功能主治、用法用量、使用注意

（1）天仙藤。

［来源］马兜铃科植物马兜铃或北马兜铃的干燥地上部分。

［采收加工］秋季采割，除去杂质，晒干。

［习用名称］马兜铃藤、青木香藤。

［性状］本品茎呈细长圆柱形，略扭曲，直径 1～3 mm；表面黄绿色或淡黄褐色，有纵棱及节，节间不等长；质脆，易折断，断面有数个大小不等的维管束。叶互生，多皱缩、破碎，完整叶片展平后呈三角状狭卵形或三角状宽卵形，基部心形，暗绿色或淡黄褐色，基生叶脉明显，叶柄细长。气清香，味淡。

［性味归经］苦，温。归肝、脾、肾经。

［功效主治］行气活血，通络止痛。用于脘腹刺痛，风湿痹痛。

［用法用量］3～6 g，煎服。

［使用注意］本品马兜铃酸，可引起肾脏损害等不良反应；儿童及老年人慎用；孕妇、婴幼儿及肾功能不全者禁用。

（2）车前草。

［来源］车前科植物车前或平车前的干燥全草。

［采收加工］夏季采挖，除去泥沙，晒干。

［产地］车前产于全国各地；平车前主产于东北、华北及西北等地。

［性状］

1）车前

根丛生，须状。叶基生，具长柄；叶片皱缩，展平后呈卵状椭圆形或宽卵形，长6～13 cm，宽2.5～8 cm表面灰绿色或污绿色，具明显弧形脉5～7条；先端钝或短尖，基部宽楔形，全缘或有不规则波状浅齿。穗状花序数条，花茎长。蒴果盖裂，萼宿存。气微香，味微苦。

2）平车前

主根直而长。叶片较狭，长椭圆形或椭圆状披针形，长5～14 cm，宽2～3 cm。

［性味归经］甘，寒。归肝、肾、肺、小肠经。

［功效主治］清热利尿，祛痰，凉血，解毒。用于热淋涩痛，水肿尿少，暑湿泻痢，痰热咳嗽，吐血衄血，痈肿疮毒。

［用法用量］9～30 g，煎服。

（3）石见穿。

［来源］唇形科植物华鼠尾带花、果的干燥地上部分。

［采收加工］秋季开花时采收，晒干。

［产地］主产于江苏、浙江，安徽亦产。

［习用名称］紫参。

［性状］本品呈段状。茎方柱形，直径1～4 mm，外表面灰绿色或紫棕色，被白色柔毛，有的具对生叶痕或枝；切面黄白色，中空或有髓部。叶已切断，多皱缩和破碎，暗绿色，展平后，叶缘有钝锯齿，两面被白色柔毛。花萼钟状，唇形，长约5 mm，紫红色或棕黄色，外面脉上有毛，内面后部有长柔毛，花冠多脱落。果实细小，卵圆形，长约1 mm，棕褐色。质稍坚。气微，味微苦、微涩。

［性味归经］苦、辛，平。归肝、脾经。

［功效主治］清热解毒，活血，理气，止痛。用于脘胁胀痛，噎膈，痈肿，瘰疬。

［用法用量］9～15 g，煎服。

（4）竹叶地丁草。

［来源］远志科植物瓜子金稍带花、果的干燥全草。

［采收加工］春、夏、秋季采挖，除去泥沙，晒干。

［习用名称］瓜子金。

［性状］本品呈段状。根圆柱形而弯曲，具分枝或带须根，直径1～4 mm；外表面黄

褐色，具纵皱纹，切面黄白色。茎呈细圆柱形，直径约 1 mm；表面灰绿色或褐棕色，具细纵皱纹，被短柔毛，有的可见互生叶痕，切面黄白色，中空。叶多已切断，稍厚，完整者呈卵形或卵状披针形，长 1.2～3 cm，宽 0.5～1 cm，灰绿色至黄绿色，顶端渐尖，全缘，边缘反卷；叶柄短。花、果少，花多皱缩，蒴果实近圆形而扁，长约 6 mm，宽约 7 mm，顶端略凹，边缘具较宽翅，内有黑色种子 2 粒。种子卵形，长约 2.5 mm，被毛。质稍坚。气微，味微苦、略麻舌。

［性味归经］辛、苦，平。

［功效主治］祛痰止咳，活血消肿，解毒止痛。用于咳嗽痰多，咽喉肿痛、跌扑损伤、疔疮疖肿、毒蛇咬伤。

［用法用量］9～15 g，煎服；外用适量。

（5）白花蛇舌草。

［来源］茜草科植物白花蛇舌草干燥带花、果的全草。

［采收加工］夏秋二季采收全草，洗净，晒干或鲜用。

［产地］长江以南各省均产。

［性状］本品呈段状。根纤细而弯曲，须状，棕褐色。茎棱柱形，已压扁，宽 0.5～1.5 mm；外表面暗褐色至黑褐色，具纵棱线及叶痕或枝痕。切面中央可见髓。叶对生，具短柄或无柄，多卷曲和破碎，完整者细条性，宽约 2 mm，暗褐色至黑褐色，顶端渐尖，并可见膜质托叶。花单生或对生于叶腋，具花柄。果实扁球形，直径 2～3 mm，淡褐色，可见宿存萼片，种子众多，如细沙状，棕黄色至棕褐色。质脆。气微；味淡。

［质量检查］以身干、色绿、带果实、无杂质者为佳。

［性味归经］甘、淡，凉。归心、肺、肝、大肠经。

［功效主治］清热解毒，消肿利尿。用于肠痈，疮疡肿痛，小便淋沥涩痛，毒蛇咬伤，肿瘤。

［用法用量］9～15 g，煎服；外用适量。

（6）半枝莲。

［来源］唇形科植物半枝莲的干燥全草。

［采收加工］夏、秋二季茎叶茂盛时采挖，洗净，晒干。

［习用名称］并头草。

［产地］产于浙江、江苏、安徽、江西等地。

［性状］本品呈段状。根纤细。茎方柱形，直径 1～2 mm，外表面棕绿色或紫棕色，有的可见对生的叶痕或枝；切面黄白色，中空。叶多皱缩和破碎，暗绿色，展平后，完整者呈三角状卵形，边缘具少数钝齿。花冠灰黄褐色，二唇形，密被柔毛，大多已脱落，宿

存花萼闭合或已开裂成 2 片，一片略呈头盔状，一片略呈匙形，淡黄色至淡棕黄色，内含类球形果实 4 枚。果实细小，直径约 1 mm，黑色，具小疣状突起。质稍坚。气微，味微苦。

[质量检查] 以身干、叶绿、根黄、无泥杂者为佳。

[性味归经] 辛、苦，寒。归肺、肝、肾经。

[功效主治] 解毒消肿，化瘀利尿。用于疔疮肿毒，蛇虫咬伤，咽喉肿痛，跌扑伤痛，水肿，黄疸。

[用法用量] 15～30 g，鲜品 30～60 g；煎服。外用适量。

（7）地锦草。

[来源] 大戟科植物地锦或斑地锦的干燥全草。

[采收加工] 夏秋二季采收，除去杂质，晒干。

[产地] 除广东、广西外，全国各地均产。

[性状]

1）地锦

常皱缩卷曲，根细小。茎细，呈叉状分枝，表面带紫红色，光滑无毛或疏生白色细柔毛；质脆，易折断，断面黄白色，中空。单叶对生，具淡红色短柄或几无柄；叶片多皱缩或已脱落，展平后呈长椭圆形，长 5～10 mm，宽 4～6 mm；绿色或带紫红色，通常无毛或疏生细柔毛；先端钝圆，基部偏斜，边缘具小锯齿或呈微波状。杯状聚伞花序腋生，细小。蒴果三棱状球形，表面光滑。种子细小，卵形，褐色。气微，味微涩。

2）斑地锦

叶上表面具红斑，蒴果被稀疏白色短柔毛。

[性味归经] 辛，平。归肝、大肠经。

[功效主治] 清热解毒，凉血止血，利湿退黄。用于痢疾，泄泻，咯血，尿血，便血，崩漏，疮疖痈肿，湿热黄疸。

[用法用量] 9～20 g，煎服。外用适量。

（8）老鹳草。

[来源] 牻牛儿苗科植物牻牛儿苗、老鹳草或野老鹳草的干燥地上部分，前者习称"长嘴老鹳草"，后两者习称"短嘴老鹳草"。

[采收加工] 夏秋二季果实近成熟时采割，捆成把，晒干。

[产地] 主产于河北、山东。

[性状]

1）长嘴老鹳草

茎长 30～50 cm，直径 0.3～0.7 cm，多分枝，节膨大。表面灰绿色或带紫色，有纵沟纹及稀疏茸毛。质脆，断面黄白色，有的中空。叶对生，具细长叶柄；叶片卷曲皱缩，质脆易碎，完整者为二回羽状深裂，裂片披针线形。果实长圆形，长 0.5～1 cm。宿存花柱长 2.5～4 cm，形似鹳喙，有的裂成 5 瓣，呈螺旋形卷曲。气微，味淡。

2）短嘴老鹳草

茎较细，略短。叶片圆形，3 或 5 深裂，裂片较宽，边缘具缺刻。果实球形，长 0.3～0.5 cm。花柱长 1～1.5 cm，有的 5 裂向上卷曲呈伞形。野老鹳草叶片掌状 5～7 深裂，裂片条形，每裂片又 3～5 深裂。

[质量检查] 以身干，色灰绿，叶、花、果实多，无杂质者为佳。

[性味归经] 苦、辛，平。归肝、肾、脾经。

[功效主治] 祛风湿，通经络，止泻痢。用于风湿痹痛，麻木拘挛，筋骨酸痛，泄泻痢疾。

[用法用量] 9～15 g，煎服。

（9）刘寄奴。

[来源] 菊科植物奇蒿稍带花、果的干燥地上部分。

[采收加工] 秋季开花或结果时采收全草，晒干。

[习用名称] 奇蒿、化食丹。

[产地] 主产于浙江、江苏、江西等地。

[性状] 本品呈段状。茎圆柱形，直径 1.5～5 mm，外表面棕绿色或紫棕色，具纵棱，有的可见互生叶痕；切面黄白色，有白色髓部。叶已切断，多皱缩和破碎，暗绿色至棕绿色，具稀疏毛，展平后，可见边缘有尖锯齿。头状花序密集于花枝，长约 3 mm，淡黄绿色至淡棕黄色，果实微小，细长，长约 1 mm。质稍坚。气香特异，味微苦。

[质量检查] 以身干、枝叶多、气香者为佳。

[性味] 苦，温。

[功效主治] 祛瘀通经疗伤，消化积食。用于血滞经闭，产后瘀痛，跌扑损伤，食积停滞，脘腹胀痛。

[用法用量] 3～9 g，煎服。

（10）菥蓂。

[来源] 十字花科植物菥蓂的干燥地上部分。

[采收加工] 夏季果实成熟时采割，除去杂质，干燥。

[习用名称] 苏败酱。

[产地] 主产于四川、江西、福建等地。

［性状］本品呈段状。茎呈圆柱形，直径 0.2～0.5 cm；表面黄绿色或灰黄色，有细纵棱线；质脆，易折断，断面髓部白色，叶互生，披针形，基部叶多为倒披针形，多脱落。总状果序生于茎枝顶端和叶腋，果实卵圆形而扁平，直径 0.5～1.3 cm；表面灰黄色或灰绿色，中心略隆起，边缘有翅，宽约 0.2 cm，两面中间各有 1 条纵棱线，先端凹陷，基部有细果梗，长约 1 cm；果实内分 2 室，中间有纵隔膜，每室种子 5～7 粒。种子扁卵圆形。气微，味淡。

［质量检查］以身干、带果、色黄绿者为佳。

［性味归经］辛，微寒。归肝、胃、大肠经。

［功效主治］清肝明目，和中利湿，解毒消肿。用于目赤肿痛，脘腹胀痛，胁痛，肠痈，水肿，带下，疮疖痈肿。

［用法用量］9～15 g，煎服。

（11）浮萍。

［来源］浮萍科植物紫萍的干燥全草。

［采收加工］6—9 月采收，洗净，除去杂质，晒干。

［习用名称］浮萍草、紫背浮萍。

［产地］以湖北、江苏、浙江、福建、四川等地产量较大。

［性状］本品为扁平叶状体，呈卵形或卵圆形，长 2～5 mm。上表面淡绿色至灰绿色，偏侧有一小凹陷，边缘整齐或微卷曲。下表面紫绿色至紫棕色，着生数条须根。体轻，手捻易碎。气微，味淡。

［质量检查］以身干、色绿、叶背紫、完整、无杂质者为佳。

［性味归经］辛，寒。归肺经。

［功效主治］宣散风热，透疹，利尿。用于麻疹不透，风疹瘙痒，水肿尿少。

［用法用量］3～9 g，煎服。外用适量，煎汤浸洗。

八、动物类中药饮片的识别

1. 鉴别要点

鉴定动物类中药，需要掌握动物学基础知识。在实际鉴别时一般可注意以下几个方面：

（1）对于以完整的动物体作为中药的，可根据其形态特征进行动物分类学鉴定，确定其品种，如蜈蚣、斑蝥、金钱白花蛇等。

（2）以动物体的一部分入药的，鉴定时因为看不到完整动物的形态，主要是进行性状鉴定，以辨别真伪、优劣。在这方面有许多传统的鉴别方法和经验可以借鉴。如有"天沟""地岗""马牙边"等传统俗语。近来又采用磨片或制作切片进行显微鉴定，如骨类中药（猴骨等）、贝壳类中药（石决明、牡蛎等）及角类中药（羚羊角等）的显微鉴定。有的还可观察荧光。

（3）对于采自动物体的分泌物或病理产物的中药，如牛黄等，除应注意性状特征外，一般还要进行显微鉴定或理化试验，以防伪充或掺伪。对蜂蜡、虫白蜡，还应测定其熔点、溶解度或酸值、皂化值等。

（4）对于蛇类中药（如金钱白花蛇、蕲蛇、乌梢蛇等），可根据其鳞片特征进行显微鉴定。

2. 来源、采收加工、产地、性状、质量检查、性味归经、功能主治、用法用量

（1）九香虫。

［来源］蝽科昆虫九香虫的干燥体。

［采收加工］11月至次年3月前捕捉。置适宜容器内，用酒少许将其闷死，取出阴干；或置沸水中烫死，取出，干燥。

［产地］主产于四川、贵州等地。

［性状］炒九香虫：本品略呈六角状扁椭圆形，长1.6～2 cm，宽约1 cm。表面棕褐色或棕黑色，略有光泽。头部小，与胸部略呈三角形，复眼突出，卵圆状，单眼1对，触角1对各5节，多已脱落。背部有翅2对，外面的1对基部较硬，内部1对为膜质，透明；胸部有足3对，多已脱落。腹部棕红色至棕黑色，每节近边缘处有突起的小点。质脆，折断后腹内有浅棕色的内含物。气特异，味微咸。

［质量检查］以虫体只匀、棕褐色、油性大、无虫蛀者为佳。

［性味归经］咸，温。归肝、脾、肾经。

［功效主治］理气止痛，温中助阳。用于胃寒胀痛，肝胃气痛，肾虚阳痿，腰膝酸痛。

［用法用量］3～9 g，煎服。

（2）海浮石。

［来源］胞孔科动物脊突苔虫的干燥骨骼。

［采收加工］夏秋二季采收。用清水洗去盐质及泥土，晒干即可。

［习用名称］海石、浮海石。

［产地］主产于浙江、广东等地。

［性状］本品为不规则形的小块。淡灰色至淡灰黄色，具多数叉状分支和孔道，分支直径约2 mm，表面有众多小孔。体轻，能浮于水面。质坚脆，易折断，断面小孔更细密。气微，味微咸。

［质量检查］以骨骼块大、体轻、细花、能浮于水面者为佳。

［性味归经］咸，寒。归肺、肾经。

［功效主治］清肺化痰，软坚散结。用于肺热咳嗽痰稠，瘰疬痰核。浮海石可清肺化痰，治热痰。

［用法用量］9～15 g，煎服。

（3）紫贝齿。

［来源］宝贝科动物阿拉伯绶贝的干燥贝壳。

［采收加工］5—6月捕捉。去肉洗净即可。

［产地］主产于海南岛。

［性状］

1）生紫贝齿

本品为不规则形的块片，有的卷曲或向内微凹，长0.5～1 cm。外表面淡灰褐色或淡青灰色，有的具紫褐色或褐色圆形斑点，有的具虚线状褐色花纹，有的边缘可见棕色排列整齐的齿。内表面灰紫色，少数灰黄色，两面均平滑而具光泽。破碎面粗糙。质坚硬。气微。

2）煅紫贝齿

外表面灰黑色或淡灰褐色，内表面灰白色，质松，略具焦臭。余同生品。

［质量检查］以紫色、贝壳只匀、表面有斑点者为佳。

［性味归经］咸，平。归肝经。

［功效主治］息风解痉，清肝明目。用于惊痫抽搐，目赤肿痛。

［用法用量］9～15 g，煎服；生品应先煎。

（4）蛤壳。

［来源］帘蛤科动物文蛤或青蛤的贝壳。

［采收加工］夏秋二季捕捞，拾取后去残肉，漂净，晒干即可。

［习用名称］海蛤壳、文蛤、青蛤、白利壳、青蛤壳。

［产地］文蛤主产于广东、山东；青蛤主产于江苏、浙江、山东、福建等地。

［性状］

1）生蛤壳

本品为不规则形的块片，有的稍显内曲，长0.5～1 cm。外表面黄白色至淡棕黄色，具弧形突起的细密条纹，有的较光滑。内表面类白色至黄白色，光滑。破碎面略粗糙，白色，质坚硬。气微。

2）煅蛤壳

灰白色至灰褐色或灰黑色，质松，略具焦臭。余同生品。

[性味归经] 苦、咸，寒。归肺、肾、胃经。

[功效主治] 清肺化痰，软坚散结，制酸止痛。用于痰火咳嗽，胸胁疼痛，痰中带血，瘰疬瘿瘤，胃痛吞酸；外治湿疹，烫伤。煅品常用于制酸止痛。

[用法用量] 6～15 g，煎服；生品宜先煎。外用适量，研极细粉撒布或油调后敷患处。

九、矿物类中药饮片的识别

1. 鉴别要点

对于矿物类中药的鉴定，我国历来的许多《本草》里都有记载，尤其在宋代出现了许多有效的鉴定方法，譬如根据矿物的外形、颜色、比重，用物理、化学的方法来鉴别其真伪与优劣。如《图经草本》对"绿矾石"的鉴定方法是"取此一物，置于铁板上，聚炭封之，囊袋吹令火炽，其矾即沸流出。色赤如融金汁者，是真也"。如《本草衍义》在密陀僧条载"坚重，椎破如金色者佳"。

对矿物类中药的鉴别，应注意以下几个方面：

（1）首先进行外形鉴别。对于外形明显的中药，根据矿物的一般性质进行鉴定，鉴别的方面有外形、颜色、质地、气味等检查，注意其硬度、条痕、透明度、解理、断口、有无磁性及比重等的检查。

（2）鉴别矿物类中药粉末。粉末状中药，有的可用显微镜帮助鉴定，观察其形状、透明度和颜色等，如朱砂的粉末等。

在矿物的研究中，主要使用偏光显微镜研究透明的非金属矿物的晶形、物理和化学性质，如折射率、双折射率等；反光显微镜对不透明与半透明矿物进行物理、化学性质的测定。

（3）对矿物类中药可采用物理和化学方法进行鉴别。一般的物理、化学分析方法能对矿物药的成分定性和定量。对外形及粉末无明显特征或剧毒的中药，如玄明粉、信石等尤为必要。《中国药典》还规定了一些矿物药的含量测定，如雄黄、白矾、芒硝等。

（4）目前对矿物药的鉴定已采用了许多新技术。如用 X 射线衍射法分析龙骨的成分；用 X 射线衍射、热分析和 X 射线荧光分析，研究滑石的成分；用原子发射光谱分析测定龙骨中的元素；用固体荧光法和比色法测定龙骨中放射性元素铀的含量等。

光谱分析和 X 射线光谱分析也用于矿物的鉴定和研究，其能快速、准确地定性和定量。对很细小的和胶态矿物还可用电子显微镜进行观察。这些先进的分析技术的应用，不但使矿物的成分和含量能很快被测定，而且对含有的其他微量元素，特别是有害元素也能进行检测，这对保证用药的安全和有效是十分重要的。

2. 来源、采收加工、产地、性状、质量检查、性味归经、功能主治、用法用量

自然铜。

[来源] 为硫化物类矿物黄铁矿族黄铁矿。主含二硫化铁（FeS_2）。

[采收加工] 采挖后，除去杂质。

[产地] 主产于四川、广东、江苏、云南等地。

[性状]

1）自然铜

本品晶形多为立方体，集合体呈致密不规则形的小块状，小于1 cm。表面黄棕色或棕黄褐色，有金属光泽或无。具条纹，条痕绿黑色或棕红色。体重，质坚硬或稍脆，易砸碎，断面呈亮淡黄色或棕褐色，可见银白色亮星。气微。

2）煅自然铜

本品为不规则的小块，小于1 cm。红褐色、棕褐色至黑褐色，无光泽。质疏松坚硬易破碎，略具醋气。

[质量检查] 以块整齐、断面黄白、光亮、无杂质者为佳。

[性味归经] 辛，平。归肝经。

[功效主治] 散瘀止痛，续筋接骨。用于跌扑肿痛，筋骨折伤，瘀肿疼痛。

[用法用量] 3～9 g，多入丸散服，若入煎剂宜先煎。外用适量。

十、其他类中药饮片的识别

1. 鉴别要点

本类饮片在性状鉴定时，应结合来源观察饮片的形状、大小、颜色、质地、气味，必要时配合水试和火试。

2. 来源、采收加工、产地、性状、质量检查、性味归经、功能主治、用法用量

（1）血余炭。

[来源] 人发制成的炭化物。

[采收加工] 取头发，除去杂质，碱水洗去油垢，清水漂净，晒干，焖煅成炭，放凉。

[习用名称] 杜血余。

[性状] 本品呈不规则块状，乌黑光亮，有多数细孔。体轻，质脆。用火烧之有焦发气，味苦。

[质量检查] 以色黑、有光泽、质轻、无杂质者为佳。

[性味归经] 苦，平。归肝、胃经。

[功效主治] 收敛止血，化瘀，利尿。用于吐血，咯血，衄血，血淋，尿血，便血，

崩漏，外伤出血，小便不利。

[用法用量] 5～10 g，煎服。

(2) 灶心土。

[来源] 久经柴草或木柴熏烧后灶内壁的土块。

[采收加工] 在拆修柴草灶或炭窑时，将烧结的土块取下，用刀削去焦黑部分及杂质即得。

[习用名称] 伏龙肝。

[产地] 全国各地均产。

[性状] 本品为不规则形的小块，长 1～2 cm。淡红褐色，表面粗糙，质较硬，易砸碎，并有粉末扬落。断面细软，色较深，常见有蜂窝状小孔。微具烟熏气，味淡。

[质量检查] 以块大、红褐色、断面细、质稍软者为佳。

[性味归经] 辛，微温。归脾、胃经。

[功效主治] 温中止血，降逆止呕。用于虚寒性吐血，衄血，便血，胃寒呕吐，妊娠恶阻。

[用法用量] 15～30 g，包煎。

第2节　中药饮片的真伪鉴别

 学习目标

➤掌握常用 40 种中药饮片常见伪品的经验鉴别知识

➤能鉴别 40 种常用中药饮片的伪品

➤能按所给药物名称判断真品或伪品

➤能掌握 40 种中药饮片常见伪品的经验鉴别知识

 知识要求

一、巴戟天

1. 来源及性状

[来源] 茜草科植物巴戟天的干燥根。

［性状］扁圆柱形，略弯曲，长短不等，直径 0.5～2 cm。表面灰黄色或暗灰色，具纵纹和横裂纹，有的皮部横向断离露出木部；质韧，断面皮部厚，紫色或淡紫色，易与木部剥离；木部坚硬，黄棕色或黄白色，直径 1～5 mm。气微，味甘而微涩。

2. 常见伪品的来源及与正品的主要区别

（1）四川虎刺。

［来源］茜草科植物四川虎刺的干燥根。

［主要区别］皮部断裂处有表皮包被而不露出木部；质坚硬，易折断；木部窄小；嚼之稍发黏。

（2）羊角藤。

［来源］茜草科植物羊角藤的干燥根。

［主要区别］圆柱形，质坚硬；折断面皮部薄，木部宽广，呈齿轮状。

（3）羊角藤根皮。

［来源］茜草科植物羊角藤的干燥根皮。

［主要区别］表面横纹少，皮薄。

（4）鸡筋参。

［来源］茜草科植物长叶数珠树的干燥根。

［主要区别］外形呈扁的连珠状；皮部断裂处有表皮包被而不露出木部；折断面皮部宽广，木部细小，灰棕色；味甜。

二、白术

1. 来源及性状

［来源］菊科植物白术的干燥根茎。

［性状］不规则的肥厚团块，长 3～13 cm，直径 1.5～7 cm。表面灰黄色或灰棕色，有瘤状突起及断续的纵皱和沟纹，并有须根痕，顶端有残留茎基和芽痕。质坚硬不易折断，断面不平坦，黄白色至淡棕色，有棕黄色的点状油室散在；烘干者断面角质样，色较深或有裂隙。气清香，味甘、微辛，嚼之略带黏性。

2. 常见伪品的来源及与正品的主要区别

（1）白芍根头。

［来源］毛茛科植物芍药的干燥根头。

［主要区别］无点状油室；味酸。

（2）皖南白术。

［来源］菊科植物苍术属的干燥根茎。

［主要区别］多切成厚片状，断面放射状纹理明显。

（3）关苍术。

［来源］菊科植物关苍术的干燥根茎。

［主要区别］多呈节结状；栓皮层略粗糙；味微苦。

（4）土木香根头片。

［来源］菊科植物土木香的干燥根头部的切片。

［主要区别］多混充炒白术。顶端有凹陷的茎痕及叶柄残迹。

三、白芨

1. 来源及性状

［来源］兰科植物白芨的干燥块茎。

［性状］本品呈不规则扁圆形，多有 2～3 个爪状分枝，长 1.5～5 cm，厚 0.5～1.5 cm。表面灰白色或黄白色，有数圈同心环节和棕色点状须根痕，上面有突起的茎痕，下面有连接另一块茎的痕迹。质坚硬，不易折断，断面类白色，角质样。气微，味苦，嚼之有黏性。

2. 常见伪品的来源及与正品的主要区别

（1）黄花白芨。

［来源］兰科植物黄花白芨的干燥块茎。

［主要区别］无数圈同心性环节。

（2）小白芨。

［来源］兰科植物小白芨的干燥块茎。

［主要区别］外形较瘦小，表面淡黄棕色。

（3）兰科植物的根茎。

［来源］兰科植物白芨属的干燥块茎。

［主要区别］外形为不规则较薄的三角形或椭圆形，表面淡灰黄色或淡灰棕色，具不规则纵皱纹。

四、川贝母

1. 来源及性状

［来源］百合科植物川贝母、暗紫贝母、甘肃贝母、梭砂贝母、太白贝母或瓦布贝母的干燥鳞茎。

［性状］

1）松贝。松贝呈类圆锥形或近球形，高 0.3～0.8 cm，直径 0.3～0.9 cm。表面类白色。外层鳞叶 2 瓣，大小悬殊，大瓣紧抱小瓣，未抱部分呈新月形，习称"怀中抱月"；顶部闭合，内有类圆柱形、顶端稍尖的心芽和小鳞叶 1～2 枚；先端钝圆或稍尖，底部平，微凹入，中心有一灰褐色的鳞茎盘，偶有残存须根。质硬而脆，断面白色，富粉性。气微，味微苦。

2）青贝。青贝呈扁球形，高 0.4～1.4 cm，直径 0.4～1.6 cm。外层鳞叶 2 瓣，大小相近，相对抱合，顶部开裂，内有心芽和小鳞叶 2～3 枚及细圆柱形的残茎。

3）炉贝。炉贝呈长圆锥形，高 0.7～2.5 cm，直径 0.5～2.5 cm。表面类白色或浅棕黄色，有的具棕色斑点。外层鳞叶 2～3 瓣，大小相近，顶部开裂而略尖，基部稍尖或较钝。

4）栽培品。栽培品呈类扁球形或短圆柱形，高 0.5～2 cm，直径 1～2.5 cm。表面类白色或浅棕黄色，稍粗糙，有的具浅黄色斑点。外层鳞叶 2 瓣，大小相近，顶部多开裂而较平。

2. 常见伪品的来源及与正品的主要区别

（1）北贝母。

［来源］百合科植物一轮贝母的鳞茎。

［主要区别］外层鳞瓣多枚，肥厚，轮生；表面浅黄色，透明状，顶端稍尖；有毒。

（2）草贝母。

［来源］百合科植物丽江山慈姑的球茎。

［主要区别］呈短圆锥形，顶端渐尖；表面黄白或黄棕色，一侧有一处从基部伸至顶端的纵沟；质坚硬，断面角质样或略带粉质，味苦而麻，有大毒。

（3）东贝母。

［来源］百合科植物东贝母的鳞茎。

［主要区别］外层两枚鳞叶肥厚，对合，中央有皱缩的小鳞叶 2～3 片及干缩的残茎。

（4）土贝母。

［来源］葫芦科植物假贝母的块茎。

［主要区别］不规则球形，直径 3 cm；表面暗棕色至透明的红棕色，有纵皱纹；有焦煳味，味咸而苦。

五、川牛膝

1. 来源与性状

［来源］苋科植物川牛膝的干燥根。

[性状] 呈近圆柱形，微扭曲，向下略细或有少数分枝，长 30～60 cm，直径 0.5～3 cm。表面黄棕色或灰褐色，具纵皱纹、支根痕和多数横长的皮孔样突起。质韧，不易折断，断面浅黄色或棕黄色，维管束点状，排列成数轮同心环。气微，味甜。

2. 常见伪品的来源及与正品的主要区别

(1) 牛蒡根。

[来源] 菊科植物牛蒡的干燥根。

[主要区别] 断面形成层环类圆形，无同心环，木部淡黄色放射状，中央灰白色或成裂隙；嚼之微有黏性。

(2) 土木香。

[来源] 菊科植物土木香的干燥根。

[主要区别] 断面形成层环浅棕黄色，有凹点状油室；味苦辛。

六、大黄

1. 来源与性状

[来源] 蓼科植物掌叶大黄、唐古特大黄或药用大黄的干燥根及根茎。

[性状] 呈类圆柱形、圆锥形、卵圆形或不规则块状，长 3～17 cm，直径 3～10 cm。除尽外皮者表面黄棕色至红棕色，有的可见类白色网状纹理及星点（异型维管束）散在，残留的外皮棕褐色，多具绳孔及粗皱纹。质坚实，有的中心稍松软，断面淡红棕色或黄棕色，显颗粒性；根茎髓部宽广，有星点环列或散在；根木部发达，具放射状纹理，形成层环明显，无星点。气清香，味苦而微涩，嚼之粘牙，有沙粒感。

2. 常见伪品的来源及与正品的主要区别

(1) 华北大黄。

[来源] 为蓼科植物华北大黄的干燥根及根茎。

[主要区别] 根茎断面无星点，有细密红棕色射线；质坚而轻气浊；新折断面在紫外光灯下观察呈亮蓝紫色荧光，正品呈棕色荧光。

(2) 藏边大黄。

[来源] 为蓼科植物藏边大黄的根茎。

[主要区别] 断面无星点，呈浅棕灰色或浅紫灰色，形成层环明显，有放射状棕红色射线；香气弱；新折断面在紫外光灯下观察呈亮蓝紫色荧光。

(3) 河套大黄。

[来源] 为蓼科植物河套大黄的根及根茎。

[主要区别] 断面淡黄红色，无星点。

（4）天山大黄。

［来源］为蓼科植物天山大黄的根及根茎。

［主要区别］形成层环明显，有放射状棕红色射线，并有同心环，根茎断面无星点；香气弱。

（5）土大黄。

［来源］为蓼科植物土大黄的根。

［主要区别］根肥厚粗大，表面残留多数细根；断面可见凹入的深沟条纹。

七、独活

1. 来源与性状

［来源］伞形科植物重齿毛当归的干燥根。

［性状］本品根略呈圆柱形，下部2～3分枝或更多，长10～30 cm。根头部膨大，圆锥状，多横皱纹，直径0.5～3 cm，顶端有茎、叶的残基或凹陷。表面灰褐色或棕褐色，具纵皱纹，有横长皮孔样突起及稍突起的细根痕。质较硬，受潮则变软，断面皮部灰白色，有多数散在的棕色油室，木部灰黄色至黄棕色，形成层环棕色。有特异香气，味苦、辛、微麻舌。

2. 常见伪品的来源及与正品的主要区别

（1）土木香根头。

［来源］菊科植物土木香干燥根头的切片。

［主要区别］断面淡棕黄色，有淡褐色点状油室散在；气微香，无麻舌感。

（2）栽培防风。

［来源］伞形科植物防风栽培品的干燥根。

［主要区别］断面皮部浅棕黄色，木部黄白色至淡灰棕色；气微，味淡。

（3）牛尾独活。

［来源］伞形科植物短毛独活或牛尾独活的干燥根及根茎。

［主要区别］断面皮部黄白色至淡棕色，木部淡黄白色至黄白色，形成层环棕色；气微香，味甘、辛辣。

八、丹参

1. 来源与性状

［来源］唇形科植物丹参的干燥根及根茎。

［性状］

1）丹参

根茎短粗，顶端有时残留茎基。根数条，长圆柱形，略弯曲，有的分枝并具须状细根，直径 0.3～1 cm。表面棕红色或暗棕红色，粗糙，具纵皱纹。老根外皮疏松，多显紫棕色，常呈鳞片状剥落。质硬而脆，断面疏松，有裂隙或略平整而致密，皮部棕红色，木部灰黄色或紫褐色，导管束黄白色，呈放射状排列。气微，味微苦涩。

2）丹参栽培品

丹参栽培品较粗壮，直径 0.5～1.5 cm。表面红棕色，具纵皱，外皮紧贴不易剥落。质坚实，断面较平整，略呈角质样。

2. 常见伪品的来源及与正品的主要区别

（1）白花丹参。

［来源］唇形科植物丹参变种开白花的干燥根及根茎。

［主要区别］断面皮部红棕色，木部黄白色或淡肉红色，无导管束呈放射状排列；呈角质样。

（2）紫丹参。

［来源］唇形科植物甘西鼠尾草或褐毛甘西鼠尾草的根茎及根。

［主要区别］根茎单一或数根合生，多具残留叶柄痕，切面黄白色；木部黄白色，无导管束呈放射状排列。

（3）云南鼠尾草。

［来源］唇形科植物云南鼠尾草的根及根茎。

［主要区别］断面不平整，形成层环呈紫红色或浅棕黄色。

九、粉葛

1. 来源与性状

［来源］豆科植物甘葛藤的干燥根。

［性状］为纵切或斜切的厚片，大小不一。表面黄白色或淡棕色，未去外皮的呈灰棕色。体重，质硬，富粉性，横切面可见由纤维形成的浅棕色同心性环纹，纵切面可见由纤维形成的数条纵纹。气微，味微甜。

2. 常见伪品的来源及与正品的主要区别

（1）苜蓿根块掺滑石粉。

［来源］豆科紫花苜蓿的干燥根掺滑石粉加工而成。

［主要区别］偶见残留的棕色外皮；表面附着滑石粉，手摸有滑腻感。

（2）苜蓿根。

［来源］豆科紫花苜蓿的干燥根。

［主要区别］具淡棕色的维管束散在，中心常有放射状裂隙；味淡。

十、黄芩

1. 来源与性状

［来源］唇形科植物黄芩的干燥根。

［性状］

（1）黄芩。黄芩呈圆锥形，扭曲，长 8～25 cm，直径 1～3 cm。表面棕黄色或深黄色，有稀疏的疣状细根痕，上部较粗糙，有扭曲的纵皱或不规则的网纹，下部有顺纹和细皱。质硬而脆，易折断，断面黄色，中心红棕色；老根中心呈枯朽状或中空，暗棕色或棕黑色。气微，味苦。

（2）黄芩栽培品。黄芩栽培品较细长，多有分枝。表面浅黄棕色，外皮紧贴，纵皱纹较细腻。断面黄色或浅黄色，略呈角质样。味微苦。

2. 常见伪品的来源及与正品的主要区别

（1）小黄芩。

［来源］唇形科植物甘肃黄芩的干燥根和根茎。

［主要区别］根较细小；有根茎，扭曲，具多数对生突起的茎痕或芽痕。

（2）滇黄芩。

［来源］唇形科植物滇黄芩的干燥根。

［主要区别］根呈圆锥形的不规则条状，常有分枝；表面常有粗糙的栓皮；断面鲜黄色或微带绿色。

十一、桔梗

1. 来源与性状

［来源］桔梗科植物桔梗的干燥根。

［性状］呈圆柱形或略呈纺锤形，下部渐细，有的有分枝，略扭曲，长 7～20 cm，直径为 0.7～2 cm。表面白色或淡黄白色，不去外皮者表面黄棕色至灰棕色，具纵扭皱沟，并有横长的皮孔样斑痕及支根痕，上部有横纹。有的顶端有较短的根茎或不明显，其上有数个半月形茎痕。质脆，断面不平坦，形成层环棕色，皮部类白色，有裂隙，木部淡黄白色。气微，味微甜后苦。

2. 常见伪品的来源及与正品的主要区别

（1）轮叶沙参根。

［来源］桔梗科植物轮叶沙参的根。

［主要区别］周围有多数小疙瘩状茎支残留。近根头部有细横环纹，体轻、质泡，易折断；断面疏松，多裂隙，呈菊花纹状；气微，味甘淡。

（2）丝石竹。

［来源］石竹科石头花属植物霞草的干燥根。

［主要区别］外表黄白色，有残余的棕色栓皮。质坚硬，难折断。断面可见 3～4 轮黄白色维管束排列成同心环纹，味苦涩，麻舌。

（3）掺增重粉。

［来源］桔梗的干燥根掺增重粉。

［主要区别］断面形成层环不明显；质硬，手握有刺手感，可见白色颗粒状物。

（4）提取残渣掺增重粉。

［来源］桔梗的干燥根的提取残渣掺增重粉。

［主要区别］外皮黄棕色；断面具多数裂隙，形成层环浅棕黄色；质硬，手握有刺手感，可见白色颗粒状物。

十二、龙胆

1. 来源与性状

［来源］龙胆科植物条叶龙胆、龙胆、三花龙胆或滇龙胆的干燥根及根茎。

［性状］

（1）龙胆。龙胆根茎呈不规则的块状，长 1～3 cm，直径 0.3～1 cm；表面暗灰棕色或深棕色，上端有茎痕或残留茎基，周围和下端着生多数细长的根。根圆柱形，略扭曲，长 10～20 cm，直径 0.2～0.5 cm；表面淡黄色或黄棕色，上部多有显著的横皱纹，下部较细，有纵皱纹及支根痕。质脆，易折断，断面略平坦，皮部黄白色或淡黄棕色，木部色较浅，呈点状环列。气微，味甚苦。

（2）坚龙胆。坚龙胆表面无横皱纹，外皮膜质，易脱落，木部黄白色，易与皮部分离。

2. 常见伪品的来源及与正品的主要区别

（1）牛膝细根。

［来源］苋科植物牛膝的干燥细根

［主要区别］木部较大，味甜而微苦。

（2）党参细根。

［来源］桔梗科植物党参的干燥细根。

［主要区别］味微甜。

十三、茜草

1. 来源与性状

［来源］茜草科植物茜草的干燥根及根茎。

［性状］根茎呈结节状，丛生粗细不等的根。根呈圆柱形，略弯曲，长 10～25 cm，直径 0.2～1 cm；表面红棕色或暗棕色，具细纵皱纹及少数细根痕；皮部脱落处呈黄红色。质脆，易折断，断面平坦皮部狭，紫红色，木部宽广，浅黄红色，导管孔多数。气微，味微苦，久嚼刺舌。

2. 常见伪品的来源及与正品的主要区别

（1）茜草属植物。

［来源］茜草科茜草属多种植物的干燥根茎及根。

［主要区别］断面皮部淡棕黄色，木部淡棕黄色，木部外侧可见棕褐色的环纹，中心可见细小的髓，多呈空洞。

（2）钩毛茜草。

［来源］茜草科植物钩毛茜草的干燥根茎及根。

［主要区别］中心可见细小的髓，多呈空洞。

（3）蓬子菜根。

［来源］茜草科植物蓬子菜的干燥根。

［主要区别］质硬；断面类白色，有同心环状排列的棕黄色环纹。

（4）芍药细根染色。

［来源］毛茛科植物芍药的干燥细根染色而成。

［主要区别］皮部宽广，木部狭窄。味酸。

十四、石菖蒲

1. 来源与性状

［来源］天南星科植物石菖蒲的干燥根茎。

［性状］本品呈扁圆柱形，多弯曲，常有分枝，长 3～20 cm，直径 0.3～1 cm。表面棕褐色或灰棕色，粗糙，有疏密不匀的环节，节间长 0.2～0.8 cm，具细纵纹，一面残留须根或圆点状根痕；叶痕呈三角形，左右交互排列，有的其上有毛鳞状的叶基残余。质硬，断面纤维性，类白色或微红色，内皮层环明显，可见多数维管束小点及棕色油细胞。气芳香，味苦、微辛。

2. 常见伪品的来源及与正品的主要区别

（1）水菖蒲。

［来源］天南星科植物水菖蒲的干燥根茎。

［主要区别］断面海绵样。

（2）岩白菜。

［来源］虎耳科岩白菜属植物岩白菜的根状茎。

［主要区别］外表粗糙，有大型的环节状纹理，根皮棕褐色，多成片脱落。质脆，断面内心棕红色。

十五、山豆根

1. 来源与性状

［来源］豆科植物越南槐的干燥根及根茎。

［性状］本品根茎呈不规则的结节状，顶端常残存茎基，其下着生根数条。根呈长圆柱形，常有分枝，长短不等，直径 0.7～1.5 cm。表面棕色至棕褐色，有不规则的纵皱纹及横长皮孔样突起。质坚硬，难折断，断面皮部浅棕色，木部淡黄色。有豆腥气，味极苦。

2. 常见伪品的来源及与正品的主要区别

（1）木蓝豆根。

［来源］豆科木蓝属植物苏木蓝、多花木蓝、宜昌木蓝、华东木蓝等多种植物的干燥根及根茎。

［主要区别］表面灰黄色，栓皮层呈鳞片状脱落；质脆易折断，折断时有粉尘飞扬。

（2）苦豆根。

［来源］豆科植物苦豆子的干燥根和根茎。

［主要区别］栓皮反卷或脱落；质脆易折断；皮部较薄，木部具裂隙和放射状纹理，隐约可见细小的导管孔；根茎可见类白色髓部。

（3）大果榆。

［来源］榆科植物大果榆的干燥茎。

［主要区别］外皮有木栓刺 2～4 列，脱落后痕迹明显；质脆易折断，断面灰白色，年轮明显；味淡。

十六、山药

1. 来源及性状

〔来源〕薯蓣科植物薯蓣的干燥根茎。

〔性状〕本品略呈圆柱形，弯曲而稍扁，长 15～30 cm，直径 1.5～6 cm。表面黄白色或淡黄色，有纵沟、纵皱纹及须根痕，偶有浅棕色外皮残留。体重，质坚实，不易折断，断面白色，粉性。气微，味淡、微酸，嚼之发黏。光山药呈圆柱形，两端平齐，长 9～18 cm，直径 1.5～3 cm。表面光滑，白色或黄白色。

2. 常见伪品的来源及与正品的主要区别

（1）薯蓣科植物根茎。

〔来源〕薯蓣科薯蓣属的干燥根茎。

〔主要区别〕断面不显颗粒性，很少散有浅棕色点状物。

（2）参薯片。

〔来源〕薯蓣科植物参薯的干燥根茎。

〔主要区别〕不显颗粒性。

（3）木薯片。

〔来源〕大戟科植物木薯块根的横切片。

〔主要区别〕外表面浅棕黄色；断面乳白色，中央有一细木心；嚼之不发黏，有纤维性。

（4）苦花粉。

〔来源〕葫芦科植物湖北栝楼的干燥块根。

〔主要区别〕较粗大；断面粉红色，边缘色较深，具较多的淡棕黄色筋脉点，呈放射状排列；粉性差，纤维性强；味极苦。

十七、三七

1. 来源及性状

〔来源〕五加科植物三七的干燥根及根茎。

〔性状〕

（1）主根。主根呈类圆锥形或圆柱形，长 1～6 cm，直径 1～4 cm。表面灰褐色或灰黄色，有断续的纵皱纹及支根痕。顶端有茎痕，周围有瘤状突起。体重，质坚实，断面灰绿色、黄绿色或灰白色，木部微呈放射状排列。气微，味苦回甜。

（2）筋条。筋条呈圆柱形或圆锥形，长 2～6 cm，上端直径约 0.8 cm，下端直径约

0.3 cm。

（3）剪口。剪口呈不规则的皱缩块状及条状，表面有数个明显的茎痕及环纹，断面中心灰绿色或白色，边缘深绿色或灰色。

2. 常见伪品的来源及与正品的主要区别

（1）菊三七。

［来源］菊科植物菊三七的干燥根茎。

［主要区别］断面黄白色至棕黄色；可见异形维管束。

（2）藤三七。

［来源］落葵科植物藤三七的珠芽。

［主要区别］断面颗粒状或角质状，嚼之有黏滑感。

（3）血三七。

［来源］姜科植物姜三七的干燥根茎。

［主要区别］较小，呈扁圆形；外表面具明显的环节，有白色点状须根痕；断面淡棕黄色，粉质；气芳香，味辛辣。

十八、天麻

1. 来源与性状

［来源］兰科植物天麻干燥块茎。

［性状］呈椭圆形或长条形，略扁，皱缩而稍弯曲，长 3～15 cm，宽 1.5～6 cm，厚 0.5～2 cm。表面黄白色至淡黄棕色，有纵皱纹及由潜伏芽排列而成的横环纹多轮，有时可见棕褐色菌索。顶端有红棕色至深棕色鹦嘴状的芽或残留茎基；另端有圆脐形疤痕。质坚硬，不易折断，断面较平坦，黄白色至淡棕色，角质样。气微，味甘。

2. 常见伪品的来源及与正品的主要区别

（1）芭蕉芋。

［来源］美人蕉科芭蕉芋的干燥块茎。

［主要区别］顶端无红棕色至深棕色鹦鹉嘴状的芽或残留茎基；未去皮者表面有 3～8 个环节，下端无圆脐形疤痕；嚼之粘牙。

（2）紫茉莉根。

［来源］紫茉莉科植物紫茉莉的根。

［主要区别］有的有分枝，表面无潜伏芽排列而成的横环纹多轮；顶端无红棕色至深棕色鹦嘴状的芽；味淡有刺喉感。

（3）大理菊。

［来源］菊科植物大丽花的块根。

［主要区别］有明显而不规则的纵沟纹，表面无潜伏芽排列而成的横环纹多轮；顶端无红棕色至深棕色鹦嘴状的芽，顶端及尾部均呈纤维状，嚼之有粘牙感。

（4）马铃薯的块茎。

［来源］茄科茄属多年生草本块茎植物。

［主要区别］外表光滑，纵皱纹不明显，没有点状横环纹，嚼之不脆，味淡。

十九、乌药

1. 来源与性状

［来源］樟科植物乌药的干燥块根。

［性状］多呈纺锤状，略弯曲，有的中部收缩成连珠状，长 6～15 cm，直径 1～3 cm。表面黄棕色或黄褐色，有纵皱纹及稀疏的细根痕。质坚硬。切片厚 0.2～2 mm，切面黄白色或淡黄棕色，射线放射状，可见年轮环纹，中心颜色较深。气香，味微苦、辛，有清凉感。

2. 常见伪品的来源及与正品的主要区别

（1）乌药质老的直根。

［来源］樟科植物乌药干燥质老的直根。

［主要区别］呈不规则的大型厚片，易破碎；放射状纹理与同心环不明显；气味弱。

（2）樟科植物根。

［来源］樟科山胡椒属植物的干燥根。

［主要区别］呈不规则厚片，易破碎；放射状纹理与同心环不明显；气味弱。

二十、延胡索

1. 来源与性状

［来源］罂粟科植物延胡索的干燥块茎。

［性状］呈不规则的扁球形，直径 0.5～1.5 cm。表面黄色或黄褐色，有不规则网状皱纹。顶端有略凹陷的茎痕，底部常有疙瘩状突起。质硬而脆，断面黄色，角质样，有蜡样光泽。气微，味苦。

2. 常见伪品的来源及与正品的主要区别

（1）薯蓣珠芽。

［来源］薯蓣科植物薯蓣干燥珠芽的加工品。

［主要区别］质硬不易折断；断面黑褐色，无蜡样光泽；味甘。

（2）夏天无。

［来源］罂粟科植物伏生紫堇的干燥块茎。

［主要区别］长圆形或不规则块状，表面有瘤状突起。

二十一、川芎

1. 来源与性状

［来源］伞形科植物川芎的干燥根茎。

［性状］为不规则结节状拳形团块，直径 2～7 cm。表面黄褐色，粗糙皱缩，有多数平行隆起的轮节，顶端有凹陷的类圆形茎痕，下侧及轮节上有多数小瘤状根痕。质坚实，不易折断，断面黄白色或灰黄色，散有黄棕色的油室，形成层环呈波状。气浓香，味苦、辛，稍有麻舌感，微回甜。

2. 常见伪品的来源及与正品的主要区别

（1）西芎。

［来源］伞形科植物甘肃省引种川芎的干燥根茎。

［主要区别］呈不规则结节状，顶端有 1～5 个圆形的茎基；切面皮部黄白色，有较多裂隙；无回甜味。

（2）川芎茎节。

［来源］伞形科植物川芎的干燥茎节。

［主要区别］茎节盘状，直径 1.5～2 cm；周围具不规则的疣状突起，两端常带少部分空茎；气味较弱。

（3）抚芎小块茎。

［来源］伞形科植物川芎的干燥茎基碎片。

［主要区别］呈不规则的薄片，片型较小；气味弱。

（4）提取残渣。

［来源］川芎的根茎经提取的残渣。

［主要区别］断面棕褐色，干枯，油性差，气味弱。

二十二、太子参

1. 来源与性状

［来源］石竹科植物孩儿参的干燥块根。

［性状］呈细长纺锤形或细长条形，稍弯曲，长 3～10 cm，直径 0.2～0.6 cm。表面黄白色，较光滑，微有纵皱纹，凹陷处有须根痕。顶端有茎痕。质硬而脆，断面平坦，淡

黄白色，角质样；或类白色，有粉性。气微，味微甘。

2. 常见伪品的来源及与正品的主要区别

（1）淡竹叶块根。

［来源］禾本科植物淡竹叶的干燥块根。

［主要区别］两端细长，有丝状开裂，但断面多呈黄褐色，有黄白色的细木心。

（2）石生蝇草根。

［来源］石竹科植物石生蝇草的干燥根。

［主要区别］：顶端具多数疣状凸起，表面粗糙；断面有大的裂隙。

（3）百部小块根。

［来源］百部科植物直立百部和蔓生百部的干燥小块根。

［主要区别］质地柔韧，断面淡黄白色。

二十三、通草

1. 来源与性状

［来源］五加科植物通脱木的干燥茎髓。

［性状］呈圆柱形，直径 1～2.5 cm。表面白色或淡黄色，有浅纵沟纹。体轻，质松软，稍有弹性，易折断，断面平坦，显银白色光泽，中部有直径 0.3～1.5 cm 的空心或半透明的薄膜，纵剖面呈梯状排列，实心者少见。气微，味淡。

2. 常见伪品的来源及与正品的主要区别

（1）刺通草。

［来源］五加科植物刺通草的干燥茎髓。

［主要区别］茎较粗，横断面实心，质硬。

（2）小通草。

［来源］旌节花科植物喜马山旌节花山茱萸科植物青荚叶及其同属数种植物的干燥茎髓。

［主要区别］

1）喜马山旌节花。有时附有未脱尽皮的茎，茎细，直径 0.5～1 cm；质松软，捏之易变形，断面平坦、实心，水浸后有黏滑感，口尝亦有黏滑感。

2）青荚叶。茎较粗，4～7 cm；质较硬，捏之不易变形。水浸后无黏滑感，口尝无黏滑感。

二十四、槲寄生

1. 来源与性状

[来源] 桑寄生科植物槲寄生的干燥带叶茎枝。

[性状] 茎枝呈圆柱形，2～5叉状分枝，长约30 cm，直径0.3～1 cm；表面黄绿色、金黄色或黄棕色，有纵皱纹；节膨大，节上有分枝或枝痕；体轻，质脆，易折断，断面不平坦，皮部黄色，木部色较浅，射线放射状，髓部常偏向一边。叶对生于枝梢，易脱落，无柄，叶片呈长椭圆状披针形，长2～7 cm，宽0.5～1.5 cm；先端钝圆，基部楔形，全缘；表面黄绿色，有细皱纹，主脉5出，中间3条明显；革质。浆果球形，皱缩。气微，味微苦，嚼之有黏性。

2. 常见伪品的来源及与正品的主要区别

（1）槲寄生属植物。

[来源] 桑寄生科植物槲寄生属的干燥茎枝。

[主要区别] 茎较粗，直径1～2 cm；多纵切成厚片。

（2）扁枝槲寄生。

[来源] 桑寄生科植物扁枝槲寄生属的干燥茎枝。

[主要区别] 茎基部呈圆柱形，两侧各具一棱，小枝扁平；每节小枝交互扭转，边缘薄。

二十五、车前子

1. 来源与性状

[来源] 车前科植物车前的干燥成熟种子。

[性状] 呈椭圆形、不规则长圆形或三角状长圆形，略扁，长约2 mm，宽约1 mm。表面黄棕色至黑褐色，有细皱纹，一面有灰白色凹点状种脐。质硬。气微，味淡。

2. 常见伪品的来源及与正品的主要区别

（1）平车前。

[来源] 车前科植物车前的干燥成熟种子。

[主要区别] 外形较小，类斜方形。

（2）南葶苈子。

[来源] 十字花科植物播娘蒿的干燥成熟种子。

[主要区别] 外形长圆形略扁，具纵沟2条，表面棕红色；一端钝圆，另一端微凹；种脐多在凹入端。

（3）地肤种子。

［来源］藜科植物地肤的干燥成熟种子。

［主要区别］呈扁卵形，一端稍尖。表面黑色或黑褐色，两面中间有浅凹痕，边缘隆起。

（4）荆芥子。

［来源］唇形科植物荆芥的干燥成熟种子。

［主要区别］为椭圆状三棱形；一端有较细的黄白色果柄痕。

（5）党参子。

［来源］桔梗科植物党参的干燥成熟种子。

［主要区别］呈扁圆形或椭圆形，表面黄棕色；一端具条状凹痕；味微苦。

（6）柴胡子。

［来源］伞形科植物柴胡的干燥成熟种子，经染色而成。

［主要区别］为双悬果，细圆柱形，表面有棱线；水湿后掉色；两端略尖，有的可见小果梗痕。

二十六、连翘

1. 来源与性状

［来源］木犀科植物连翘的干燥果实。

［性状］呈长卵形至卵形，稍扁，长 1.5～2.5 cm，直径 0.5～1.3 cm。表面有不规则的纵皱纹及多数突起的小斑点，两面各有 1 条明显的纵沟。顶端锐尖，基部有小果梗或已脱落。青翘多不开裂，表面绿褐色，突起的灰白色小斑点较少；质硬；种子多数，黄绿色，细长，一侧有翅。老翘自顶端开裂或裂成两瓣，表面黄棕色或红棕色，内表面多为浅黄棕色，平滑，具一纵隔；质脆；种子棕色，多已脱落。气微香，味苦。

2. 常见伪品的来源及与正品的主要区别

（1）秦连翘。

［来源］木犀科植物秦连翘的干燥果实。

［主要区别］外形较小，表面无突起的小斑点；种子黄色。

（2）紫丁香。

［来源］木犀科植物紫丁香的干燥成熟果实。

［主要区别］较瘦长，顶端锐尖，开裂，略向外反曲呈鸟嘴状；外表面部分可见疣状突起。

二十七、蔓荆子

1. 来源与性状

［来源］马鞭草科植物单叶蔓荆或蔓荆的干燥成熟果实。

［性状］呈球形，直径 4～6 mm。表面灰黑色或黑褐色，被灰白色粉霜状茸毛，有纵向浅沟 4 条，顶端微凹，基部有灰白色宿萼及短果梗。萼长为果实的 1/3～2/3，5 齿裂，其中 2 裂较深，密被茸毛。体轻，质坚韧，不易破碎，横切面可见 4 室，每室有种子 1 枚。气特异而芳香，味淡、微辛。

2. 常见伪品的来源及与正品的主要区别

（1）倒地铃。

［来源］无患子科植物倒地铃的干燥成熟果实。

［主要区别］表面有几条不规则隆起的纹理；基部无宿萼；有黄白色扁桃形种脐。

（2）黄荆子。

［来源］马鞭草科植物牡荆或黄荆的干燥成熟果实。

［主要区别］外形较小，顶端稍大；宿萼大，包被果实的 2/3 或更多；果实表面较光滑。

（3）荆条子。

［来源］马鞭草科植物荆条的干燥成熟果实。

［主要区别］与黄荆子类似，较黄荆子大；宿萼包被果实约 4/5。

二十八、山茱萸

1. 来源与性状

［来源］山茱萸科植物山茱萸的干燥成熟果肉。

［性状］呈不规则的片状或囊状，长 1～1.5 cm，宽 0.5～1 cm。表面紫红色至紫黑色，皱缩，有光泽。顶端有的有圆形宿萼痕，基部有果梗痕。质柔软。气微，味酸、涩、微苦。

2. 常见伪品的来源及与正品的主要区别

（1）染色果皮。

［来源］楝科苦楝、川楝的果皮；葡萄科葡萄、山葡萄的果皮；蔷薇科山楂、山里红、云南欧李、山荆子的果皮；茄科宁夏枸杞的果皮；小檗科三颗针、小檗的果皮；忍冬科鸡树条荚、甘肃荚的果皮。

［主要区别］上述果皮均经染色而成，水浸后，水变成红色或棕红色；掺入白糖或蜂

蜜者，油亮光泽，有时可见白糖黏附在药材上。

（2）山里红（野三楂）。

［来源］为蔷薇科植物山里红的干燥成熟的果实。

［主要区别］呈类圆球形，多压扁成饼状，表面不光滑，褐红色、果肉薄、无光泽；质硬；内有种子数枚。

（3）樱桃皮。

［来源］蔷薇科植物樱桃的干燥成熟果皮。

［主要区别］呈不规则片状或扁筒状，内表面不光滑，有灰白色小斑点；气微清香、稍甜涩。

（4）山楂。

［来源］蔷薇科植物山楂的干燥成熟外果皮和部分果肉。

［主要区别］有切截痕，不规则片状或圆形片状，表面紫红色或棕褐色，有灰白色小斑点，气微清香，微甜。

（5）柿皮。

［来源］柿科柿属植物的干燥果皮。

［主要区别］有切截痕，常附有果肉；表面光滑，色为棕红色或橙黄色；稍涩。

二十九、酸枣仁

1. 来源与性状

［来源］鼠李科植物酸枣的干燥成熟种子。

［性状］呈扁圆形或扁椭圆形，长 5～9 mm，宽 5～7 mm，厚约 3 mm。表面紫红色或紫褐色，平滑有光泽，有的有裂纹。一面较平坦，中间有 1 条隆起的纵线纹；另一面稍突起。一端凹陷，可见线形种脐；另端有细小突起的合点。种皮较脆，胚乳白色，子叶 2 片，浅黄色，富油性。气微，味淡。

2. 常见伪品的来源及与正品的主要区别

（1）理枣仁。

［来源］鼠李科植物滇酸枣的干燥成熟种子。

［主要区别］外形较扁、宽，色较淡，放大镜下可见散在的棕色斑点。

（2）枳椇子。

［来源］鼠李科植物枳椇的干燥成熟种子。

［主要区别］外形较小；表面棕黑色、棕红或绿棕色；味微涩。

（3）兵豆。

［来源］豆科植物兵豆的干燥成熟种子。

［主要区别］较小；表面灰绿色至淡棕绿色，

三十、沙苑子

1. 来源与性状

［来源］豆科植物扁茎黄芪的干燥成熟种子。

［性状］略呈肾形而稍扁，长 2～2.5 mm，宽 1.5～2 mm，厚约 1 mm。表面光滑，褐绿色或灰褐色，边缘一侧微凹处具圆形种脐。质坚硬，不易破碎。子叶 2 片，淡黄色，胚根弯曲，长约 1 mm。无臭，味淡，嚼之有豆腥味。

2. 常见伪品的来源及与正品的主要区别

（1）猪屎豆。

［来源］豆科植物猪屎豆的干燥成熟种子。

［主要区别］呈肾状三角形，表面黄绿色或淡黄棕色；腹面中央凹陷较深；味淡。

（2）紫云英。

［来源］豆科植物紫云英的干燥成熟种子。

［主要区别］呈斜长方状肾形，两侧较扁；腹面中央凹陷较深。

（3）蓝花棘豆。

［来源］豆科植物蓝花棘豆的干燥成熟种子。

［主要区别］形略长，呈椭圆状肾形，稍扁；在放大镜下观察有黑色斑点；嚼之有麻舌感。

（4）甜地丁种子。

［来源］豆科植物米口袋的干燥成熟种子。

［主要区别］呈三角状扁肾形，较小；表面灰绿色或淡褐绿色，在放大镜下观察有凹点。

（5）直立黄芪种子。

［来源］豆科植物直立黄芪的干燥成熟种子。

［主要区别］呈不规则扁状肾形，较小；在放大镜下观察有黑色斑点；嚼之有麻舌感。

（6）蒙古黄芪种子。

［来源］豆科植物蒙古黄芪的干燥成熟种子。

［主要区别］在放大镜下观察有黑色斑点。

（7）膜荚黄芪种子。

［来源］豆科植物膜荚黄芪的干燥成熟种子。

［主要区别］在放大镜下观察有黑色斑点。

（8）华黄芪种子。

［来源］豆科植物华黄芪的干燥成熟种子。

［主要区别］外形略长而饱满，扁圆凹陷明显。

三十一、菟丝子

1. 来源与性状

［来源］旋花科植物菟丝子的干燥成熟种子。

［性状］本品呈类球形，直径1～2 mm。表面灰棕色或棕褐色，粗糙，种脐线形或扁圆形。质坚实，不易以指甲压碎。气微，味淡。

2. 常见伪品的来源及与正品的主要区别

（1）南方菟丝子。

［来源］旋花科植物南方菟丝子的干燥成熟种子。

［主要区别］体型较小；略小一端可见浅色圆形微凹的种脐。

（2）包泥南方菟丝子。

［来源］为南方菟丝子外包泥土制成。

［主要区别］表面可见裂纹或脱落的层状痕迹；略小一端可见浅色圆形微凹的种脐。

（3）大菟丝子。

［来源］旋花科植物金灯藤的干燥成熟种子。

［主要区别］略显三棱形，表面可见明显凹陷。味微涩，嚼之有黏滑感。

（4）欧菟丝子。

［来源］旋花科植物欧菟丝子的干燥成熟种子。

［主要区别］多两个粘在一起，呈类半球形；表面有疣状突起；较脆，易粉碎。

（5）芜青子。

［来源］十字花科植物芜青的干燥成熟种子。

［主要区别］放大镜下可见微隆起的棕色网纹；种皮薄，易用指甲压碎。

（6）矿物粉丸。

［来源］微矿物粉泛制的微丸。

［主要区别］球形，大小不一；体重质硬；砸碎面白色。菟丝子砸不碎，呈饼状。

三十二、五味子

1. 来源与性状

［来源］木兰科植物五味子的干燥成熟果实。

［性状］呈不规则的球形或扁球形，直径 5～8 mm。表面红色、紫红色或暗红色，皱缩，显油润；有的表面呈黑红色或出现"白霜"。果肉柔软，种子 1～2 粒，肾形，表面棕黄色，有光泽，种皮薄而脆。果肉气微，味酸；种子破碎后，有香气，味辛、微苦。醋五味：形如生品，表面乌黑、油润、少有光泽；有醋香气。

2. 常见伪品的来源及与正品的主要区别

（1）火棘属植物果实。

［来源］蔷薇科火棘属植物的干燥成熟果实。

［主要区别］顶端宿萼片多已脱落，基部可见果柄痕，果肉薄，内有 5 粒棕色果核，果核桔瓣状。

（2）南五味子。

［来源］木兰科植物华中五味子的干燥成熟果实。

［主要区别］体型较小，直径 4～6 mm。

三十三、吴茱萸

1. 来源与性状

［来源］芸香科植物吴茱萸、石虎或疏毛吴茱萸的干燥近成熟果实。

［性状］呈球形或略呈五角状扁球形，直径 2～5 mm。表面暗黄绿色至褐色，粗糙，有多数点状突起或凹下的疣点。顶端有五角星状的裂隙，基部残留被有黄色茸毛的果梗。质硬而脆，横切面可见子房 5 室，每室有淡黄色种子 1 粒。气芳香浓郁，味辛辣而苦。

2. 常见伪品的来源及与正品的主要区别

（1）毛楝。

［来源］山茱萸植物毛楝的干燥成熟果实。

［主要区别］核果球形，多已分裂成 5 瓣，每瓣有内外 2 层。

（2）臭辣子。

［来源］芸香科植物臭辣树的干燥果实。

［主要区别］外形较大，油点稀疏，不甚明显。种子黑褐色。

三十四、诃子

1. 来源与性状

〔来源〕使君子科植物诃子或绒毛诃子的干燥成熟果实。

〔性状〕长圆形或卵圆形，长 2～4 cm，直径 2～2.5 cm。表面黄棕色或暗棕色，略具光泽，有 5～6 条纵棱线及不规则的皱纹，基部有圆形果梗痕。质坚实。果肉厚 0.2～0.4 cm，黄棕色或黄褐色。果核长 1.5～2.5 cm，直径 1～1.5 cm，浅黄色，粗糙，坚硬。种子狭长纺锤形，长约 1 cm，直径 0.2～0.4 cm，种皮黄棕色，子叶 2 片，白色，相互重叠卷旋。气微，味酸涩后甜。

2. 常见伪品的来源及与正品的主要区别

（1）银叶诃子。

〔来源〕使君子科植物银叶诃子的干燥成熟果实。

〔主要区别〕呈梭形或纺锤形，较细长，两端尖；果核长椭圆形。

（2）青果。

〔来源〕橄榄科植物橄榄的干燥成熟果实。

〔主要区别〕呈纺锤形，两端钝尖；果核梭形，暗红色；久嚼微甜。

三十五、牛蒡子

1. 来源与性状

〔来源〕菊科植物牛蒡的干燥成熟果实。

〔性状〕呈长倒卵形，略扁，微弯曲，长 5～7 mm，宽 2～3 mm。表面灰褐色，带紫黑色斑点，有数条纵棱，通常中间 1～2 条较明显。顶端钝圆，稍宽，顶面有圆环，中间具点状花柱残迹；基部略窄，着生面色较淡。果皮较硬，子叶 2 片，淡黄白色，富油性。气微，味苦后微辛而稍麻舌。

2. 常见伪品的来源及与正品的主要区别

（1）水飞蓟。

〔来源〕菊科植物水飞蓟的干燥成熟果实。

〔主要区别〕顶端有一类白色圆环。

（2）绒毛牛蒡子。

〔来源〕菊科植物绒毛牛蒡的干燥成熟果实。

〔主要区别〕呈矩卵圆形，两端近平截，顶面看为多角形，可见椭圆形黑色环纹；表面有较明显的数条纵纹。

（3）大鳍蓟果实。

［来源］菊科植物大鳍蓟的干燥成熟果实。

［主要区别］表面有一条明显的棱，两侧有隆起的波状横纹。

（4）紫穗槐果实。

［来源］豆科植物紫穗槐的干燥成熟果实。

［主要区别］呈心月形，较长；顶端具宿萼，短喙状；表面有颗粒状突起；气微香。

（5）木香果实。

［来源］菊科植物木香的干燥成熟果实。

［主要区别］呈楔形，具四钝棱，顶面呈不规则的三角形或四边形。

三十六、蕲蛇

1. 来源与性状

［来源］蝰科动物五步蛇的干燥体。

［性状］本品卷呈圆盘状，盘径 17～34 cm，体长可达 2m。头在中间稍向上，呈三角形而扁平，吻端向上，习称"翘鼻头"。上腭有管状毒牙，中空尖锐。背部两侧各有黑褐色与浅棕色组成的 V 形斑纹 17～25 个，其 V 形的两上端在背中线上相接，习称"方胜纹"，有的左右不相接，呈交错排列。腹部撑开或不撑开，灰白色，鳞片较大，有黑色类圆形的斑点，习称"连珠斑"；腹内壁黄白色，脊椎骨的棘突较高，呈刀片状上突，前后椎体下突基本同形，多为弯刀状，向后倾斜，尖端明显超过椎体后隆面。尾部骤细，末端有三角形深灰色的角质鳞片 1 枚。气腥，味微咸。

2. 常见伪品的来源及与正品的主要区别

（1）百花锦蛇。

［来源］游蛇科动物百花锦蛇的干燥体。

［主要区别］体背部灰黑色，脊部有深褐色大形斑纹交错排列；体中部有鳞片 27 行，尾端无角质鳞片。

（2）眼镜蛇。

［来源］眼镜蛇科动物眼镜蛇的干燥体。

［主要区别］颈部有浅色不规则的"眼镜状"斑纹；背部黑褐色，背鳞中段 21 行，平滑。

（3）金环蛇。

［来源］眼镜蛇科动物金环蛇的干燥体。

［主要区别］头背部棕褐色，有金黄色宽 4～5 鳞片的横斑纹，背鳞中段 15 行，平滑，

尾下鳞单行，尾细。

（4）银环蛇。

［来源］眼镜蛇科动物银环蛇的干燥体。

［主要区别］体鳞光滑，背部中央的鳞片特别大，呈六角形；尾细长而坚。

三十七、五灵脂

1. 来源与性状

［来源］鼯鼠科动物复齿鼯鼠的干燥粪便。按其形状不同分为"灵脂块"和"灵脂米"。

［性状］

（1）灵脂块。灵脂块呈不规则的块状，表面黑棕色或灰棕色，有油润性光泽；黏附的完整粪粒呈长椭圆形，表面裂碎，显纤维性；质硬，较易破碎；断面黄棕色或棕褐色，不平坦。

（2）灵脂米。灵脂米呈长椭圆形，长 5～12 mm，直径 3～6 mm；黑棕色或棕褐色，可见淡黄色的纤维散在；体轻而质松，易折断，断面黄绿色或黄褐色，手捻之易成粉，纤维性。投入热水中，即可漂浮水面，两指轻捏有弹性，不变形。

2. 常见伪品的来源及与正品的主要区别

（1）鼠兔粪便。

［来源］鼠兔科动物鼠兔的干燥粪便。

［主要区别］呈圆球形，表面粗糙；断面色较淡，可见植物纤维及未消化物。

（2）飞鼠粪便。

［来源］鼯鼠科动物飞鼠的干燥粪便。

［主要区别］表面凹凸不平；质硬，不易破碎。

（3）纤维、砂粒伪制品。

［来源］由植物纤维、砂粒、黑色黏合剂等加工而成。

［主要区别］短柱状，断面可见白色砂粒状物。

三十八、猪苓

1. 来源与性状

［来源］多孔菌科真菌猪苓的干燥菌核。

［性状］呈条形、类圆形或扁块状，有的有分枝，长 5～25 cm，直径 2～6 cm。表面黑色、灰黑色或棕黑色，皱缩或有瘤状突起。体轻，质硬，断面类白色或黄白色，略呈颗

粒状。气微，味淡。

2. 常见伪品的来源及与正品的主要区别

（1）金荞麦。

［来源］蓼科植物金荞麦的干燥根茎。

［主要区别］呈不规则团块；表面棕褐色，有横向环节和皱纹，密布点状皮孔；断面有放射状纹理，中央髓部色较深。

（2）香菇菌柄染色。

［来源］侧耳科植物香菇的干燥菌经染色切片加工而成。

［主要区别］表面较平，可见少了纵皱纹；气微香。

三十九、天竺黄

1. 来源与性状

［来源］禾本科植物青皮竹或华思劳竹等秆内的分泌液干燥后的块状物。

［性状］本品为不规则的片块或颗粒，大小不一。表面灰蓝色、灰黄色或灰白色，有的洁白色，半透明，略带光泽。体轻，质硬而脆，易破碎，吸湿性强。气微，味淡。

2. 常见伪品的来源及与正品的主要区别

（1）白矾。

［来源］硫酸盐类矿物明矾石经加工提炼制成，主含含水硫酸铝钾。

［主要区别］透明或半透明，具细密纵皱，有玻璃样光泽；味酸，极涩。

（2）竹黄。

［来源］肉座菌科植物竹黄菌的干燥子囊座。

［主要区别］外形呈瘤状，龟裂，背面隆起，有不规则的横沟和细密的纹理，腹面凹陷，质脆、易折断，断面呈扇形，粉红色至红色，中央部分色常浅。

四十、益母草

1. 来源与性状

［来源］唇形科植物益母草的干燥地上部分。

［性状］茎呈方柱形，上部多分枝，四面凹下成纵沟，直径 0.2～0.5 cm；茎表面灰绿色或黄绿色；体轻，质韧，断面中部有髓；叶片灰绿色，多皱缩、破碎，易脱落；轮伞花序腋生，小花淡紫色，花萼筒状，花冠二唇形。

2. 常见伪品的来源及与正品的主要区别

（1）童子益母草。

［来源］唇形科植物益母草的干燥基生叶或幼苗。

［主要区别］根略呈圆柱形，土黄色，具环纹；茎无或较短。

茎；基生叶丛生，叶被糙伏毛，叶柄纤细，长4～9 cm；气清香。

（2）夏至草。

［来源］唇形科植物夏至草的干燥地上部分。

［主要区别］茎稍细，质脆。

第3节　贵细中药饮片介绍

 学习目标

➤掌握20种贵细药材的来源产地、主要功效、用法用量和注意事项

➤能介绍20种贵细药材的相关知识

 知识要求

一、人参

［来源］为五加科植物人参的干燥根及根茎。多于秋季采挖，洗净经晒干或烘干。栽培的又称"园参"；播种在山林野生状态下自然生长的又称"林下参"，习称"籽海"。

［产地］主产于吉林、辽宁、黑龙江等地。

［分类］

1. 圆参

圆参为栽培品，是一般种植5～9年采收的人参。

2. 林下参

林下参是指播种在山林野生状态下自然生长、一般经过20～30年采收的人参。

3. 移山参

移山参是将小的野山参，移栽到山野林下，不经人工管理，自由生长，若干年后再利用的人参。

4. 野山参

野山参是指在原始的深山密林中自然分布、自然繁衍、自然生长几十年以上的人参。

5. 鲜参加工品

（1）生晒参。将洗净的鲜参直接干燥（晒干、烘干）所得。

（2）白参。将洗净的鲜参置于沸水中浸烫 5～10 分钟取出，用特制的竹针将参体连续浸糖液 3 次，每次 10～12 小时，取出干燥，又称"糖参"。

（3）红参。将人参栽培品经蒸制后干燥所得。

6. 进口品种

朝鲜白参、朝鲜红参（高丽参、别直参）。

［性味归经］甘、微苦，平。归脾、肺、心经。

［功效主治］大补元气，复脉固脱，补脾益肺，生津养血，安神益智。用于体虚欲脱，肢冷脉微，脾虚食少，肺虚喘咳，津伤口渴，内热消渴，气血亏虚，久病虚羸，惊悸失眠，阳痿宫冷。

［用法用量］3～9 g，另煎兑入汤剂服；也可研粉吞服，一次 2 g，一日 2 次。

［注意］不宜与藜芦、五灵脂同用。

［适宜人群］

（1）年老体弱而且身体虚寒的人，可以适当吃一些红参或野山参。

（2）妇女产后体虚者，可以吃一些红参。

（3）一般人进补，可以吃一些生晒参，但不宜多吃。

生晒参为清补之品，主要用于气阴两虚的证候和症状。症见咳嗽伴痰多、舌苔厚腻、大便秘结、高热不退等不宜服用。服用人参时不宜喝浓茶、不吃生萝卜，以免影响药效。如食后腹胀不适，可停食人参同时少吃些煮萝卜。人参不宜久藏，宜放入防潮木箱、干燥处存放。

二、西洋参

［来源］五加科植物西洋参的干燥根。

［产地］加拿大魁北克省、美国威斯康星州。我国北京、东北三省、河南等地有引种。

［采收加工］选取生长 4～7 年的根，于秋季采挖，洗净，晒干或低温干燥。连皮干燥的产品称为"原皮参"；去皮后干燥的产品称为"去皮参"或称"粉光参"。

［性味归经］甘、微苦，凉。归心、肺、肾经。

［功效主治］补气养阴，清热生津。用于气虚阴亏，虚热烦倦，咳喘痰血，内热消渴，口燥咽干。

［用法用量］3～6 g，另煎兑服。

［注意］不宜与藜芦同用。畏寒，肢冷，腹泻，胃有寒湿，脾阳虚弱，舌苔腻浊等阳

虚体质者不宜用。

[适宜人群]

（1）气阴两虚有热的病人。

（2）不适合服用人参和热补的人。

三、三七

[来源] 为五加科植物三七的干燥根及根茎。

[产地] 云南、广西等地。

[采收加工] 秋季花开前采挖，洗净，分开主根、支根及根茎，干燥。支根习称"筋条"，根茎习称"剪口"。

[分类] 按商品规格可分为春三七（在打籽前收获的体肥实者）、冬三七（在打籽后收获的较瘪瘦者）。

[性味归经] 甘、微苦，温。归肝、胃经。

[功效主治] 散瘀止血，消肿定痛。用于咯血，吐血，衄血，便血，崩漏，外伤出血，胸腹刺痛，跌扑肿痛。

[用法用量] 3～9 g；研粉吞服，一次 1～3 g。外用适量。

[注意] 孕妇慎用。

[适宜人群]

（1）高血压、高血脂、心脏病、心绞痛、冠心病、胸闷、失眠、胆固醇高、心肌供氧不足。

（2）有白头发、肝脏不好者。

（3）咽喉炎、脸上有痘、有痤疮。

四、鹿茸

[来源] 为鹿科动物梅花鹿或马鹿的雄鹿未骨化密生茸毛的幼角。前者习称"花鹿茸"，后者习称"马鹿茸"。夏、秋二季锯取鹿茸，经加工后，阴干或烘干。

[产地] 花鹿茸主产于吉林、辽宁、河北、北京。马鹿茸主产于黑龙江、吉林、内蒙古、新疆、青海、四川、云南。东北产者称"东马茸"；西北产者称"西马茸"。

[分类]

（1）按取采方式和加工方法可分为锯茸、砍茸、排血茸、带血茸。

（2）按鹿茸的不同部位和老嫩程度分为梅花鹿茸（蜡片、粉片、纱片、骨片）、马鹿茸蜡片。

［性味归经］甘、咸，温。归肾、肝经。

［功效主治］壮肾阳，益精血，强筋骨，调冲任，托疮毒。用于肾阳不足，精血亏虚，阳痿滑精，宫冷不孕，羸瘦，神疲，畏寒，眩晕，耳鸣，耳聋，腰脊冷痛，筋骨痿软，崩漏带下，阴疽不敛。

［用法用量］1～2 g，研末冲服。

［注意］服用本品宜从小量开始，缓缓增加，不宜骤用大量，以免阳升风动，头晕目赤，或助火动血，而致鼻衄；凡阴虚阳亢，血分有热，胃火盛或肺有痰热，以及外感热病，均应忌服。

［适宜人群］

（1）40 岁以上的中年男性及体质较差的老年人。

（2）怕冷者。

（3）性功能衰退者。

（4）疲劳过度的中青年。

（5）有溃疡者。

（6）中年妇女。主要针对子宫虚冷、崩漏、带下、产后贫血及宫冷不孕等妇科疾病。

五、西红花

［来源］为鸢尾科植物番红花的干燥柱头。

［产地］伊朗、希腊、西班牙，我国上海、江苏、浙江、河南、北京等地有栽培。

［采收加工］采回的花朵，将花瓣轻轻剥离，至基部花冠筒处撕开，摘取黄色部分的柱头及花柱。然后摆在白纸上阴干。阴干后放入棕色瓶或铁盒中保存。

［性味归经］甘，平。归心、肝经。

［功效主治］活血化瘀，凉血解毒，解郁安神。用于经闭症瘕，产后瘀阻，温毒发斑，忧郁痞闷，惊悸发狂。

［用法用量］1～3 g，煎服或沸水泡服。

［注意］孕妇慎用。月经过多禁服。

［适宜人群］

（1）气血淤滞者。

（2）月经不调、痛经及更年期妇女。

六、冬虫夏草

［来源］为麦角菌科真菌冬虫夏草菌寄生在蝙蝠蛾科昆虫幼虫上的子座及幼虫尸体的

复合体。

[产地]青海、西藏、四川等高寒地带（海拔 3 000～4 000 m 无树木的向阳坡、疏松干燥、腐殖质多的土壤中）。

[采收加工]夏初子座出土、孢子未发散时挖取，晒至六七成干，除去似纤维状的附着物及杂质，晒干或低温干燥。

[性味归经]甘，平。归肺、肾经。

[功效主治]补肺益肾，止血化痰。用于肾虚精亏，阳痿遗精，腰膝酸痛，久咳虚喘，劳嗽咯血。

[用法用量]3～9 g。

[适宜人群]

（1）肾阳虚者，主要表现为腰膝酸软、自汗盗汗、畏寒怕冷、性冷淡、性功能低下等。

（2）肺阴虚者，主要表现为咳嗽有痰、痰中带血、干咳、哮喘等。

（3）亚健康者，主要表现为免疫力低下、精神不振、注意力不集中、睡眠质量差、易疲劳、四肢乏力、食欲不振、有吸烟喝酒嗜好、消化吸收不良、衰老过快等。

（4）患有呼吸系统疾病、肾病、癌症、心脑血管疾病、肝病、贫血、糖尿病等病以及大病初愈、病后体虚的人和分娩后的产妇。

七、蛤蟆油

[来源]为蛙科动物中国林蛙雌蛙的输卵管，经采制干燥而得。

[产地]吉林长白山。

[性味归经]甘、咸，平。归肺、肾经。

[功效主治]补肾益精，养阴润肺。用于病后体虚，神疲乏力，心悸失眠，盗汗，痨嗽咯血。

[用法用量]5～15 g，用水浸泡，炖服，或作丸剂服。

[适宜人群]

（1）阴虚肺燥，咳嗽咯血者。

（2）病后或产后体虚气弱，多汗者。

（3）肾虚精髓不足，眩晕耳鸣，健忘者。

八、蛤蚧

[来源]为壁虎科动物蛤蚧的干燥体。

[产地] 广西、广东等地。

[性味归经] 咸，平。归肺、肾经。

[功效主治] 补肺益肾，纳气定喘，助阳益精。用于肺虚不足，虚喘气促，劳嗽咯血，阳痿，遗精。

[用法用量] 3～6 g，多入丸散或酒剂。

[注意] 外感风寒喘嗽及阴虚火旺者禁服。

[适宜人群]

(1) 肾虚阳痿，遗精早泄，小便频数者。

(2) 肺肾两虚，气喘咳嗽者。

九、川贝母

[来源] 为百合科植物川贝母、暗紫贝母、甘肃贝母、梭砂贝母、太白贝母或瓦布贝母的干燥鳞茎。按性状不同分别习称"松贝"和"青贝"，"炉贝"和"栽培品"。按性状不同分别习称"松贝"和"青贝"，"炉贝"和"栽培品"。

[产地] 四川、甘肃、青海、西藏等地。

[性味归经] 苦、甘，微寒。归肺、心经。

[功效主治] 清热润肺，化痰止咳，散结消痈。用于肺热燥咳，干咳少痰，阴虚劳嗽，痰中带血，瘰疬，乳痈，肺痈。

[用法用量] 3～10 g；研粉冲服，一次 1～2 g。

[注意] 不宜与川乌、制川乌、草乌、制草乌、附子同用。脾胃虚寒及湿痰者忌用。

[应宜人群] 一般人均可食用。

十、珍珠

[来源] 为珍珠贝科动物马氏珍珠贝、蚌科动物三角帆蚌或褶纹冠蚌等双壳类动物受刺激形成的珍珠。

[产地] 海水珠主产于广东、广西、台湾等地；淡水养殖珠主产于江苏、江西、安徽、浙江等地。

[性味归经] 甘、咸，寒。归心、肝经。

[功效主治] 安神定惊，明目消翳，解毒生肌，润肤祛斑。用于惊悸失眠，惊风癫痫，目赤翳障，疮疡不敛，皮肤色斑。

[用法用量] 0.1～0.3 g，多入丸散用。外用适量。

[注意] 血压极低者（如心力衰竭）、使用洋地黄类药物者、肾功能不全者、胃酸缺乏

型胃病者、缺铁性贫血者、膀胱癌患者以及有结石的人不适合服用。

　　［适宜人群］

　　（1）适合珍珠粉外用的人群：肤色暗沉、发黄、肤色不匀；有痘者；油性皮肤者；有色斑者，有黑头者，毛孔粗大者。

　　（2）适合内服珍珠粉的人群：产后容易缺钙，且有妊娠斑；老年人，骨质疏松；大部分失眠的人；便秘者；有痘、有斑、美白者；有浅表性胃炎、胃酸过多者。

十一、天麻

　　［来源］为兰科植物天麻的干燥块茎。

　　［产地］主产于四川、云南、贵州、陕西等地。

　　［性味归经］甘，平。归肝经。

　　［功效主治］息风止痉，平抑肝阳，祛风通络。用于小儿惊风，癫痫抽搐，破伤风，头痛眩晕，手足不遂，肢体麻木，风湿痹痛。

　　［用法用量］3～9 g。

　　［注意］儿童、孕妇、热痹者不宜用。

　　［适宜人群］

　　（1）对学生可以增强记忆力、保护大脑、保护视力。

　　（2）对中年人、老人能延年益寿、保健、防病。

　　（3）对高血压、心脏病、头痛、风湿痛等患者有保健及治疗作用。

十二、灵芝

　　［来源］为多孔菌科真菌赤芝或紫芝的干燥子实体。

　　［产地］赤芝主产于华东、西南及河北、山西等地；紫芝主产于浙江、江西、湖南、广西等地。

　　［性味归经］甘，平。归心、肺、肝、肾经。

　　［功效主治］补气安神，止咳平喘。用于心神不宁，失眠心悸，虚劳咳喘，虚劳短气，不思饮食。

　　［用法用量］6～12 g。

　　［适宜人群］

　　（1）压力大、应酬多、嗜烟饮酒者，肝功能不良者。

　　（2）头晕、头痛、健忘、焦虑人群。

　　（3）高血压、高血脂、高胆固醇人群。

（4）胃肠功能紊乱、消化不良、易便秘人群。

十三、羚羊角

［来源］为牛科动物赛加羚羊的角。

［产地］新疆北部边境地区、甘肃、青海、西藏北部，进口品产于俄罗斯、蒙古、澳大利亚等地。

［性味归经］咸，寒。归肝、心经。

［功效主治］平肝息风，清肝明目，散血解毒。用于肝风内动，惊痫抽搐，妊娠子痫，高热痉厥，癫痫发狂，头痛眩晕，目赤翳障，温毒发斑，痈肿疮毒。

［用法用量］1～3 g，宜另煎2小时以上；磨汁或研粉服，每次0.3～0.6 g。

［注意］肝经无热者不宜。

十四、牛黄

［来源］为牛科动物牛的干燥胆结石。

［产地］北京、天津、内蒙古、东北等地。

［性味归经］苦，凉。归心、肝经。

［功效主治］清心，豁痰，开窍，凉肝，息风，解毒。用于热病神昏，中风痰迷，惊痫抽搐，癫痫发狂，咽喉肿痛，口舌生疮，痈肿疔疮。

［用法用量］0.15～0.35 g，多入丸散用。外用适量，研末敷患处。

［注意］孕妇慎用。

十五、金钱白花蛇

［来源］眼镜蛇科动物银环蛇的幼蛇干燥体。

［产地］主产于广东、广西等地。

［性味归经］甘、咸，温；有毒。归肝经。

［功效主治］祛风，通络，止痉。用于风湿顽痹，麻木拘挛，中风口眼㖞斜，半身不遂，抽搐痉挛，破伤风，麻风，疥癣。

［用法用量］2～5 g。研粉吞服1～1.5 g。

［注意］阴虚内热生风者忌用。

十六、沉香

［来源］为瑞香科植物白木香含有树脂的木材。

［产地］海南、广东、广西、台湾等地。

［性味归经］辛、苦，微温。归脾、胃、肾经。

［功效主治］行气止痛，温中止呕，纳气平喘。用于胸腹胀闷疼痛，胃寒呕吐呃逆，肾虚气逆喘急。

［用法用量］1～5 g，后下。

［注意］气虚火旺者须慎服。

十七、石斛

［来源］为兰科植物铁皮石斛的干燥茎。

［产地］主产于云南、浙江、福建、安徽等地。

［采收加工］11 月至翌年 3 月采收，除去杂质，剪去部分须根，边加热边扭成螺旋形或弹簧状，烘干；或切成段，干燥或低温烘干，前者习称"铁皮枫斗"（耳环石斛）；后者习称"铁皮石斛"。

［性味归经］甘，微寒。归胃、肾经。

［功效主治］益胃生津，滋阴清热。用于热病津伤，口干烦渴，胃阴不足，病后虚热不退，阴火虚旺，骨蒸劳热，目暗不明，筋骨痿软。

［用法用量］6～12 g，煎服。

［适宜人群］

（1）日常滋阴保健、轻身延年所需者。

（2）女性美容、滋养皮肤所需者。

（3）中医诊断为阴虚体弱者。

（4）压力过大、工作过劳、熬夜加班导致的亚健康者。

（5）长期饮酒、吸烟导致的肝肺受损者。

（6）生活不规律导致的胃肠羸弱者。

（7）传染性肺炎、流感引发的呼吸道急症者。

（8）上火引起的咽喉疼痛者。

（9）体液循环不佳引起的便秘、痤疮、口干舌燥者。

（10）高血压、高血脂、高血糖的三高人群。

十八、阿胶

［来源］为马科动物驴的干燥皮或鲜皮经煎煮、浓缩制成的固体胶。

［产地］山东省古东阿县（今天的阳谷县阿城镇古阿井）。

［性味与归经］甘，平。归肺、肝、肾经。

［功效主治］补血滋阴，润燥，止血。用于血虚萎黄，眩晕心悸，肌无力，心烦不眠，虚风内动，肺燥咳嗽，劳嗽咯血，吐血尿血，便血崩漏，妊娠胎漏。

［用法用量］3～9 g，烊化兑服。

［注意］易上火者、体内湿邪重者、有伤口者、体内有瘀血者、脾虚者均不宜服用。

［适宜人群］

（1）缺铁性、失血性、营养性、再生障碍性贫血。

（2）月经不调、崩漏、带下。

（3）女性孕前调理、孕中保胎、孕后恢复。

（4）亚健康及体力脑力过劳者。

十九、龟甲

［来源］为龟科动物乌龟的背甲及腹甲。

［产地］主产于长江流域的湖北、安徽、浙江等地。

［性味归经］咸、甘，微寒。归肝、肾、心经。

［功效主治］滋阴潜阳，益肾强骨，养血补心，固经止崩。用于阴虚潮热，骨蒸盗汗，头晕目眩，虚风内动，筋骨痿软，心虚健忘，崩漏经多。

［用法用量］9～24 g，先煎。

［注意］本品浸泡时，水须一次加足，超过药面约 30 cm，中途不宜加水，以防变色。脾胃虚寒者忌服，孕妇慎服。

二十、鳖甲

［来源］为鳖科动物鳖的背甲。

［产地］主产于湖北、安徽、江苏等地。

［性味归经］咸，微寒。归肝、肾经。

［功效主治］滋阴潜阳，退热除蒸，软坚散结。用于阴虚发热，骨蒸劳热，阴虚阳亢，头晕目眩，虚风内动，手足瘛疭，经闭，症瘕，久疟、疟母。

［用法用量］9～24 g，捣碎，先煎。

［注意］滋阴潜阳宜生用，软坚散结宜砂炙用。脾胃虚寒、食少便溏者及孕妇忌服。

复习思考题

1. 简述根及根茎类饮片的鉴别特征。
2. 简述皮、茎木、叶、花全草类饮片的鉴别特征。
3. 简述果实、种子、动物、矿物类饮片的鉴别特征。
4. 简述补益类贵细药材的使用方法和使用注意事项。
5. 简述动物类贵细药材的来源和产地。

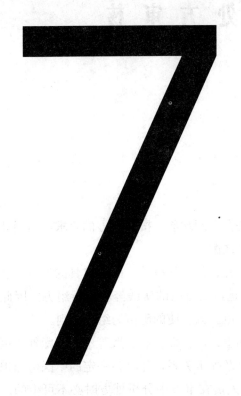

第 7 章

中药饮片处方的调剂

第1节 处方审核

学习目标

➢掌握处方分析方法
➢能够审核处方

知识要求

处方审核，又称审方。是指中药饮片处方在调配前，按照审方的要求，运用处方分析的方法，全面审核，确认无误后方可计价和调配。

中医治病以内科疾病为多，其次是妇、儿、伤、外科等。医生出具的处方，有的是以"经方"为基础，随症加减而成；有的医生是运用自己的实践经验自行组方。因此在处方的组成方面，虽各具特点，但用药总以君、臣、佐、使的配伍为组方原则。

调剂人员除掌握处方药物的通用名称和生、炒、炙、制、煅等不同调配外，更应熟悉中药的性能、常用剂量和方剂组成的原则以及配伍关系，并具备一定的中医药知识以及知晓一些"固有成方"，这些基础知识是调剂人员在审方中分析处方时必不可少的。因为在调剂的过程中，往往会遇到各种问题，这就要运用基础知识对处方的内容进行分析，然后做出处理决定。

下面主要讨论笔误处方的类型以及一字之差和笔画类似药名的分析。

一、笔误处方的类型

1. 出现笔误处方的原因

（1）医师开具处方时书写错误。由于个别医师在开具处方书写药名时一时疏忽，造成漏写剂量、错写药名、超量等现象时有发生。

（2）转抄方时错误。在转抄方过程中，多由病人将就医记录册上原服用的中药方另请其他医师转抄，或病人手持其他医师开的处方到另家医院去转抄。由于医师的字体各不相同，特别是一字之差的药名和笔画类似药名，再加上书写潦草等原因，所以医生在转抄过程中往往发生各种书写错误。如将"桂枝"抄写成"桔梗"，把"炙黄芪"写成"炙黄芩"，把"落得打"写成"薄荷打"等。

2. 常见的笔误处方类型

在中药处方中出现的笔误很多，基本归纳为以下几种主要类型：

（1）药味漏字。

［方例］黄芪 15 g，防风 6 g，白术 6 g，龙骨 15 g，牡蛎 15 g，碧桃干 15 g，麻黄 6 g，浮小麦 15 g。

这张处方的错误是药味漏字。该方是由"玉屏风散合牡蛎散"加味而成的。它的主要功效是益气固表止汗，用于体虚多汗。处方中的"麻黄"主发汗而不是止汗，而"麻黄根"专于止汗。因此，这张处方的错误是药味漏字，在麻黄后面漏写一个"根"字。应与处方医师联系。

（2）药名重复。

［方例］藿香 10 g，佩兰 10 g，苍术 10 g，厚朴 10 g，泡姜 3 g，木香 5 g，白蔻仁 3 g（后下），干姜 3 g，茯苓 10 g。

这张处方的错误是药名重复。本方是以"藿香正气散"加减而成的，用于寒湿腹泻。处方中的泡姜是干姜的通用名称，故出现药味重复，配方时应予剔除。

（3）剂量过大。

［方例］麻黄 5 g，川桂枝 5 g，姜半夏 10 g，生甘草 3 g，干姜 3 g，细辛 15 g，五味子 5 g，苦杏仁 10 g。

这张处方的错误是剂量过大。本方是由"小青龙汤"加减而成的，具温肺散寒，止咳平喘功效。但处方中细辛 15 g，剂量大大超出《上海市中药炮制规范》规定的 1～3 g，可能出现不良反应，故应与处方医师联系。

（4）剂量过小。

［方例］生地 12 g，山萸肉 9 g，淮山药 10g，枸杞子 10 g，白菊花 6 g，白蒺藜 10 g，白芍 10 g，珍珠母 3 g，牡蛎 15 g（先煎）。

这张处方的错误是剂量过小。处方以"杞菊地黄丸"加减而成。主要功效是滋补肝肾，平肝潜阳。此方中珍珠母质地较重，取其重镇，以达平肝潜阳之功，但仅用 3 g 似乎剂量过小，不符常规，可能是笔误，应及时与处方医师联系。

（5）转抄方误写药名。

［方例］熟地黄 15 g，淮山药 15 g，云茯苓 9 g，牡丹皮 6 g，福泽泻 9 g，山茱萸 9 g，肥知母 9 g，川朴 6 g。

这张处方的错误是误写药名。本方为"知柏地黄丸"，具滋阴降火功能，主治肾阴不足、阴虚火旺而致的骨蒸潮热，虚烦盗汗，腰酸膝软等症。本处方的错误是误写药名，将川柏误写为川朴，可能是实习医师在抄写处方时误写。川柏在此方配伍中起退虚热、制相火作用，而川朴是行气燥湿，药性温燥，如用之不但不能治疗阴虚火旺病证，而且耗伤阴液，导致阴更虚、火更旺。故应与处方医师联系。

（6）妊娠禁忌。

［方例］生地 10 g，熟地 10 g，丹皮 10 g，黄芩 10 g，续断 10 g，苎麻根 10 g，阿胶 10 g，旱莲草 10 g，生甘草 3 g。

这张处方的错误是妊娠用药禁忌。本方是安胎方，用于血热引起的胎动不安，方中丹皮虽有清热凉血作用，但又活血化瘀。国家药典将该药列入孕妇慎用，为了对患者负责，应与处方医师联系。

（7）配伍禁忌。

［方例］丹参 15 g，川芎 10 g，赤芍 12 g，红花 4 g，郁金 10 g，全瓜蒌 30 g，薤白 10 g，淡附片 6 g，炒枳实 10 g，制香附 10 g。

这张处方的错误是配伍禁忌。本方中全瓜蒌与淡附片不宜同用，属配伍禁忌（十八反），应与处方医师联系。

此外，有时出现漏写剂量、漏写剂数、漏写"外用"两字等笔误处方，调剂人员都要与处方医师及时联系。

二、一字之差和笔画类似药名的分析

1. 药名一字之差、书写潦草与笔画类似的定义与常见品种

（1）药名一字之差。是指两种或两种以上不同品种药物的名称非常相似；或同一品种药物的炮制方法不同；或同一植物而入药部分不同，出现药名之间仅一字之差。下面是常见药名一字之差品种对照表（见表 7—1）。

表 7—1 　　　　　　　常见药名一字之差品种对照表

炙山甲、炙必甲	海螵蛸、桑螵蛸	葫芦壳、葫芦巴
泽漆、泽泻	麻黄、麻黄根	通草、通天草
忍冬花、冬花	公丁香、丁公屯	羊乳根、羊蹄根
川柏、川朴	肉桂子、桂花子	制南星、胆南星
白芍、白菊	石决明、决明子	续随子、续断子
莲心、莲子	心合欢花、合欢皮	补骨脂、骨碎补
天葵子、天竺子	山茱萸、吴茱萸	杞子、枝子
肉豆蔻、白豆蔻、红豆蔻、草豆蔻	酢酱草、败酱草	泡姜、炮姜、生姜

桑叶、桑枝	胡麻、胡麻仁、麻仁	金铃子、金樱子
龙胆草、龙须草	大胡麻、小胡麻	半枝莲、半边莲
草河草、紫河车、白河草	天龙、天虫	紫花地丁、黄花地丁
天麻、升麻	漏芦、藜芦	白蒺藜、潼蒺藜

（2）药名书写潦草与笔画类似。是指因医师书写处方的字体各异或字迹过于潦草，使调剂人员对字形、笔画类似的药名辨认不清；或一时疏忽错辨医师处方药名；或调剂人员缺乏中药调剂理论知识，以致造成药物调剂错误。下面是常见药名书写潦草与笔画类似品种对照表（见表7—2）。

表7—2　　　　　常见药名书写潦草与笔画类似品种对照表

扁豆花、扁豆衣	杏仁、枣仁	红花、红芪
桂枝、桔梗	黄芪、黄芩	党参、玄参
白薇、白蔹	香薷、香蒿	山枝、山棱
蒲黄、蒲公英	桃仁、枣仁	大黄、大枣

上述情况，若看错药名，发生差错，不仅影响药剂疗效，甚至可能危及患者生命。为此，调剂人员在调剂审方时必须专心一致，认真识别，这样才能避免发生差错，使调剂正确无误，确保药剂安全有效。

2. 药名一字之差常见药物的区别比较

药名一字之差的中药在调配时稍不注意就极易产生差错。因此，调剂人员应掌握这些药物的药名、来源、性味、功效以及配伍应用等方面的知识和技能。

（1）炙山甲和炙必甲的区别要点（见表7—3）。

表7—3　　　　　　炙山甲和炙必甲的区别要点

药名	炙山甲	炙必甲
正名正字	穿山甲	鳖甲
药用部位	鲮鲤科动物穿山甲的鳞甲	鳖科动物鳖的背甲
性味归经	咸，微寒。归肝、胃经	咸，寒。归肝、肾经
功效与主治	1. 活血通经——经闭、症瘕、风湿痹痛 2. 下乳——乳汁不下 3. 消肿排脓——痈肿初起或脓成未溃及瘰疬等证	1. 滋阴潜阳——阴虚阳亢动风、阴虚发热 2. 软坚散结——久疟、疟母、经闭、症瘕

续表

| 配伍应用 | 1. 本品善走窜，性专行散，能活血化瘀，通经络而直达病所。治血瘀经闭，配当归、赤芍、川芎、红花等；治癥瘕，配三棱、莪术等；治风湿痹痛，配当归、独活、羌活、防风等
2. 乳汁为血所化生，故有乳血同源之说，血行则乳下。穿山甲活血走窜，通乳作用较佳，可单用，研末用酒调服
3. 本品有消肿排脓之功，可使未成脓者消散，已成脓者速溃，为治疮疡科之要药。治疮痈初起未成脓者，可配白芷、金银花、蒲公英、地丁草等同用；治脓成未溃者，则配黄芪、皂角刺、当归等，以拔毒排脓。治瘰疬，配夏枯草、牡蛎、贝母、玄参等，以消瘰散结 | 1. 本品能滋肝肾之阴而潜纳浮阳。治阴虚阳亢动风，常与牡蛎、龟板、白芍、阿胶等同用。治阴虚发热，常与丹皮、生地、知母等同用
2. 鳖甲味咸入肝，有软坚散结之功。常与三棱、莪术、青皮、桃仁、香附、红花同用，治疗久疟、疟母、经闭、癥瘕等证 |

（2）忍冬花和款冬花的区别要点（见表7—4）。

表7—4　　　　　　　　忍冬花和款冬花的区别要点

药名	忍冬花	款冬花
正名正字	金银花	款冬花
药用部位	忍冬科植物忍冬的干燥花蕾	菊科植物款冬的干燥花蕾
性味归经	甘，寒。归肺、胃、大肠经	辛，温。归肺经
功效与主治	清热解毒——外感风热或温病初起、暑热、外疡内痈、热毒泻痢	润肺下气，止咳化痰——肺寒咳嗽、肺热咳嗽、肺虚劳嗽
配伍应用	本品甘寒，既能清热解毒，又兼疏散风热、透散表邪之功。常用于外感风热或温病初起，常与牛蒡子、薄荷、连翘等同用；外感暑热，可泡水代茶饮，或制成银花露，有清热解暑作用 本品是治疗阳性疮疡的要药，常与蒲公英、野菊花、地丁草、连翘、黄芩等同用，治痈肿疔疮 本品能凉血而解毒，对于热毒引起的泻痢便血治疗，常以本品炒炭与黄连、黄芩、马齿苋等同用	本品气味虽属辛温，但温而不燥，为润肺化痰之良药，凡各种咳嗽，无论外感内伤、寒嗽热咳皆可用之。对治疗肺寒咳嗽尤宜，常与麻黄同用；治肺热咳嗽，常与桑白皮、瓜蒌同用；治肺虚痰喘、痰中带血或久咳不已，与百合同用，共研末为丸服

（3）川柏和川朴的区别要点（见表7—5）。

表7—5　　　　　　　　川柏和川朴的区别要点

药名	川柏	川朴
正名正字	黄檗	厚朴
药用部位	芸香科植物黄皮树或黄檗去栓皮的干燥树皮	木兰科植物厚朴或凹叶厚朴的干燥干皮、根皮及枝皮

性味归经	苦，寒。归肾、膀胱、大肠经	苦、辛，温。归脾、胃、肺、大肠经
功效与主治	1. 清热燥湿——泻痢、黄疸、带下、热淋 2. 泻火解毒——疮疡肿毒 3. 清退虚热——阴虚发热	1. 行气、消积——脾胃气滞、积滞 2. 行气、燥湿——湿阻中焦证 3. 下气、清痰平喘——痰多咳喘
配伍应用	1. 本品苦寒质燥，性主沉降，其清热燥湿作用尤长于治下焦湿热证。湿热泻痢，常与黄连、秦皮、白头翁同用；治湿热黄疸，常与栀子、茵陈等同用；治湿热下注，带下黄稠，常与白果、车前子、薏苡仁同用；治热淋小便不利，常与淡竹叶、萹蓄、木通等同用；治足膝肿痛、下肢痿软无力，常与苍术、牛膝等同用。 2. 本品燥湿泻火解毒的功效颇好，治疗热毒疮疡、湿疹等证，可内服，亦可外用。内服配黄芩、栀子等同用，外用配大黄、滑石等研末撒敷。 3. 本品能退虚热，制相火。常与知母相须为用，并配熟地、山茱萸、龟板等滋阴降火药同用，如知柏地黄丸、大补阴丸	1. 本品苦燥辛散，长于行气、燥湿、消积，为消除胀满之要药。对治疗食积所致的气机阻滞、腹胀不舒等证，本品常与山楂、麦芽、神曲、槟榔等同用。 2. 对于湿阻中焦，气机不利，脾胃运化失常所致的脘腹胀满、呕恶食减、舌苔浊腻者，常与苍术、陈皮等同用。 3. 本品能温化痰湿，下气降逆，治疗痰湿内蕴、胸闷咳喘等证，常与苦杏仁、半夏、苏子等同用

（4）肉豆蔻和白豆蔻的区别要点（见表7—6）。

表7—6　　　　　　　　　　　　肉豆蔻和白豆蔻的区别要点

药名	肉豆蔻	白豆蔻
正名正字	肉豆蔻	白豆蔻
药用部位	肉豆蔻科植物肉豆蔻的干燥种仁	姜科植物白豆蔻或爪哇白豆蔻的干燥成熟果实
性味归经	辛，温。归脾、胃、大肠经	温，辛。归脾、胃、肺经
功效与主治	1. 涩肠止泻——久泻不止 2. 温中行气——脘腹冷痛胀满	1. 化湿行气——湿阻脾胃证，湿温初起 2. 温胃止呕——恶心呕吐
配伍应用	1. 本品辛散温燥气芳香，炮制时以生麸皮煨熟去油，可除去其滑肠之性而增强固涩之功。本品入大肠有涩肠止泻作用，所以多用于治疗久泻、久痢等证。常与党参、干姜、白术等同用治疗脾虚久泻等；常与补骨脂、吴茱萸、五味子同用（即四神丸），治脾肾阳虚，五更泄泻 2. 本品有温中、行气、止痛作用。常与干姜、半夏、陈皮、木香、丁香等同用，治疗胃寒气滞，脘腹胀痛、食少呕吐等证	1. 本品辛温芳香，能行气化湿。常与苍术、厚朴、陈皮等同用治疗寒湿气滞；与黄芩、连翘、淡竹叶等同用治疗湿温初起，热盛者；而湿重者则与滑石、薏苡仁、通草等同用治疗 2. 本品既能温中散胃寒，又能行气止呕。常与半夏、藿香、生姜等同用，治疗胃寒呃逆等证

（5）海螵蛸和桑螵蛸的区别要点（见表7—7）。

表7—7 海螵蛸和桑螵蛸的区别要点

药名	海螵蛸	桑螵蛸
正名正字	海螵蛸	桑螵蛸
药用部位	乌贼科动物无针乌贼或金乌贼的干燥内壳	螳螂科昆虫大刀螂、小刀螂或巨斧螳螂的干燥卵鞘
性味归经	咸、涩，微温。归肝、肾经	甘、咸，平。归肝、肾经
功效与主治	1. 收敛止血——肺胃出血、崩漏等 2. 固精止带——遗精、带下 3. 制酸止痛——胃痛吐酸 4. 收湿敛疮——湿疹、湿疮、溃疡不敛	补肾助阳，固精缩尿——肾虚阳衰所致的遗精、滑精、遗尿、尿频、白带过多等
配伍应用	1. 本品有收敛止血之功，治肺胃出血，与白芨、生大黄同用，研末服；治崩漏下血，与茜草等同用 2. 本品长于收敛，涩精止带。治疗滑精，与山茱萸、潼蒺藜、菟丝子等同用；治妇女带下，与白芷、牡蛎同用 3. 对于胃痛吐酸水者，与贝母组成乌贝散进行治疗 4. 本品外用能收湿敛疮。与黄连、黄檗、青黛、冰片等研末外敷，治疗湿疮、湿疹、溃疡不敛	本品补肾助阳而偏收涩，故有固精缩尿之功。治疗滑精，常与菟丝子、枸杞子、补骨脂、龙骨、牡蛎、莲须等同用；治疗尿频失禁，与覆盆子、益智仁、金樱子、山茱萸等同用；治疗白带过多、腰膝酸痛，与山药、菟丝子、龙骨、杜仲等同用

（6）山茱萸和吴茱萸的区别要点（见表7—8）。

表7—8 山茱萸和吴茱萸的区别要点

药名	山茱萸	吴茱萸
正名正字	山茱萸	吴茱萸
药用部位	山茱萸科植物山茱萸的干燥成熟果肉	芸香科植物吴茱萸的干燥将近成熟果实
性味归经	酸，微温。归肝、肾经	辛、苦，热；有小毒。归肝、脾、胃经
功效与主治	1. 补益肝肾——头目眩晕、腰膝酸痛、阳痿 2. 收敛固涩——滑精、遗尿、虚汗、崩漏	1. 散寒止痛——厥阴头痛、疝痛、经行腹痛 2. 降逆止呕——呕逆吞酸 3. 助阳止泻——虚寒泄泻
配伍应用	1. 本品有补益肝肾之功，常与熟地、菟丝子、枸杞子、杜仲等同用，用于肝肾不足所致的头目眩晕、腰膝酸痛；与熟地、肉桂、附子、鹿角胶等同用，用于肾阳亏虚而畏寒肢冷、阴茎不举之阳痿	1. 本品辛散苦湿，性热祛寒，善温散寒凝止痛。常与人参、生姜等同用，用于厥阴头痛；与小茴香、乌药、川楝子等同用，用于寒疝腹痛；与当归、桂枝、白芍等同用，用于妇女胞宫寒冷而致的经行腹痛

| 配伍应用 | 2. 本品酸涩收敛能补肾涩精，常与熟地、菟丝子、潼蒺藜、补骨脂等同用，用于肾阳不足引起的滑精、遗尿；本品有敛汗作用，与麻黄根、龙骨、牡蛎等同用，用于虚汗不止；与当归、白芍等同用，治妇女月经过多或漏下不止 | 2. 本品降逆止呕，善治吞酸，不论因寒因热呕吐，皆可应用。若胃寒呕逆，呕吐吞酸，配生姜、半夏或丁香、高良姜以温中止呕；肝郁化火而致胁肋胀痛、口苦、呕吐吞酸者可用少量本品配黄连以辛开苦降

3. 本品能温脾益肾，助阳止泻。为治脾肾虚寒之久泻、五更泄泻，常与肉豆蔻、补骨脂、五味子同用 |

（7）天龙和天虫的区别要点（见表7—9）。

表7—9　　　　　　　　　天龙和天虫的区别要点

药名	天龙	天虫
正名正字	天龙	僵蚕
药用部位	壁虎科动物多疣壁虎和铅山壁虎的干燥全体	蚕蛾科昆虫家蚕4~5龄幼虫因感染（或人工接种）白僵菌而致死的干燥虫体
性味归经	咸，寒；有小毒。归肝经	咸、辛，平。归肝、肺经
功效与主治	1. 攻毒散结——瘰疬、疮疡、癌肿 2. 祛风止痛——风湿痹痛 3. 祛风定惊——惊痫抽搐、破伤风	1. 息风止痉——痰热惊风、慢惊抽搐、中风面瘫 2. 祛风止痛——头痛目赤、咽喉肿痛、风疹瘙痒 3. 化痰散结——瘰疬、痰核
配伍应用	1. 本品具有攻毒散结作用。治瘰疬、痰核，常与昆布、海藻、牡蛎、玄参等同用；用于癌肿，与干蟾皮、蜂房等同用 2. 本品善走经络，具有祛风止痛之功。常与乳香、地龙等同用，治疗风湿痹痛、四肢不遂等证 3. 本品能祛风定惊，可用于惊痫抽搐，常与全蝎同用	1. 本品既能息风止痉，又能化痰。常与全蝎、牛黄、胆星、天竺黄等同用，治小儿痰热急惊；与党参、白术、天麻、茯苓等同用，治小儿脾虚慢惊抽搐；与全蝎、白附子、天麻、钩藤等同用，治中风面瘫、口眼㖞斜 2. 本品能疏散风热。治风热上攻引起的头痛目赤，可与桑叶、木贼、荆芥等同用；治咽喉肿痛，常与玄参、连翘、板蓝根等同用；治风疹瘙痒，多与蝉衣、薄荷、白蒺藜等同用 3. 本品咸能软坚散结，燥能燥湿化痰。常与浙贝母、夏枯草、连翘、玄参等同用，治疗瘰疬、痰核

（8）杞子和枝子的区别要点（见表7—10）。

表7—10　　　　　　　　　　　　　杞子和栀子的区别要点

药名	杞子	枝子
正名正字	枸杞子	栀子
药用部位	茄科植物宁夏枸杞的干燥成熟果实	茜草科植物栀子的干燥成熟果实
性味归经	甘，平。归肝、肾经	苦，寒。归心、肺、胃、三焦经
功效与主治	滋补肝肾，益精，明目——肝肾不足之腰酸、遗精及头晕目眩、视力减退	1. 泻火除烦——热病心烦、心烦不宁 2. 凉血解毒——血热出血、痈肿疮毒
配伍应用	本品具有补肝益肾之功。常与肉苁蓉、巴戟天、潼蒺藜等同用，治肾虚遗精；与菊花、六味地黄丸同用，治头晕目眩、视力减退	1. 本品善能泻火泻热而除烦。对外感热病可与豆豉同用，以透邪泻热，除烦解郁；对一切实热火证而见高热烦躁、神昏谵语，可与黄连等同用 2. 本品有凉血止血、清热解毒的作用。治疗血热妄行，常与生地、丹皮、侧柏叶等同用；治疗目赤肿痛，与菊花、石决明配伍同用；治疮疡肿痛，与黄连、银花、连翘等配伍同用 3. 本品与茵陈同用，能泻热利湿，可治疗湿热郁积所致的黄疸、面目皮肤发黄、疲倦、食欲减退等证

（9）金铃子和金樱子的区别要点（见表7—11）。

表7—11　　　　　　　　　　　　金铃子和金樱子的区别要点

药名	金铃子	金樱子
正名正字	川楝子	金樱子
药用部位	楝科植物川楝的干燥成熟果实	蔷薇科植物金樱子的干燥成熟果实（假果）
性味归经	苦，寒；有小毒。归肝、胃、小肠、膀胱经	酸、涩，平。归肾、膀胱、大肠经
功效与主治	1. 行气止痛——肝郁化火所致的诸痛证 2. 杀虫疗癣——虫积腹痛、头癣（外用）	1. 固精缩尿——滑精、尿频、白带过多 2. 涩肠止泻——久泻、久痢
配伍应用	1. 本品苦寒泄降，能清肝火，泻郁热，具有行气止痛之效，用于肝郁化火所致的诸痛证，常与延胡索配伍同用；与柴胡、白芍、枳实同用，治疗肝胃不和所致的胁肋作痛、脘腹疼痛及疝气痛 2. 本品具有驱蛔虫的功效，常与槟榔、使君子等同用，治虫积腹痛 3. 本品外用可治头癣。川楝子焙黄研末，用熟猪油或麻油调成油膏，涂于患处	1. 本品能酸涩收敛，有固摄之功。常与芡实配伍，治滑精、尿频、白浊、白带过多等证 2. 本品能收敛固肠而止泻。与茯苓、白术、山药等配伍，治脾虚久泻

（10）紫花地丁和黄花地丁的区别要点（见表7—12）。

表 7—12   紫花地丁和黄花地丁的区别要点

药名	紫花地丁	黄花地丁
正名正字	紫花地丁	蒲公英
药用部位	堇菜科植物紫花地丁的干燥或新鲜全草	菊科植物蒲公英、碱地蒲公英或同属数种植物的干燥全草
性味归经	苦、辛，寒。归心、肝经	苦、甘，寒。归肝、胃经
功效与主治	清热解毒，凉血消肿——热毒疮疡、毒蛇咬伤	1. 清热解毒——痈肿疔毒、疮疡、乳痈、肠痈、喉痹 2. 利湿通淋——热淋涩痛、湿热黄疸
配伍应用	本品苦泄辛散，寒能清热，具清热解毒及消痈凉血作用。用于疔疮、痈肿、肠痈、丹毒等热毒疮疡，常与蒲公英、金银花、野菊花等同用；治疗毒蛇咬伤，可用鲜品取汁内服，也可加雄黄少许捣烂外敷	1. 本品苦以泄降，甘以解毒，寒能清热兼散滞气，为清热解毒、消痈散结常用药。主治内外热毒疮痈诸证，兼能通经下乳。治乳痈初起，红肿疼痛，可单用或与瓜蒌、青皮、金银花等同用；治痈肿疮疡疔毒，常与紫花地丁、金银花、野菊花等配伍同用；治肠痈腹痛，与红藤、大黄、金银花、丹皮、桃仁等配伍同用；治肺痈，则可与鱼腥草、桔梗、冬瓜子、芦根等配伍同用；治咽喉肿痛，与板蓝根、玄参配伍同用 2. 本品苦寒，清热利湿，利尿通淋。对湿热引起的淋证、黄疸也有较好的效果。治疗热淋涩痛，常与金钱草、白茅根、车前草等同用；治湿热黄疸，常配伍茵陈、栀子、黄芩等同用

3. 常见药名笔画类似药物的区别比较

药名笔画类似的品种，有的是药名两个字的笔画类似，还有些是医师在书写时笔迹潦草而成模棱两可的品种。因此在调剂时要认真审阅处方，根据药性、药物配伍注意区别。

（1）桂枝与桔梗的区别要点（见表 7—13）。

表 7—13   桂枝与桔梗的区别要点

药名	桂枝	桔梗
正名正字	桂枝	桔梗
药用部位	樟科植物肉桂的干燥嫩枝	桔梗科植物桔梗的干燥根
性味归经	辛、甘，温。归心、肺、膀胱经	苦、辛，平。归肺经
功效与主治	1. 发汗解表——风寒表虚证、风寒表实证 2. 温经通阳——风寒湿痹症、寒凝痛经或经闭、胸阳不振之胸痹、水肿及小便不利、痰饮	1. 宣肺祛痰利咽——咳嗽痰多、咽痛音哑 2. 排脓——肺痈胸痛、喉痹肿痛

配伍应用	1. 本品辛温，善祛风寒，能治风寒表证，无论有汗、无汗都可应用。用于表虚有汗而表证不解，恶风发热者，常与白芍配伍，以调和营卫，解除表证，如桂枝汤；若治风寒表实无汗，恶寒发热者，又常与麻黄同用，以和营通阳，助麻黄发汗 2. 本品温通经脉，用于风寒湿痹，常与附子、羌活、防风等同用；治寒凝痛经或经闭，与当归、白芍、桃仁等同用；治胸阳不振之胸痹，与薤白、瓜蒌、丹参等同用 3. 本品能治阳虚水肿、小便不利，常与利水渗湿的茯苓、猪苓、泽泻、白术等同用，如五苓散；治痰饮内停、胸胁支满、目眩心悸等症，与茯苓、白术、甘草等同用，如苓桂术甘汤	1. 本品辛开苦泄，能宣肺祛痰，常与解表药同用，治外感咳嗽。属于外感风寒者，与荆芥、防风、紫苏叶、杏仁等配伍治疗；外感风热者，与前胡、牛蒡子、菊花、桑叶等配伍治疗；对于咽喉肿痛、声音嘶哑，与牛蒡子、甘草、山豆根、射干等配伍治疗 2. 本品有较好的排脓功效。与薏苡仁、冬瓜仁、桃仁、鲜芦根、鱼腥草等配伍用于肺痈；与板蓝根、牛蒡子、马勃、白僵蚕、甘草等配伍用于喉痈肿痛 3. 本品还可宣开肺气而通二便，治癃闭、便秘

（2）白薇和白蔹的区别要点（见表7—14）。

表7—14　　　　　　　　　　　白薇和白蔹的区别要点

药名	白薇	白蔹
正名正字	白薇	白蔹
药用部位	萝藦科植物白薇或蔓生白薇的干燥根及根茎	葡萄科植物白蔹的干燥块根
性味归经	苦，寒。归胃、肝经	苦、辛，微寒。归心、胃、肝经
功效与主治	1. 退虚热——阴虚发热、温病后期余热不退 2. 清实热——肺热咳嗽 3. 利尿通淋——热淋、血淋	清热解毒，敛疮生肌——疮痈肿毒、烧烫伤（外用）
配伍应用	1. 本品苦而不燥，咸入血分，有清热凉血、益阴除热之功，既能清实热，又可退虚热。用于阴虚发热、骨蒸盗汗；用于温病后期余热不退，可与鳖甲、青蒿等配伍同用 2. 治肺热咳嗽，可与贝母、前胡、枇杷叶等配伍同用 3. 本品具有清热凉血、利尿通淋之功。用于热结膀胱、小便淋沥涩痛，与滑石、木通、竹叶等配伍同用；常与丹皮、茅根等配伍同用，以凉血止血，用于热伤血络所致的尿血	本品苦寒，能清热解毒，味辛能散结消痈，外用敛疮生肌，故可用于疮痈肿毒，既可内服，亦供外敷。治疗疮痈肿毒，常与天花粉、金银花、连翘、蒲公英等配伍；也与赤小豆同研为末，以鸡蛋清调涂患处。治水火烫伤，可单用鲜品捣烂取汁外涂，或用干品研末以麻油调敷

（3）杏仁和枣仁的区别要点（见表7—15）。

表 7—15 　　　　　　　　　　　　　杏仁和枣仁的区别要点

药名	杏仁	枣仁
正名正字	苦杏仁	酸枣仁
药用部位	蔷薇科植物山杏、东北杏、西伯利亚杏及杏的干燥成熟种子	鼠李科植物酸枣的干燥成熟种子
性味归经	苦，微温；有小毒。归肺、大肠经	甘、酸，平。归心、肝经
功效与主治	1. 止咳平喘——风寒或风热咳嗽、燥热咳嗽、肺热咳嗽等多种咳嗽 2. 润肠通便——肠燥便秘	1. 养心安神——心肝血虚所致失眠惊悸 2. 敛汗——表虚自汗及阴虚盗汗
配伍应用	1. 本品主入肺经，味苦能降，且兼疏利开通之性，既能肃降肺气，又能宣发肺气而达到止咳平喘的效果，为治咳嗽之要药。治风寒咳嗽，与麻黄、甘草或荆芥、防风等配伍；治风热咳嗽，与薄荷、桑叶、菊花等配伍；治肺热咳嗽，与麻黄、生石膏、黄芩、桑白皮等配伍；治肺燥咳嗽，与沙参、麦冬、枇杷叶配伍 2. 本品含油脂而质润，味苦而下气，故能润肠通便。常与火麻仁、郁李仁、柏子仁、当归等同用，治疗肠燥便秘	1. 本品味甘，入心、肝经，能补养心肝之阴血而宁心安神，是用于心肝血虚引起的失眠、惊悸的要药，常与当归、白芍、何首乌、龙眼肉等同用 2. 本品味酸，有收敛止汗之效。治表虚自汗可与人参、黄芪、白术等益气固表药物配伍同用；治阴虚盗汗，与生地黄、五味子、山茱萸等同用

（4）黄芪和黄芩的区别要点（见表7—16）。

表 7—16 　　　　　　　　　　　　　黄芪和黄芩的区别要点

药名	黄芪	黄芩
正名正字	黄芪	黄芩
药用部位	豆科植物蒙古黄芪或膜荚黄芪的干燥根	唇形科植物黄芩的根
性味归经	甘，微温。归脾、肺经	苦，寒。归肺、胆、胃、大肠经
功效与主治	1. 补气升阳——脾肺气虚、中气下陷 2. 益卫固表——卫气虚所致的表虚自汗 3. 托疮生肌——气血不足所致痈疽不溃及溃久不敛 4. 利水退肿——气虚失运之水湿停聚	1. 清热燥湿——湿热泻痢、黄疸及淋病、湿温发热 2. 泻火解毒——气分实热、肺热咳嗽、痈肿疮毒 3. 止血——血热吐衄、咯血、便血、崩漏 4. 安胎——胎热不安

配伍应用	1. 本品味甘微温入脾经，为补益脾气之良药，用于治疗脾气虚弱，运化失健，常与党参、白术等配伍同用，以补气健脾；本品能升举清阳，用于治疗中气下陷所致的久泻脱肛、内脏下垂，与党参、白术、升麻等配伍同用 2. 本品能补肺气，益卫气以固表止汗。用于治疗表虚自汗，常与牡蛎、浮小麦、麻黄根配伍同用；如表虚易感风寒者，与防风、白术等配伍同用 3. 本品能温养脾胃而生肌，补益元气而托疮，为疮痈之要药。治脓成不溃，常与当归、银花、白芷、穿山甲、皂角刺等配伍，以拔毒排脓；治疗溃久不敛，与党参、当归、肉桂等配伍同用，以生肌敛疮 4. 本品能益气健脾，运阳而利水。用于气虚失运之水湿停滞，常与白术、茯苓等配伍同用 5. 本品可用于中风偏枯、半身不遂，与活血祛瘀通络的当归、川芎、桃仁、红花等配伍同用；对于气虚津亏的消渴等证，与生地、麦冬、天花粉等配伍同用，可起到益气生津的功效	1. 本品味苦能燥，寒能胜热，因而可用于下列多种湿热病症：肠胃湿热所致的泻痢，常配伍黄连、白芍等同用，伴有表证者加配葛根，有腹痛者加配白芍、甘草；肝胆湿热黄疸，常与茵陈、栀子、大黄等配伍同用；湿热结滞膀胱所致的热淋、小便短赤涩痛，可配伍木通、石韦、白茅根等同用；湿热困阻之湿温病，发热汗出，胸闷苔腻，配伍滑石、通草、白蔻仁等同用 2. 本品味苦性寒，清热泻火。善治：气分实热、壮热不退、少阳热盛诸证，可配伍黄连、栀子、黄檗等治疗；治少阳证寒热往来，则与柴胡同用；治外感寒热可配合解表药；肺热咳嗽痰黄黏稠，配伍桑白皮、瓜蒌、知母等以清泻肺热；治疗痈肿疮毒，与黄连、连翘、银花、蒲公英等配伍同用 3. 取本品清热与止血作用以治血热妄行之出血证，治疗吐血、衄血、尿血、便血、崩漏等证，与生地、三七、槐花、白茅根等配伍同用 4. 本品有清热安胎作用，治胎热不安，与白术、竹茹等配伍同用

（5）红花和红藤的区别要点（见表7—17）。

表7—17　　　　　　　　红花和红藤的区别要点

药名	红花	红藤
正名正字	红花	红藤
药用部位	菊科植物红花的干燥花	大血藤科植物大血藤的干燥藤茎
性味归经	辛，温。归心、肝经	苦，平。归大肠经
功效与主治	活血祛瘀，通经——痛经、经闭、产后瘀滞腹痛、症瘕积聚、跌打损伤、斑疹	1. 清热解毒——肠痈、痈肿 2. 活血止痛，通络——风湿痹痛、跌打伤痛，妇女痛经、闭经
配伍应用	本品专入血分，具有较好的活血祛瘀作用，为内科、妇科、外伤科活血方中常用药。本品活血，擅长通经。治妇人瘀滞痛经、经闭，常与桃仁、当归、川芎、赤芍等同用；治产后瘀滞腹痛，与生地黄、川芎、赤芍等同用；本品活血又能消症，常与三棱、莪术等配伍，治症瘕积聚者；因热郁血療而致斑疹难透色黯不活，常与当归、紫草、大青叶等配伍同用，以活血泻热解毒	1. 本品善散瘀滞，为治肠痈腹痛之要药。常与大黄、蒲公英、银花、连翘、丹皮等同用 2. 借其活血通络作用。用于风湿痹痛，与牛膝、独活、防风、木瓜等配伍同用；治疗跌打伤痛，与骨碎补、地鳖虫、续断等配伍同用；治疗妇女闭经痛经，与当归、茜草、益母草、香附等配伍同用

（6）党参和玄参的区别要点（见表7—18）。

表7—18   **党参和玄参的区别要点**

药名	党参	玄参
正名正字	党参	玄参
药用部位	桔梗科植物党参的干燥根	玄参科植物玄参的干燥根
性味归经	甘，平。归脾、肺经	甘、苦、咸，寒。归肺、胃、肾经
功效与主治	1. 补中益气——中气不足 2. 补益肺气——肺气亏虚	1. 清热养阴——热入营分，伤阴口干，肺燥干咳 2. 解毒散结——热病发斑、咽喉肿痛、痈肿疮毒、瘰疬痰核
配伍应用	1. 本品味甘性平，不燥不腻，善补中气。用于中气不足、脾胃虚弱、食少便溏、四肢倦怠等证，常与白术、茯苓等配伍同用 2. 本品甘平入肺而不燥，善补益肺气。治疗肺气亏虚诸症，与黄芪、五味子、紫菀、桑白皮等配伍同用	1. 本品性寒质润，有清热养阴之功，可用于温病热入营分，常与生地、犀角、连翘等配伍同用；治疗阴虚肺燥干咳，与百合、贝母、沙参、麦冬等配伍同用 2. 取本品滋阴降火及凉血解毒作用以治血热发斑，与犀角、升麻等配伍同用；用于阴虚火旺之咽喉肿痛，与生地、麦冬、地骨皮等配伍同用；治疗痈肿疮毒，与银花、连翘、紫花地丁等配伍同用；治疗瘰疬痰核，与夏枯草、海藻、浙贝、牡蛎等配伍同用

（7）山枝和三棱的区别要点（见表7—19）。

表7—19   **山枝和山棱的区别要点**

药名	山枝	山棱
正名正字	栀子	三棱
药用部位	茜草科植物栀子的干燥成熟果实	黑三棱科植物黑三棱的干燥块茎
性味归经	苦，寒。归心、肺、胃、三焦经	苦，平。归肝、脾经
功效与主治	1. 泻火除烦——热病心烦、心烦不宁 2. 凉血解毒——血热出血、痈肿疮毒	1. 破血祛瘀——经闭腹痛、症瘕积聚 2. 行气止痛——食积脘腹胀痛
配伍应用	1. 本品善能泻火泻热而除烦。对外感热病可与豆豉同用，以透邪泻热，除烦解郁；对一切实热火证而见高热烦躁、神昏谵语，可与黄连同用 2. 本品有凉血止血、清热解毒的作用。对治疗血热妄行，常与生地、丹皮、侧柏叶等同用；治疗目赤肿痛，与菊花、石决明配伍同用；治疮疡肿痛，与黄连、银花、连翘等配伍同用 3. 本品与茵陈同用，能泻热利湿，可治疗湿热郁积所致的黄疸、面目皮肤发黄及疲倦、食欲减退等证	1. 本品辛开苦泄，破血祛瘀之力颇强，用于血滞经闭、症瘕积聚之证，与当归、莪术、红花、桃仁等配伍同用 2. 三棱既入血分能破瘀，又能入气分行散气滞，有消除食积的作用。治疗食滞腹胀，常与木香、槟榔、青皮、六曲、麦芽等配伍同用；若兼有脾虚，与党参、白术等配伍同用

（8）大黄和大枣的区别要点（见表7—20）。

表7—20 　　　　　　　　　　　　　　　　大黄和大枣的区别要点

药名	大黄	大枣
正名正字	大黄	大枣
药用部位	蓼科植物掌叶大黄、唐古特大黄或药用大黄的根和根茎	鼠李科植物枣的干燥成熟果实
性味归经	苦，寒。归脾、胃、大肠、肝、心包经	甘，温。归脾、胃经
功效与主治	1. 泻下攻积——肠道积滞，大便秘结 2. 清热泻火——火邪上攻所致的目赤、咽痛、牙龈肿痛、吐血、衄血 3. 清热解毒——热毒疮疡、烧伤 4. 活血祛瘀——瘀血经闭、症瘕、跌打损伤 5. 清化湿热——黄疸、淋证	1. 补中益气——中气不足 2. 养血安神——血虚萎黄、妇女脏躁 3. 缓和药性——与峻烈药同用，以缓和药性
配伍应用	1. 本品有较强的泻下通便作用。因其苦寒沉降，善能泻热，对热结便秘之证尤为适宜。治疗温热病热结便秘、高热不退、神昏谵语，常与芒硝、枳实配伍同用 2. 本品苦降，能使上炎之火得以下泻，又具清热泻火、止血之功。用于火邪上炎所致的目赤、咽痛、牙龈肿痛、吐血、衄血，与黄连、黄芩配伍同用 3. 本品能清热解毒，内服借其泻下通便作用，使热毒下泻，为治疗热毒疮疡的常用药，既可内服，亦可外用。内服与金银花、蒲公英、连翘等配伍同用；外用如金黄散中重用本品，治疗烧伤，可单用大黄研末，或配地榆粉用麻油调敷 4. 大黄具有较好的活血祛瘀作用，为治疗瘀血证的常用药。治疗妇瘀血经闭，常与桃仁、红花、当归等配伍同用；治疗跌打损伤、瘀血肿痛，与桃仁、红花、穿山甲等配伍同用 5. 本品苦寒降泄，能利小便，清导湿热，治疗湿热黄疸及淋证。治疗湿热黄疸，常与茵陈、栀子配伍同用；治湿热淋证，与木通、车前子、栀子等配伍同用	1. 本品甘温入脾，善补中益气。治疗脾胃虚弱所致的体倦乏力、食少便溏等证，与党参、白术、茯苓等同用 2. 本品通过补气以生血。对血虚失养，面色萎黄者，常与熟地、当归、阿胶、黄芪等配伍同用。本品又能滋养心血，生津润燥，用于治疗脏躁之证，常与甘草、小麦配伍同用 3. 本品用于药性峻烈的方剂中，可以减少烈性药的毒副作用，以缓和药性。如十枣汤、葶苈大枣汤等

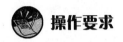 **操作要求**

审 核 处 方

一、操作前的准备

准备一张尚未审核的中药处方。

二、操作步骤

1. 收方后必须认真审核处方中的各项内容，在操作中按照科别、患者姓名、性别、年龄、处方费别、医保卡号、临床诊断、处方日期、医生签名等步骤——审核。

2. 审核处方的正文

（1）审核处方中是否有药味漏字、药名重复、药名误写。

（2）审核处方中是否含有一字之差的药名及书写潦草与笔画类似的药名。

（3）审核处方中是否有配伍禁忌及妊娠禁忌。

（4）审核处方中是否存在用药剂量过大或过小的问题。

确认无误后方可收方计价调配。

三、注意事项

1. 审核操作中发现问题应及时向配药者核对。

2. 处方日期如超过3日，应请处方医生重新签字后方可调配。

3. 有配伍禁忌，或妇女妊娠禁忌，或超剂量用药（包括药性峻烈和副作用大的中药，以及婴幼儿、高龄老人的用药），都不予调配。如确属临床需要，应经处方医生在该味药名旁重新签字后方可调配。

4. 处方中有毒性中药或麻醉中药时，必须严格执行有关毒性中药和麻醉中药的管理规定，不符合规定，不予调配。

5. 如遇临时缺药，应请处方医生改药并重新签字后方可调配。

6. 药名字迹辨识不清，或漏写剂量，都应与处方医生联系，予以确认后调配。药名重复可删去一味。

7. 处方中如有自费药，经配药者同意后计价调配。

8. 医生处方所列的药味、剂量、处方脚注等，调剂人员不得擅自涂改。

第2节 调配与复核

 学习目标

➤掌握外形相似易混淆的中药饮片鉴别

➤能够进行调配与复核操作

 知识要求

处方复核，又称校对。为杜绝差错，调配后的药物必须要经过复核，其内容包括：调配药味；处方应配；药物剂量；处方中需特殊处理药物是否另包注明；有无配伍禁忌药物；复核毒性中药和药性峻烈中药用法用量；药物质量；是否遵照本省市《中药炮制规范》的规定等。因此，复核人员必须具有强烈的责任心，要有丰富的实践经验，具备中医药的基础知识，全面通晓中药的性能，掌握中药的用法用量，掌握常用方剂的组成、功效、主治，能正确鉴别辨认各类中药饮片等。所以，复核是杜绝配方人员配错药，保证调剂质量，确保患者用药安全有效的重要环节。

本章节主要讨论外形相似易混淆中药饮片的鉴别。

一、根及根茎类外形相似易混淆的中药饮片的鉴别特征

1. 天南星与浙贝母（见表7—21）

表7—21　　　　　　　　　　　　　　天南星与浙贝母

品名	科属来源与药用部位	饮片特征	外形对照区别要点
天南星	天南星科植物天南星、东北天南星、异叶天南星或掌叶半夏除去外皮的干燥块茎	本品为肾形或者不规则形的薄片，直径1～2 cm，外表面黄白色至淡棕黄色，未除尽外皮部分呈灰褐色至棕褐色，有的可见茎痕及麻点状须根痕。切面黄白色，粉性。质坚脆。气微，味淡	外表皮一侧常有细小棕眼，切面黄白色，粉性，粗糙，气微，味淡
浙贝母	百合科植物浙贝母除去外皮的干燥鳞茎	本品为肾形、新月形或不规则形的薄片，直径0.7～2 cm。外表面类白色至黄白色，未除尽外皮部分呈淡棕黄色至棕黄色，有的可见根的残基。切面类白色至淡棕黄色，边缘色较浅。质坚脆，粉性。气微，味苦	表皮无棕眼，切面棕黄色，光滑细腻，气微，味苦

2. 银柴胡与南沙参（见表7—22）

表7—22　　　　　　　　　　　　　　银柴胡与南沙参

品名	科属来源与药用部位	饮片特征	外形对照区别要点
银柴胡	石竹科植物银柴胡除去须根的干燥根	本品为类圆形或不规则形的薄片，直径0.5～1.5 cm。外表皮淡棕黄色至淡棕褐色，具纵皱皮，有时可见茎痕呈较密集的疣状突起（俗称"珍珠盘"）。切面黄白色至淡黄色，具裂隙，皮部狭，木部宽，具有黄白相间的放射状纹理。质较松。气微，味微甜	切面花纹较规则，似菊花心状
南沙参	桔梗科植物轮叶沙参或杏叶沙参除去外皮的干燥根	本品为类圆形或不规则形的中片，直径0.5～2.5 cm。外表面白色至淡棕黄色，残留外皮部分呈黄褐色至棕褐色，具纵皱纹，有的可见横环纹及须根痕。切面黄白色，多裂隙，体轻，质松。气微，味淡	切面裂隙众多，花纹极不规则且弯曲，常相互交错结成网状

3. 山豆根与金雀根（见表7—23）

表7—23　　　　　　　　　　　　　　山豆根与金雀根

品名	科属来源与药用部位	饮片特征	外形对照区别要点
山豆根	豆科植物越南槐的干燥根及根茎	本品为类圆形或不规则形的薄片，直径0.5～1.5 cm。外表皮棕褐色至暗褐色，具纵皱纹，有的可见横向突起的皮孔。切面皮部淡棕黄色至淡棕色，木部淡黄色，有的可见棕色环纹或见有髓部。质坚硬。气微，味极苦	切面淡棕色，木芯较大，呈淡黄色，味极苦
金雀根	豆科植物锦鸡儿除去须根的干燥根	本品为类圆形的薄片，直径0.5～1.5 cm。外表皮黄棕色至棕褐色，具纵沟纹和须根痕，有时可见横长皮孔，外皮较易脱落。切面淡黄色至淡棕黄色，环纹（形成层）明显。质坚。气微，味淡，嚼之有豆腥气	切断面淡黄棕色，木芯较小，豆腥味浓，味淡

4. 制川乌与制草乌（见表7—24）

表7—24　　　　　　　　　　　　　　制川乌与制草乌

品名	科属来源与药用部位	饮片特征	外形对照区别要点
制川乌	毛茛科植物乌头的干燥小子根	本品为类圆形或不规则形的薄片，多凹凸不平，直径0.5～2.5 cm。外表皮黑褐色，角质状，有灰白色经脉小点，有的呈环状	暗棕色至黑褐色，角质状，有灰白色筋脉小点，有的呈环状

品名	科属来源与药用部位	饮片特征	外形对照区别要点
制草乌	毛茛科植物北乌头或乌头野生品的干燥母根及少量子根	本品为不规则形或类圆形的薄片，直径0.5～1.5 cm。外表皮黑褐色，具皱纹，有的可见茎基。切面具裂隙或空洞，多数有灰黑色与灰白色相间的纹理（习称芝麻点），并可见灰白色经脉小点形成的环。质坚脆。气微苦，略有麻舌感	外表皮黑褐色，具皱纹，切面具裂隙或空洞，多数有灰黑色与灰白色相间纹理（习称芝麻点）

5. 山药与天花粉（见表7—25）

表7—25　　　　　　　　山药与天花粉

品名	科属来源与药用部位	饮片特征	外形对照区别要点
山药	薯蓣科植物薯蓣除去外皮的干燥根茎	本品为类圆形或不规则形的中片，直径1.5～3 cm。外表面类白色，粉性，有光滑细腻感，有的可见散在的淡棕黄色小点。质脆，易断。气微，味淡	质松脆，切面具粉性，白色，有光滑细腻感，无筋脉，气微，味淡，嚼之发黏
天花粉	葫芦科植物栝楼的根，除去外皮，切断或纵剖成二片，干燥	本品为类圆形、类长方形或不规则形的中片，直径1.5～4 cm。外表面黄白色至淡黄色，残存的外皮黄褐色。切面类白色，可见淡黄色筋脉纹或筋脉小点。质坚，粉性。气微，嚼之味苦	质坚实，不易折断，切面筋脉明显，微黄色，气微，嚼之味苦

6. 独活与当归（见表7—26）

表7—26　　　　　　　　独活与当归

品名	科属来源与药用部位	饮片特征	外形对照区别要点
独活	伞形科植物重齿毛当归除去须根的干燥根	本品为类圆形或不规则形的薄片，直径0.5～3 cm。外皮棕褐色或暗褐色，具纵皱纹，有的可见横皱纹。切面灰黄色至黄棕色，散有众多棕色油点，并可见1轮或数轮棕色环纹及裂隙。质稍坚。气浓香特异，味苦、辛，略有麻舌感	外表皮棕褐色或暗褐色，切面灰黄色，显油性，气浓香特异，味苦、辛，略有麻舌感
当归	伞形科植物当归除去须根的干燥根	本品为类圆形或不规则形的薄片，直径0.3～2 cm。外表皮黄褐色至黄棕色，具纵皱纹，切面多裂隙，皮部淡黄棕色至黄棕色，散有众多棕色油点，木部黄白色，间有淡棕色环纹（形成层）。质柔韧。气香特异，味甜而后苦、辛	外皮表面呈黄褐色至黄棕色，切面黄白色，多裂隙，有浅棕色环纹，香气特异，味甜而后微苦、辛

7. 草河车与开金锁（见表7—27）

表7—27 草河车与开金锁

品名	科属来源与药用部位	饮片特征	外形对照区别要点
草河车	蓼科植物拳参除去须根的干燥根茎	本品为类圆形、肾形或不规则形的薄片，有的一边呈凹陷，一边呈弧形，直径1～2 cm。外表皮褐棕色至黑棕色，粗糙，可见多数残留短须根或须根痕及较密的横环纹。切面淡棕红色至棕红色，可见由黄白色筋脉小点及筋脉纹排列成环。质坚。气微，味涩	外皮黑棕色，密生粗环纹，质坚脆，切面棕红色，可见黄白色筋脉小点及筋脉纹排列成环
开金锁	蓼科植物野荞麦除去须根的干燥根茎	本品为类圆形或不规则形的薄片，有的边缘具深凹陷，直径1～3 cm。外皮棕褐色，有的略见纵皱纹及须根痕。切面皮部极薄，棕褐色，木部淡黄棕色至棕红色，具放射状纹理与裂隙，髓部小，色较深。质坚硬。气微，味微涩	外皮棕褐色，有纵皱纹，质坚硬，切面淡棕红色，具放射状纹理与裂隙

8. 木防己与汉防己（见表7—28）

表7—28 木防己与汉防己

品名	科属来源与药用部位	饮片特征	外形对照区别要点
木防己	马兜铃科植物防己马兜铃切成段或纵剖成二片的干燥根	本品为类圆形、半圆形或不规则形的薄片，直径1～4 cm。外表皮灰褐色，粗糙，有纵沟纹。切面黄白色至淡黄色，皮部薄，木部有灰褐色排列致密的放射状纹理，形成车轮状。质坚。气微，味苦	切面淡黄色，具车轮纹，质坚体轻，如木质，不易折断
汉防己	防己科植物粉防己的根，除去外皮，切段或纵剖成二片，干燥	本品为类圆形、半圆形或不规则形的薄片，直径1～4 cm。外表面灰黄色至灰褐色，有的残留外皮。切面黄白色，皮部薄，木部有灰褐色排列稀疏的放射状纹理，有的具裂隙。质坚，粉性。气微，味苦	切面黄白色，具蜘蛛状不规则纹理，质坚体重，粉性大，易折断

9. 川芎与藁本（见表7—29）

表7—29 川芎与藁本

品名	科属来源与药用部位	饮片特征	外形对照区别要点
川芎	伞形科植物川芎除去须根的干燥根茎	本品为不规则的中片，边缘多有明显的凹陷与缺刻，直径2～5 cm。外表皮黄褐色或暗褐色，粗糙。切面黄白色或灰黄色，散有众多棕色油点，可见波状环纹（形成层），皮部有散在类圆形灰黄色小点。质坚。气香特异，味苦、辛，稍有麻舌感	饮片多呈蝴蝶形，切面散有棕色油点，可见波状环纹（形成层）

品名	科属来源与药用部位	饮片特征	外形对照区别要点
藁本	伞形科植物藁本、辽藁本的干燥根茎及根	本品为不规则形的中片，边缘多有明显的凹陷与缺刻，直径 1～4 cm。外表皮灰褐色至棕色，粗糙。切面黄白色，散有棕色油点，具裂隙及不规则纹理。气浓香特异，味微苦、辛	片形不规则，质地轻，切面多裂隙，有不规则纹理

10. 秦艽与龙胆（见表 7—30）

表 7—30　　　　　　　　　　　　秦艽与龙胆

品名	科属来源与药用部位	饮片特征	外形对照区别要点
秦艽	龙胆科植物秦艽、麻花秦艽、粗茎秦艽或者小秦艽的干燥根	本品为类圆形或不规则形的薄片，直径 0.5～1 cm。外表皮黄色至棕黄色，有纵向或扭曲的皱纹。切面皮部淡棕黄色至棕黄色，木部黄色，有的具裂隙，周围有多数分隔的维管束环列。质较松。气特异，味苦	断面油润，散生有似圆圈或小方块状花纹，气特异，味苦
龙胆	龙胆科植物龙胆、条叶龙胆、坚龙胆或三花龙胆的干燥根及根茎	本品根呈细圆柱形，直径 1.5～4 mm，外表皮棕黄色至棕褐色，具纵皱纹及须根痕，切面淡棕黄色，具黄白色木心或呈淡黄色点状排列的环，质硬脆或稍软。气微，味极苦	切面棕黄色，中心有白色木心，气微，入口味极苦

11. 白薇与徐长卿（见表 7—31）

表 7—31　　　　　　　　　　　　白薇与徐长卿

品名	科属来源与药用部位	饮片特征	外形对照区别要点
白薇	萝藦科植物白薇、蔓生白薇的干燥根及根茎	本品全体呈黄棕色或灰褐色。根呈细圆柱形，直径 1～1.5 mm，外表皮具细微纵皱纹，切面淡黄色，有木心，质脆，易断	切面淡黄色，中央有黄白色木心，气微，味微苦
徐长卿	萝藦科植物徐长卿的干燥根及根茎	本品呈短段状，全体黄棕色或灰褐色，根纤细，圆柱形，直径约 1 mm，外表皮具细微纵皱纹，切面黄白色，具木心。质脆，易断。气香特异，味辛，略有麻舌感	切面黄白色，有时可见析出的亮银星（丹皮酚），香气浓郁而特异，味辛、麻舌

12. 三棱与莪术（见表7—32）

表7—32 三棱与莪术

品名	科属来源与药用部位	饮片特征	外形对照区别要点
三棱	黑三棱科植物黑三棱除去外皮的干燥块茎	本品为类圆形或椭圆形的薄片，直径为1.5～4 cm。外表面淡黄色至淡棕黄色，残留外皮呈棕褐色至灰褐色，有的可见点状须根痕。切面淡黄色至灰棕色，具散在的筋脉小点及筋脉纹。质坚。气微，味淡，嚼之微有麻舌感	外表面有点状须根痕，切面微下凹，粉性
莪术	姜科植物桂莪术或温郁金的根茎，经煮或蒸透，除去须根，干燥	本品为圆形、类圆形或不规则形的薄片，直径为1～2.5 cm。外表皮灰黄色至灰褐色，具不规则皱纹，并有残留的须根及须根痕，有的可见环节。切面黄褐色至棕褐色，平坦，具灰黄色环（内皮层）及众多散在的筋脉小点。质坚硬。气微香，味微辛而苦	外表面残留须根及须根痕，有的可见环节，切面平坦，具灰黄色环（内皮层）

二、皮类中药饮片外形相似易混淆的中药饮片的鉴别特征

1. 地骨皮与香加皮（见表7—33）

表7—33 地骨皮与香加皮

品名	科属来源与药用部位	饮片特征	外形对照区别要点
地骨皮	茄科植物枸杞或宁夏枸杞的干燥根皮	本品呈卷筒状、槽状或不规则形的块片，长短不一，长者达3 cm，直径为0.5～1.5 cm，皮厚1～3 mm。外皮灰黄色至黄褐色，呈鳞片状，易剥落。内表面灰褐色至黄褐色，具细纵皱纹。质坚脆，易折落。断面皮层灰黄色中杂有灰白色细点。气微，味微苦	呈槽状或不规则形的块片
香加皮	萝藦科植物杠柳的干燥根皮	本品呈卷筒状、槽状或不规则形的块片，长短不一，长者达3 cm，直径0.7～2 cm，皮厚2～4 mm。外皮灰棕色至黄棕色，呈鳞片状，易剥落。内表面灰黄色至淡黄棕色，具细纵皱纹。质坚脆，易折断。气香特异，味苦	呈卷筒状，整齐，气香特异（似奶油话梅香味）

2. 白鲜皮与牡丹皮（见表7—34）

表7—34   白鲜皮与牡丹皮

品名	科属来源与药用部位	饮片特征	外形对照区别要点
白鲜皮	芸香科植物白鲜除去粗皮的干燥根皮	本品为圆形、类圆形的薄片或一侧有半径性切开，中空，有的已破碎成半圆形，直径0.7～1.5 cm，皮厚2～5 mm。外表面淡灰黄色至灰黄色，具纵皱纹。切面黄白色至淡黄色，具裂隙状层纹。质坚脆。具羊膻气，味微苦	外表面灰白色，内表面类白色，切面黄白色，具有裂隙状层纹，有羊膻气
牡丹皮	毛茛科植物牡丹的干燥皮	本品为圆形、类圆形的薄片或一侧有半径性切开，中空，直径0.4～1 cm，皮厚2～5 mm。外表面灰褐色，略粗糙，外皮脱落处显棕红色。切面黄白色至淡粉红色，粉性，外皮薄。偶可见发亮的细小结晶。质坚脆。气香特异，味微苦、微涩	外表面灰褐色，内表面淡棕色，切面淡粉红色，常见发亮的结晶，气芳香

3. 秦皮与合欢皮（见表7—35）

表7—35   秦皮与合欢皮

品名	科属来源与药用部位	饮片特征	外形对照区别要点
秦皮	木樨科植物苦枥白蜡树或宿柱白蜡树的干燥树皮	本品呈条状或稍弯曲，有的呈半卷筒状，长短不一，长者约4 cm，皮厚2～4 mm。外表皮灰黄色、灰棕色、褐绿色至黑棕色。内表面黄棕色至褐棕色，具细纵皱纹。切面黄棕色。质坚。气微，味微苦、微涩	外表面灰褐色，内表面黄棕色，切面纤维性，味微苦，水浸液可见蓝色荧光
合欢皮	豆科植物合欢的干燥树皮	本品呈条状或稍弯曲，有的呈半卷筒状，长短不一，长者约4 cm，皮厚2～4 mm。外表皮灰黄色、灰棕色、褐绿色。内表面黄棕色至褐棕色，具细纵皱纹。切面淡黄棕色或黄白色。质坚。气微，味微涩，稍麻舌，而后喉头有不适感	外表面粗糙，具圆点状或椭圆状皮孔，内表面淡黄色，具细密纵纹，切面呈片状，味微涩，稍麻舌

三、叶类中药饮片外形相似易混淆的中药饮片的鉴别特征

石楠叶与苦丁茶（见表7—36）

表7—36　　　　　　　　　　　　　石楠叶与苦丁茶

品名	科属来源与药用部位	饮片特征	外形对照区别要点
石楠叶	蔷薇科植物石楠的干燥叶	本品呈丝条状，长3～5 cm。平坦，革质。上表面绿棕色至灰棕色。下表面黄棕色至红棕色，主脉突起，侧脉较密而明显。叶缘有尖锯齿。质脆，气微，味微苦、涩	叶绿棕色，软而薄，表面无光泽，常被有白粉，叶缘锯齿较紧密
苦丁茶	冬青科植物大叶冬青的干燥叶	本品呈丝条状，长3.5～5.5 cm，厚革质。上表面黄绿色至褐绿色，具蜡样光泽。下表面淡黄色至淡褐绿色，主脉突起，侧脉少而明显。叶缘具尖锯齿，较疏。质脆。气微，味苦	叶黄绿色，质硬而厚，表面有光泽，叶缘锯齿稀疏

四、花类中药饮片外形相似易混淆的中药饮片的鉴别特征

玫瑰花与月季花（见表7—37）

表7—37　　　　　　　　　　　　　玫瑰花与月季花

品名	科属来源与药用部位	饮片特征	外形对照区别要点
玫瑰花	蔷薇科植物玫瑰干燥未完全开放的花	本品呈卵圆形或类球形，直径1～2 cm。花托近球形，暗绿色至褐绿色。萼片5枚，暗绿色，披针形，有时向下反卷，外表面具小刺，内表面密被白色短柔毛。花瓣呈覆瓦状排列，宽卵形，紫红色，脉纹少而明显。气香特异，味微苦涩	花托圆球形，花萼常紧包花朵，花紫红色，气芳香而浓郁
月季花	蔷薇科植物月季干燥未完全开放的花	本品呈卵圆形或类球形，直径1～2 cm。花托倒圆锥形，暗绿色至褐绿色。萼片5枚，暗绿色，先端微尖，常向下反卷，边缘有时可见小裂片，内表面密被白色短柔毛。花瓣呈覆瓦状排列，倒卵圆形，紫红色，脉纹明显。气微香，味涩	花托形尖长，呈倒圆锥形，花萼片常反卷向下，花紫红色，气微芳香

五、果实种子类中药饮片外形相似易混淆的中药饮片的鉴别特征

1. 苦杏仁和桃仁（见表7—38）

表7—38 苦杏仁和桃仁

品名	科属来源与药用部位	饮片特征	外形对照区别要点
苦杏仁	蔷薇科植物山杏、西伯利亚杏、东北杏或杏味苦的干燥成熟种子	本品呈心脏形，稍扁，一端尖，另一端钝圆而肥厚，两侧不对称，类白色至黄白色，外表面平滑，碎断面粗糙。质坚，富油性。气微，味苦	呈扁心脏形，边缘较肥厚，种仁乳白色，具杏仁特殊香气，味苦
桃仁	蔷薇科植物桃或山桃的干燥成熟种子	本品略呈扁椭圆形，一端尖，中间膨大，另一端钝圆，稍偏斜，边缘较薄，长1.2～1.8 cm，宽0.8～1.2 cm，厚2～4 mm。类白色至黄白色，光滑，有的可见纵向纹理。质坚，富油性。气微，味微苦	呈扁椭圆形，基部稍偏斜，边缘较薄，种仁富油性，呈淡黄白色，无杏仁香气，味微苦

2. 菟丝子与紫苏子（见表7—39）

表7—39 菟丝子与紫苏子

品名	科属来源与药用部位	饮片特征	外形对照区别要点
菟丝子	旋花科植物菟丝子的干燥成熟种子	本品呈卵圆形或类圆形，有的具凹陷，直径1～1.5 mm。外表面黄棕色至棕褐色，粗糙。用水煮至种皮破裂，可见黄色细长卷旋状的胚露出。质坚。气微，味淡	表面微有凹陷，质坚硬不易破碎，沸水浸泡有黏性
紫苏子	唇形科植物紫苏中茎叶呈紫色的干燥成熟果实	本品呈卵圆形或类圆形，直径约1.5 mm。外表面灰棕色至棕褐色，具微隆起的深棕色网纹，基部有灰黄色的果柄痕，有的具焦斑或焦粒。果皮薄而脆，易压碎，压碎后显油性。具焦香气，味微辛	外表具突起的网状花纹，质脆易碎，手捻有紫苏香气，显油性

六、全草类中药饮片外形相似易混淆的中药饮片的鉴别特征

1. 落得打与紫花地丁（见表 7—40）

表 7—40 落得打与紫花地丁

品名	科属来源与药用部位	饮片特征	外形对照区别要点
落得打	伞形科植物积雪草带果的干燥全草	本品呈短段状。根圆柱形或不规则扭曲状，直径 1～3 mm，外表面灰黄色至棕黄色，具纵皱纹或凹凸不平，可见众多须根痕或须根。茎纤细，直径约 1 mm，灰黄色。叶多皱缩和破碎，黄绿色至暗绿色。果实扁圆形，为双悬果，灰黄色，长约 2 mm，宽约 3 mm，具明显隆起的纵棱及细网纹，果柄短。质软。气微特异，味微苦	全草灰绿色，气特异，双悬果扁圆形，有明显隆起的纵棱及细网纹，叶肾形
紫花地丁	堇菜科植物紫花地丁带花、果的干燥全草	本品呈中段状。根细长圆柱形，直径 1～2 mm，外表面灰黄色，具纵皱纹及残留的支根。根茎圆柱形，直径 2～5 mm，外表面淡棕黄色，粗糙。分果瓣船形，黄绿色至灰黄色，长 6～9 mm，内有多数种子。种子淡棕黄色，圆形，直径约 1 mm。质脆，气微，味淡而稍黏	全草灰绿色，蒴果椭圆形或三裂，果壳似稻谷状，内有淡棕黄色种子若干

2. 荆芥与香薷（见表 7—41）

表 7—41 荆芥与香薷

品名	科属来源与药用部位	饮片特征	外形对照区别要点
荆芥	唇形科植物荆芥带花、果的干燥地上部分	本品呈短段状，全体被灰白色疏短柔毛。茎方柱形，直径 1～3 mm。外表面黄绿色至紫棕色，切面类白色，中央具髓。叶较小，多皱缩和破碎，暗绿色至黄绿色。气香特异，味辛凉	茎较粗，茎叶与切碎花序虽有毛，但较稀疏
香薷	唇形科植物海州香薷带花、果的干燥地上部分	本品呈中段状，全体被白色柔毛。茎方柱形，直径 1～2 mm，外表面黄绿色至淡黄色或紫红色，分枝对生。叶少见，多皱缩和破碎，暗绿色至黄绿色。气香特异，味凉而微辛	茎细，茎叶与切碎花序密被白毛

七、矿物类中药外形相似易混淆的中药饮片的鉴别特征

花蕊石与钟乳石鉴别特征见表 7—42

表 7—42   花蕊石与钟乳石

品名	科属来源与药用部位	饮片特征	外形对照区别要点
花蕊石	变质岩类岩石蛇纹大理岩	本品为不规则形的小块，长 0.5～1 cm。白色、灰白色、淡黄色、淡黄绿色或相互交织。表面较粗糙，可见散在的闪光小点。质坚硬。气微，味淡	白色或黄白色，有黄绿色"彩晕"相夹其间，遇盐酸不会产生气泡
钟乳石	碳酸盐类矿物钟乳状的岩石，主含碳酸钙	本品为不规则形的小块，长 0.5～1 cm。白色、灰白色或淡棕黄色。表面较粗糙，断面具众多闪光点，有的可见同心环纹。质坚硬。气微	灰白色，断面对光观察具闪星状的亮光，遇盐酸即产生大量气泡

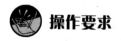 **操作要求**

调配与复核操作

一、操作前的准备

一张处方及按处方配方后的中药饮片。

二、操作步骤

1. 调配药味的复核。检查调配的药味和剂数是否与处方相符。

2. 处方应配的复核。检查调配的饮片是否符合本省市《中药饮片炮制规范》处方应配以及用时捣碎的规定。

3. 药物剂量的复核。检查调配的药量是否与处方剂量相符。药量是否称准、分匀，每帖量的误差在±5%之内，总帖量误差在±2%之内。

4. 须特殊处理药物的复核。检查须特殊处理的中药，如先煎、后下、包煎、烊化、冲服、兑服等是否符合本省市《中药饮片炮制规范》的规定另包注明。并需拆包复核，检查药物是否与注明相符。

5. 配伍禁忌药物的复核。检查处方中有无"配伍禁忌"药物，如有，则根据《中华人民共和国药品管理法》规定，检查医生是否重新签字。

6. 毒性中药的复核。复核人员必须知晓毒性中药的最高剂量，对调配的毒性中药除

核对处方药名外，还必须再称量复核；并检查用法，内服与外用不能搞错。

对有些药性峻烈和副作用大的中药，复核时要注意其剂量，以防超剂量用药。

7. 药物质量的复核。复核中应注意中药饮片是否有质量变异现象，如有，信息及时反馈质量管理部门处理。

三、注意事项

其他方面的复核。如处方内中成药是否遗漏；调配的药物是否有乱代、乱用现象等。

复习思考题

1. 审核处方时应注意哪些问题？
2. 哪些药物属于配伍禁忌？
3. 哪些药物属于妊娠禁忌？
4. 配方后为何要进行核对？
5. 配方后的核对要注意哪些问题？

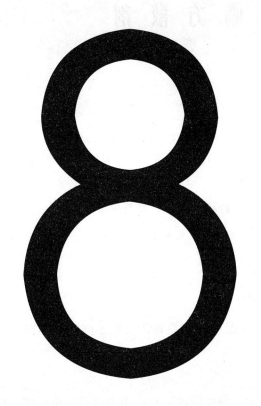

第 8 章

中药临方制剂

第1节 临方散剂

 学习目标

➤了解含液体药物散剂的制备

➤熟悉"倍散"的制备方法

➤掌握常见中药临方散剂的制备方法

➤能够按临方散剂的制备工艺进行配料、粉碎、过筛、研磨混合

 知识要求

一、常见中药的临方散剂制备方法

在中药店的日常临方散剂制备时，应根据药物种类和性质的不同采用不同的制备方法。

1. 含一般药物的散剂

粉碎前应先将被粉碎物料进行混合烘干，趁干燥酥脆时，用小型粉碎机研细，然后过筛即可。

2. 含芳香类药物的散剂

处方中含挥发油类的药物，干燥时切忌高温烘烤，一般可低温干燥后与其他药物混合，再进行粉碎，如细辛、薄荷等。

3. 含糖类黏性药物的散剂

含糖类的黏性药物如地黄、黄精、玉竹、大枣等，粉碎较为困难，一般采用"串料"的方法粉碎。就是将上述药物烘热（或加入适量水煮烂），与处方中其他含淀粉较多的药物混匀，然后烘干再粉碎过筛。

4. 含脂肪油类药物的散剂

含脂肪油类的药物如与其他药混研则难以成粉末，故宜采用"串油"法，即掺研法。如桃仁、杏仁、柏子仁、核桃仁（胡桃肉）、黑芝麻等，先将此类药物单独捣碎研磨后，再掺入其他药物细粉同研，过筛，边研，边掺，边筛，至完全成细粉为度。

5. 含树脂类药物的散剂

树脂类的药物先分别研细，再与其他药物细粉用"等量递增"的方法研匀。如乳香、没药、血竭等，在粉碎前既不能烘，又不能晒。尤其在夏季温湿度较高时，更难以粉碎，一般可置于石灰缸干燥后研成细粉。

6. 含动物类药物的散剂

由于动物类药物的用药部位不同，有的质地坚硬，有的质地柔韧，有的质地柔软，故在粉碎时应根据药物的不同性质分别加工。例如，龟甲等质地坚硬的药物，应用砂炙酥后研粉；蕲蛇、乌梢蛇等质地柔韧的，应切成小块，烘焙后研粉；凤凰衣、蜂房等质地柔软的药物，则应剪细，烘焙后研粉。

7. 含贝壳或矿物类药物的散剂

因贝壳及矿物质地坚硬，应另行研成极细粉，大多采用水飞法。水飞法是药物在湿润条件下研磨，再借粗细粉在水里不同的悬浮性取得极细粉末的方法。

8. 含贵重类药物的散剂

因其具有价贵、用量少、疗效好的特点，必须分研后再用"等量递增"法混匀。如牛黄、鹿茸、羚羊角等。

二、各类特殊散剂的制备方法

1. 含毒性药物的散剂制备

毒性药物剂量小，取用不便，服用时也容易损耗。因此，常在毒性药物中添加一定比例的稀释剂制成稀释散或称"倍散"，以利服用。稀释散常用的有稀释 5 倍、10 倍的，亦有 100 倍、1 000 倍的。稀释散的稀释倍数可按药物的剂量而定，如剂量在 0.01～0.1 g 者，可配制 1：10 倍散（取药物 1 份加入赋形剂，如乳糖或淀粉等 9 份）；如剂量在 0.01 g 以下，则应配成 1：100 或 1：1 000 倍散。倍散配制时应采用等量递增法，稀释混匀后备用。

为了保证散剂的均匀性及易与未稀释原药相区别，一般将稀释散着色，常用食用色素如胭脂红、苋菜红、靛蓝等，且色素在第一次稀释时加入，随着稀释倍数增大，颜色逐渐变浅。

稀释散的赋形剂应为无显著药理作用，且基本上不与主药发生作用的惰性物质。常用的有乳糖、淀粉、糊精、蔗糖、葡萄糖、硫酸钙等，其中以乳糖为最佳。

某些含毒性成分的中药材，如九分散中的马钱子，因产地、采收季节及炮制方法等因素影响，致使成分含量相差悬殊。为使用药有效、安全，常将这些毒性药材粉末测定主成分含量后用赋形剂调整其含量，制成调制粉供配制用。

2. 含可形成低共熔混合物的散剂制备

低共熔物是指薄荷脑、樟脑、冰片等药物。当两种或更多种药物经混合后有时会出现润湿或液化现象，这种现象称为低共熔。通常在研磨混合时出现液化现象是较快的，但在许多场合中，液化现象需经过一段时间才出现。

一般共熔现象的发生与药物品种及其比例量有关，混合物润湿或液化的程度，主要取决于混合物的组成及温度。

对可形成低共熔混合物的散剂的配制，应根据形成低共熔混合物后对药理作用的影响以及处方中所含其他固体成分数量的多少而定。一般有以下几种情况：

（1）药物成低共熔物后，若药理作用增强，则宜采用低共熔法混合，但应通过试验确定减少剂量；药理作用减弱时，应分别用其他稀释剂稀释，避免出现低共熔。

（2）若处方中固体成分较多时，药物成低共熔物后，药理作用无变化，如薄荷脑与樟脑、薄荷脑与冰片，可先形成低共熔混合物，再与其他固体成分混合，使分散均匀；或者分别以固体成分稀释低共熔成分，再轻轻混合，使分散均匀。

（3）在处方中如含有挥发油或其他足以溶解低共熔混合物的液体时，可先将低共熔混合物溶解。借喷雾法喷入其他固体成分中，混匀。

3. 含液体药物的散剂制备

液体药物是指挥发油药物、非挥发性液体药物、药物煎汁、浸膏等。

（1）一般可利用处方中其他固体组分吸收后研匀。

（2）液体组分较大而处方中其他固体组分不能完全吸收时，可另加适当的赋形剂，吸收至不呈潮湿为度，研匀。

（3）液体组分含量过大时可加热蒸去大部分水后，加入固体药物或赋形剂，然后低温干燥，研匀即可。

（4）眼用散剂的制备。

用于眼部的散剂要求粉末为极细分，《中华人民共和国药典》规定应通过九号筛，以减少对眼黏膜的机械刺激性；另外眼用散剂要求无菌，如含有致病性微生物，特别是金黄色葡萄球菌及绿脓杆菌等容易引起严重的不良后果。因此，一般配制眼用散剂的药物多经水飞或直接粉碎成极细粉；配制的用具应灭菌，配制操作应在无菌环境中进行。

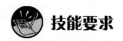

技能要求

按临方散剂的制备工艺进行配料、粉碎、过筛、研磨混合

一、操作准备

1. 按临方散剂的需求准备中药饮片。
2. 戥秤（1～250 g）、小型粉碎机、药筛、陶瓷研钵、药刷、药盘等。

二、操作步骤

1. 配料

（1）称量前清洁戥盘，校准零位。

（2）按饮片重量要求称量中药饮片，左手持戥，右手取药。

（3）需要分帖时等量递减。

2. 粉碎

（1）投料前检查电源是否关闭。检查粉碎机刀片的螺钉必须紧固。

（2）将所配中药饮片放入粉碎机腔内，关紧上盖。

（3）根据不同饮片的粉碎要求，采取自动或点动控制方式，并设置粉碎时间。

（4）接通电源，打开开关，进行人工点动控制粉碎操作。采取自动方式粉碎的，到达设置时间，粉碎机自动停机。

（5）切断电源，过半分钟后打开上盖，以防粉尘飞扬。

3. 过筛

（1）用药刷将粉碎机腔壁、刀片下及盖上的药粉刷入规定筛目的药筛内，药筛下套盛药盘，盖上药筛上盖，进行振摇过筛。

（2）出料前应用手拍打药筛边框，使药筛边框内的药粉振出，以提高得粉率。

4. 混合研磨

（1）取量大的药粉饱和研钵内壁后倒出。

（2）将量小的、密度小的、色深的组分全部倒入研钵中，研磨。

（3）进行研磨操作时，研杵应与研钵壁保持垂直。研磨时用力应均匀、朝一个方向研磨为宜，并应随时将研钵内粉末下移。

（4）加入与量小组分等量的量大的、密度大的、色浅的组分，混匀，逐渐等量递加直至量大的组分加完，研磨至色泽均匀为止。

三、注意事项

1. 配方操作按饮片重量要求称量中药饮片，不得少配、错配中药饮片。

2. 粉碎机没有盖好盖子，禁止接通电源、打开开关。

3. 粉碎机电源线必须有良好的接地。根据被粉碎饮片量，选择适当容积的粉碎机。粉碎机不能连续长时间粉碎，如果加工数量较多，应间隔使用，防止过热损坏电机。

4. 操作完毕应对设备、用具、桌面等进行清洁，放归原处备用。

第2节 内服膏剂制备方法

学习目标

➤掌握内服膏剂的常用辅料及要求

➤能够对煎药药汁进行浓缩、收膏

知识要求

一、糖类

糖类有助于膏滋的膏体稠厚，并能掩盖药物中的苦味等不适气味，便于服用，并兼辅助治疗作用（见表8—1）。

表8—1 常用糖类的功能

品种	功能
炼蜜	甘平，补中缓急，润肺止咳，滑肠通便
冰糖	甘寒，润肺生津，和中益肺，舒缓肝气
白糖	甘寒，润肺生津，和中益肺，舒缓肝气
红糖	甘温，补血，破瘀，疏肝，祛寒
饴糖	甘温，补脾益气，缓急止痛，润肺止咳

常用的糖类有炼蜜、冰糖、白糖、红糖、饴糖等。糖尿病患者使用的糖有木糖醇、甜菊糖、元贞糖等。

二、胶类

胶类有助于膏滋的固定成形，并具一定药效。

常用的胶类有阿胶（补血）、龟板胶（滋阴养血）、鳖甲胶（滋阴潜阳）、鹿角胶（温补肝肾）等。

三、黄酒

黄酒有助于浸泡动物类药胶，去腥膻气味。

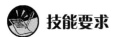 **技能要求**

对煎药药汁进行浓缩、收膏

一、操作准备

煎好的药汁、细料药煎汁、细粉药、辅料；铜锅、搅棒、勺、盛装膏方的容器。

二、操作步骤

步骤1　将过滤后的药液倾入洁净的铜锅内浓缩，在浓缩的过程中，用勺不断撇去浮沫。

步骤2　药汁经浓缩去除大部分水分后，加入细料药的煎汁，继续加热浓缩至稠厚状，即得"清膏"。

步骤3　在清膏中加入处方中规定的糖和胶类（炼制好的并趁热加入），继续加热，充分搅拌以免粘底起焦，进行收膏。

步骤4　在收膏即将完成时，加入细粉药及其他加工备用的物料，边加边搅直至成膏。

步骤5　煎成的膏滋应趁热放入容器中，不可马上加盖，贴上标签后，转至晾膏间。盛装的膏滋放凉后加盖。

三、注意事项

1. 在浓缩、收膏的过程中，搅棒要缓慢地、不间断地搅动，既不让药剂粘底，又不使药剂挂铜锅壁，以免焦煳。

2. 经验判断：药汁在棒（铲）上挂旗或滴水成珠，或正在加热的膏体呈"蜂窝状"时，确认为成膏。

3. 盛装的容器一定要清洁、干燥，不留有水分，以防膏剂发霉变质。

4. 凉膏间的温度保持在 20℃以下，并有紫外线消毒装置。

复习思考题

1. 简述含芳香类药物、含糖类黏性药物、含脂肪油类药物散剂的制备方法。

2. 简述含树脂类药物、动物类药物、贝壳或矿物类药物散剂的制备方法。

3. 简述含贵重类药物散剂的制备方法。

4. 简述含毒性类药物散剂的制备方法。

5. 简述膏剂制备中常用的辅料。

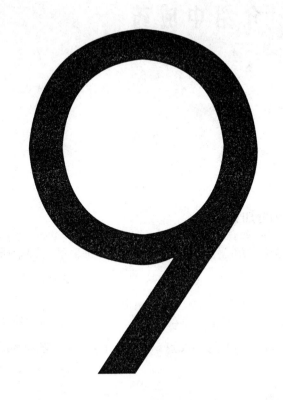

第 9 章

中成药调剂

第1节　介绍中成药

学习目标

➤能够对顾客进行中成药知识介绍

知识要求

一、掌握对顾客进行中成药介绍的知识

中药调剂员在介绍中成药时需具备热情、耐心、心胸开阔、自信、进取的心理素质。

1. 工作技能

不断学习，掌握药学专业知识，提高工作技能。

2. 热情服务

遇突发事件保持平静；以方便顾客、服务顾客为出发点，热情、耐心地解答顾客的问题。

3. 适度介绍

了解患者的病情，推介适用的药品，以满足顾客。

二、掌握顾客的购买心理

1. 了解顾客购买行为的全过程

顾客的购买行为是一个完整的系列过程，中药调剂员分析顾客的购买程序，在每一阶段对其施加相应的影响，可以帮助顾客更好地完成购买行为。

2. 了解并分析顾客的购买动机

3. 适时介绍产品

在最佳时机介绍药品，适时介绍应注意的原则。

4. 药品推介的原则

需求第一，诚信为本，尊重客户，推销药品的使用价值。

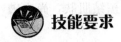 **技能要求**

对顾客进行中成药知识介绍

操作步骤

步骤1 主动迎接顾客。有顾客进药店时，调剂员要第一时间招呼顾客，使用"您好！""您早！""早上好！""晚上好！"等文明用语。

步骤2 倾听顾客需求。顾客出现某种不适，需要某种中成药。

步骤3 调剂员询问。患者是谁？年龄、性别、职业以及具体有哪些不适等。

步骤4 了解与不适相关的疾病情况，以排除其他类证。

步骤5 调剂员对疾病的判断。根据顾客提供的情况，进行中医辨证。

步骤6 合理荐药。

步骤7 温馨提示。

对顾客进行感冒类中成药介绍

步骤1 顾客进药店，调剂员招呼顾客："您好！"

步骤2 顾客叙述经常感冒，欲购中成药。

步骤3 调剂员进一步了解患者是顾客本人，年龄30岁左右，女性，平素动则出汗，恶风，精神疲惫，观其面色淡白，舌质淡、脉细弱。

步骤4 调剂员进一步排除现在是否有发热、恶风、流涕、喷嚏，咳嗽、咳痰等症状。

步骤5 调剂员排除感冒，对本患者现时进行中医辨证为卫气不固。

步骤6 调剂员向顾客推荐玉屏风口服液。

步骤7 温馨提示：忌食不易消化食物；感冒发热病人不宜服用；有高血压、心脏病、肝病、糖尿病、肾病等慢性病严重者应在医师指导下服用。

对顾客进行皮肤疖肿类中成药介绍

步骤1 顾客进药店，调剂员招呼顾客："您早！"

步骤2 顾客叙述皮肤疖肿，欲购买中成药。

步骤3 调剂员进一步了解患者是顾客本人，年龄60岁左右，男性，平素喜食肥腻甜食，皮肤较为油腻，皮肤表面经常出现局部红肿热痛，舌质红、苔黄，脉滑。

步骤4 调剂员进一步排除是否有糖尿病，是否发热，局部疖肿是否溃破。

步骤5　调剂员排除上述不适，对本患者现时进行中医辨证为热毒蕴结肌肤，尚未破溃。

步骤6　调剂员向顾客推荐连翘败毒丸。

步骤7　温馨提示：饮食宜清淡，忌烟、酒及辛辣食物；不宜在服药期间服用滋补性中药；高血压、心脏病患者慎服。

第2节　零售中成药的布局

 学习目标

➤掌握中成药的分类和陈列知识

➤能够对零售中成药进行分类、布局

 知识要求

一、药品陈列的基本要求

1. 整齐、美观、新颖、醒目。

2. 清洁。

货架与货区要做到药品洁、货柜与货架洁、服务设施洁；地面无杂物、无痰迹、无瓜果皮核、无纸屑烟蒂；架上不见使用的暖瓶、水杯、饮具、卫生用具等与销售无关的物品。

3. 分区分类结合GSP陈列原则。

药品与非药品分开；处方药和非处方药分开，处方药不得开架自选销售；特殊管理药品，按国家有关规定存放；危险品不陈列；拆零药品，集中存放于拆零专柜，保留原包装标签。

4. 易见易取原则。

商品正面面向顾客，不被其他商品挡住视线；货架低层不易看到的商品要倾斜陈列；货架上层不宜陈列过高、过重或易碎商品。

5. 满陈列原则。

6. 先进先出原则。

7. 关联性原则。

8. 同一品牌、剂型、规格垂直陈列原则。

二、一般药品陈列方法

1. 陈列柜陈列。

2. 陈列架陈列。

3. 陈列台陈列。

4. 地面陈列。

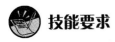 **技能要求**

对零售中成药进行分类、布局

操作准备

货架，分区、分类标签，各类药盒。

操作步骤

步骤 1　货架分为非药品区、外用药区、处方药区、非处方药区、阴凉区。

步骤 2　处方药、非处方药货架分为感冒药、咳嗽药、胃痛药、腹泻药……五官科药、妇科药、儿科药、外科药、骨伤科药……

步骤 3　根据各类药品的外包装标识，将药品摆放到相应区域。

步骤 4　根据各类药品的功能主治，将药品尽量相对集中于某一病症、某一证型。

注意事项

1. 正面直立（平放）整齐摆放，液体剂型超过 50 mL 只能直立摆放。

2. 相同品牌、相同品种、相同规格垂直摆放无间隙，效期较近的摆放前面位置。

3. 同一品种，不同规格、不同品牌相邻摆放，间隙不超过 3 cm。

复习思考题

1. 中药调剂员在介绍中成药时应具备怎样的基本理论知识和心理素质？

2. 顾客购进药品时会有怎样的心理？

3. 中成药陈列时有哪些基本原则？

4. 中成药陈列有哪些方法？

5. GSP 对药品的陈列有哪些规定？

理论知识考试模拟试卷

一、判断题（下列判断正确的请打"√"，错误的请打"×"；每题1分，共20分）

1. 桑叶来源于桑科植物桑的干燥主干皮和根皮。 （ ）

2. 易发霉中成药的养护库内相对湿度以不超过75％为宜。 （ ）

3. 药品法律规定没有批准文号的中成药属于假药。 （ ）

4. 温郁金主产于四川省温江县。 （ ）

5. 枸杞子以粒大、肉厚、子少、色红、质柔润者为佳。 （ ）

6. 使君子的功效是活血通经、下乳。 （ ）

7. 刘寄奴是奇蒿的正名。 （ ）

8. 桂枝配麻黄能治外感风寒无汗表实证。 （ ）

9. 膏滋药头汁的加工过程是：投料后加水至超过药面3～5 cm，待浸透后立即用武火烧开，煎煮2小时左右，然后过滤取汁待用。 （ ）

10. 桔梗用量过大易引起恶心呕吐。 （ ）

11. 根据配伍禁忌，公丁香不能与广郁金同用。 （ ）

12. 黄连少剂量使用则健胃，多剂量使用则清泻实火。 （ ）

13. 临方制剂质量检测时对不溶物检查规定：如果药材碾成细粉加入煎膏剂中的，应在未加入药粉前进行不溶物检查。加入药粉后不再检查不溶物。 （ ）

14. 白豆蔻是肉豆蔻的别名，因此，处方写白豆蔻应配肉豆蔻。 （ ）

15. 桑菊饮的君药是桑叶。 （ ）

16. 药用商品销售渠道处于流通过程的起点和中间环节，交易结束后商品流通并未结束的中间商是批发商。 （ ）

17. 中药产品中的质量、特色、品牌等是产品整体中的有形产品。 （ ）

18. 群众自配民间单、秘、验方需用毒性中药，购买时要持有本单位或者城市街道办事处、乡（镇）人民政府的证明信，供应部门方可发售。 （ ）

19. 某中药新产品在市场上的销售为零，而企业的投入却与日俱增，这时该产品处于产品生命周期的介绍期。 （ ）

20. 某中药企业采用产品低价和大量的促销支出方式推出新产品，这是快速渗透策略。 （ ）

二、单项选择题（下列每题有 4 个选项，其中只有 1 个是正确的，请将其代号填在横线空白处；每题 1 分，共 70 分）

1. 牛黄为牛科动物牛的（　　）。

　　A. 肾结石　　　　　B. 胆囊结石　　　　C. 肠结石　　　　　D. 胃结石

2. 浙贝母的性味是（　　）。

　　A. 辛，温　　　　　B. 辛，热　　　　　C. 甘，平　　　　　D. 苦，寒

3. 三七的归经为（　　）。

　　A. 脾、肾　　　　　B. 膀胱、大肠　　　C. 心、肺　　　　　D. 肝、胃

4. 结蒴果裂为三瓣，内含黄色圆形种子的中药是（　　）。

　　A. 落得打　　　　　B. 地丁草　　　　　C. 车前草　　　　　D. 旱莲草

5. 外形特征有"铜皮铁骨狮子头"之称的是（　　）。

　　A. 天麻　　　　　　B. 三七　　　　　　C. 党参　　　　　　D. 当归

6. 质量最佳的砂仁是（　　）。

　　A. 缩砂　　　　　　B. 阳春砂　　　　　C. 海南砂　　　　　D. 绿壳砂

7. 不属于影响商品质量变化的生物因素是（　　）。

　　A. 仓虫　　　　　　B. 霉菌　　　　　　C. 老鼠　　　　　　D. 日光

8. 下列中药中，不易挥发的中药品种有（　　）。

　　A. 樟脑　　　　　　B. 丁香　　　　　　C. 荆芥　　　　　　D. 白术

9. 下列中药中，可以安胎的是（　　）。

　　A. 当归　　　　　　B. 肉桂　　　　　　C. 益母草　　　　　D. 南瓜蒂

10. 下列中药中，易自燃的品种有（　　）。

　　A. 月季花　　　　　B. 款冬花　　　　　C. 红花　　　　　　D. 金银花

11. 禹白芷主产于（　　）。

　　A. 河南　　　　　　B. 河北　　　　　　C. 浙江　　　　　　D. 四川

12. 下列中药中，易发酵流失的品种是（　　）。

　　A. 水银　　　　　　B. 竹沥油　　　　　C. 苏合香油　　　　D. 蜂蜜

13. 下列中药中，易变色的品种是（　　）。

　　A. 月季花　　　　　B. 生地　　　　　　C. 玄参　　　　　　D. 丁香

14. 西红花的药用部位是（　　）。

　　A. 花丝　　　　　　B. 花蕾　　　　　　C. 柱头　　　　　　D. 雄蕊

15. 下列属于吸湿性所产生的中药质量变化现象有（　　）。

　　A. 升华　　　　　　B. 风化　　　　　　C. 融化　　　　　　D. 干裂

16. 龟甲的别名是（   ）。

    A. 团鱼甲   B. 玄武版   C. 团鱼壳   D. 鳖盖

17. 苦参来源于科植物（   ）。

    A. 豆   B. 五加   C. 伞形   D. 唇形

18. 石膏的功效有（   ）。

    A. 清热解毒   B. 消食和中   C. 除烦止渴   D. 温经止痛

19. 垂盆草来源于科植物（   ）。

    A. 景天   B. 伞形   C. 唇形   D. 菊

20. 细辛的性味是（   ）。

    A. 苦，微寒   B. 辛，温，有毒

    C. 苦，寒   D. 苦、辛，温；有毒

21. 藕节的使用注意事项是（   ）。

    A. 生藕节用于补血   B. 蜜炙用于润肠

    C. 醋炒用于疏肝   D. 炒炭用于收涩止血

22. 干姜的功效是（   ）。

    A. 温中，回阳，温肺化饮   B. 清热，凉血止血

    C. 解毒消肿   D. 化瘀，清热利尿

23. 水蛭的规定用量为（   ）。

    A. 1～9 g   B. 1～6 g   C. 1～5 g   D. 1～3 g

24. 服用过量可能会引起肾功能损害的药物是（   ）。

    A. 车前子   B. 广防己   C. 茯苓   D. 猪苓

25. 煎取药汁的时间不宜过长的是（   ）。

    A. 磁石   B. 大腹皮   C. 薄荷   D. 白术

26. 煎膏剂在加工时，煎煮工序的第一煎水沸后（   ）小时左右滤取煎液。

    A. 1   B. 2   C. 3   D. 4

27. 处方用量宜大的是（   ）。

    A. 气味浓厚的中药   B. 作用猛烈的中药

    C. 气味平淡、作用缓和的中药   D. 峻下逐水的中药

28. 多服伤脾胃的药物是（   ）药物。

    A. 温里类   B. 解表类   C. 芳香类   D. 苦寒类

29. 处方用量宜小，并以少量开始的药物是（   ）药物。

    A. 毒性类   B. 矿物类   C. 贝壳类   D. 原味滋腻类

30. "大黄 12 g，枳实 9 g，厚朴 6 g" 是（　　）。

    A. 厚朴三物汤　　　　B. 小承气汤　　　　C. 大承气汤　　　　D. 三物汤

31. 小青龙汤的君药是（　　）。

    A. 麻黄、桂枝　　　　　　　　　　　B. 白芍、细辛

    C. 干姜、炙甘草　　　　　　　　　　D. 半夏、五味子

32. 筛孔内径为 2 000 μm±70 μm 的 10 目筛子的筛号是（　　）。

    A. 一号筛　　　　　　B. 二号筛　　　　　C. 三号筛　　　　　D. 四号筛

33. 对于不含或少含挥发性成分的药品进行水分测定时，宜采用（　　）。

    A. 烘干法　　　　　　B. 甲苯法　　　　　C. 减压干燥法　　　D. 晒干法

34. 归脾汤属于（　　）。

    A. 清热剂　　　　　　B. 解表剂　　　　　C. 补益剂　　　　　D. 消导剂

35. 保和丸的功效是（　　）。

    A. 滋补肾阴　　　　　B. 清利湿热　　　　C. 补气活血　　　　D. 消食和胃

36. 川乌的毒性成分主要是（　　）。

    A. 氢氰酸　　　　　　B. 乌头碱　　　　　C. 蕈毒素　　　　　D. 白果中性素

37. "杏仁" 与 "枣仁" 书写笔画相似，调剂时易产生错误，其区别要点之一是 "杏仁" 的功效是止咳平喘，润肠；而枣仁的功效是（　　）。

    A. 泻火解毒，止血　　　　　　　　　B. 养心安神，敛汗

    C. 活血止痛，通络　　　　　　　　　D. 破血祛瘀，止痛

38. 具有补血、驱寒功效的糖是（　　）。

    A. 冰糖　　　　　　　B. 白糖　　　　　　C. 红糖　　　　　　D. 饴糖

39 临方制膏剂时，煎液经沉淀后应采用（　　）规格的筛网过滤。

    A. 60 目　　　　　　　B. 40 目　　　　　　C. 24 目　　　　　　D. 100 目

40. 理中丸的君药是（　　）。

    A. 人参　　　　　　　B. 干姜　　　　　　C. 白术　　　　　　D. 炙甘草

41. 苦杏仁和桃仁外形相似，调配时容易误配，两者区别时辨别外形形状是一个有效的方法，苦杏仁呈（　　），桃仁呈扁椭圆形。

    A. 扁三角形　　　　　B. 扁心脏形　　　　C. 扁卵圆形　　　　D. 扁长圆形

42. 处方 "苍术 9 g，川朴 4.5 g，姜半夏 9 g，广陈皮 4.5 g，大腹皮 12 g，冬瓜皮 12 g，杜赤豆 30 g，陈葫芦 30 g，淡附片 6 g，肉桂 6 g" 的错误是（　　）。

    A. 淡附片与姜半夏不宜同用　　　　　B. 肉桂与姜半夏不宜同用

    C. 川朴药量不足　　　　　　　　　　D. 陈葫芦超剂量

43. 二陈汤的组成中无（　　）。

    A. 半夏 　　　　　B. 茯苓 　　　　　C. 白术 　　　　　D. 甘草

44. 四神丸的功效是（　　）。

    A. 温肾暖脾，涩肠止泻 　　　　　B. 健脾补肾，清热泻火

    C. 补气健脾 　　　　　D. 祛寒除湿

45. 主要以观察病人形体的强弱、胖瘦、肢体、体形等情况，进行分析综合，及时作出判断的方法是望诊中的（　　）。

    A. 望形体 　　　　　B. 望神 　　　　　C. 望色 　　　　　D. 望姿态

46. 临床表现为少气懒言、神疲乏力、头晕目眩、自汗、活动后诸症加剧、舌淡苔白、脉虚无力的症状，属于（　　）。

    A. 血虚 　　　　　B. 阴虚 　　　　　C. 阳虚 　　　　　D. 气虚证

47. 大汗、失血、吐泻、多尿等常是引起（　　）的病因。

    A. 气滞 　　　　　B. 津伤 　　　　　C. 血瘀 　　　　　D. 痰饮

48. 虚证病人可选用的治法是（　　）。

    A. 温 　　　　　B. 清 　　　　　C. 消 　　　　　D. 补

49. 身热、面红目赤、渴喜冷饮、舌红、苔黄，可选用的中医治法是（　　）。

    A. 温 　　　　　B. 清 　　　　　C. 消 　　　　　D. 补

50. 凡离开经脉的血液不能及时排出，是为（　　）。

    A. 血虚 　　　　　B. 出血 　　　　　C. 血热 　　　　　D. 血瘀

51. 麝香保心丸中用人参、蟾酥以达到（　　）的作用。

    A. 温通 　　　　　B. 益气 　　　　　C. 开窍 　　　　　D. 强心

52. 苏子降气丸可以用于（　　）的治疗。

    A. 痰热咳嗽 　　　　　B. 寒痰咳嗽 　　　　　C. 肺虚咳嗽 　　　　　D. 阴虚干咳

53. 乌鸡白凤丸常用于治疗（　　）。

    A. 气血不足，月经不调 　　　　　B. 气滞寒凝，月经不调

    C. 气滞血瘀，月经不调 　　　　　D. 血热型月经不调

54. 麝香保心丸、六应丸和（　　）中含有毒性中药蟾酥的成分，在使用时要防止中毒。

    A. 复方丹参片 　　　　　B. 六神丸 　　　　　C. 银黄片 　　　　　D. 右归丸

55. 常用的反治法有"寒因寒用""（　　）""塞因塞用""通因通用"。

    A. 热者寒之 　　　　　B. 热因热用 　　　　　C. 虚则补之 　　　　　D. 实则泻之

56. 中医望神中，把精损气亏神衰的表现称为（　　）。

A. 假神   B. 神气不足   C. 得神   D. 失神

57. 中医四诊中问口味时，当"口中酸馊"应考虑是（   ）。

     A. 脾胃气虚   B. 肝胃蕴热   C. 脾胃湿热   D. 伤食

58. 玉屏风口服液的组成是黄芪、防风和（   ）。

     A. 白术   B. 白芷   C. 白芍   D. 白芨

59. 核心产品、（   ）产品和附加产品是中药产品整体概念中的三个层次。

     A. 日用   B. 有形   C. 特殊   D. 服务

60. 某中药企业采用高价和大量的促销支出方式推出新产品，这是（   ）策略。

     A. 快速撇脂   B. 缓慢撇脂   C. 快速渗透   D. 缓慢渗透

61. （   ）是指顾客在购买某种中药产品时所追求的效用和利益。

     A. 有形产品   B. 无形产品   C. 核心产品   D. 附加产品

62. 营销组合是中药企业对产品策略、价格策略、销售渠道策略和（   ）策略等各种可控因素和策略的综合运用。

     A. 广告   B. 促销   C. 公关   D. 质量

63. 影响中药企业定价的内部因素包括营销目标、营销组合、（   ）和定价组织。

     A. 成本   B. 产品质量   C. 市场容量   D. 品牌

64. 某中药企业的产品主要依据竞争者的价格来定价，这是（   ）导向定价法。

     A. 成本   B. 需求   C. 竞争   D. 目标

65. 医疗用毒性药品是指毒性（   ）、治疗剂量与中毒剂量相近，使用不当会使人中毒或死亡的药品。

     A. 剧烈   B. 猛烈   C. 很大   D. 一般

66. 零售药店供应和调配毒性药品，须凭盖有医生所在医疗单位公章的正式处方，每次处方剂量不得超过（   ）日极量。

     A. 1   B. 2   C. 3   D. 4

67. 连续使用后易产生身体依赖性，能成瘾癖的为（   ）药品。

     A. 毒性   B. 麻醉   C. 精神   D. 戒毒

68. 麻醉药品的每张处方片剂、糖浆剂等不得超过（   ）日常用量。

     A. 1   B. 2   C. 3   D. 4

69. 调配毒性中药处方，须由配方人员及具有（   ）以上技术职称的复核人员签名盖章后方可发出。

     A. 中级中药调剂员   B. 高级中药调剂员

     C. 药师   D. 药士

70. 麻醉药品是指（   ）产生身体依赖性、能成瘾癖的药品。

    A. 使用时会　　　　　　　　　　　B. 连续使用时会

    C. 连续使用后易　　　　　　　　　D. 使用后易

三、多项选择题（下列每题的 4 个选项中，至少有 2 个是正确的，请将其代号填在横线空白处；每题 1 分，共 10 分）

1. 青黛为（   ）经发酵制得的药物。

    A. 马蓝　　　　　B. 蓼蓝　　　　　C. 菘蓝　　　　　D. 木蓝

2. 下列毒性中药用量为 0.3～0.9 g 的是（   ）。

    A. 生川乌　　　　B. 生关白附　　　C. 巴豆　　　　　D. 马钱子

3. 中药质量变异产生物理形态变化的现象有（   ）。

    A. 折断　　　　　B. 裂解　　　　　C. 干缩　　　　　D. 枯朽

4. 下列中药，易挥发的中药品种有（   ）。

    A. 樟脑　　　　　B. 丁香　　　　　C. 荆芥　　　　　D. 白术

5. 按《炮制规范》规定用量 1～3 g 的药物有（   ）。

    A. 生晒野山人参　　　　　　　　　B. 西红花

    C. 羚羊角　　　　　　　　　　　　D. 紫河车

6. 用麦芽糖、蔗糖、蜂蜜等植物性辅料加入水膏中熬炼收成的膏称为（   ）。

    A. 清膏　　　　　B. 糖膏　　　　　C. 蜜膏　　　　　D. 素膏

7. 下列中成药属于孕妇禁用的有（   ）。

    A. 麝香保心丸　　B. 再造丸　　　　C. 小活络丸　　　D. 当归龙荟丸

8. 肾精不足可出现等（   ）临床表现。

    A. 小儿生长发育迟缓　　　　　　　B. 成人早衰

    C. 舌苔黄腻　　　　　　　　　　　D. 腰酸

9. 中药产品的整体概念包含（   ）和附加产品三个层次。

    A. 核心产品　　　B. 日用产品　　　C. 有形产品　　　D. 服务产品

10. 中药产品生命周期包括（   ）、成熟期和衰退期。

    A. 开发期　　　　B. 介绍期　　　　C. 生产期　　　　D. 成长期

理论知识考试模拟试卷参考答案

一、判断题

1. ×	2. ×	3. √	4. ×	5. √	6. ×	7. √	8. √	9. √
10. √	11. √	12. √	13. √	14. ×	15. ×	16. √	17. √	18. √
19. ×	20. √							

二、单项选择题

1. B	2. D	3. D	4. B	5. B	6. B	7. D	8. D	9. D
10. C	11. A	12. D	13. A	14. C	15. C	16. B	17. A	18. C
19. A	20. D	21. B	22. A	23. D	24. B	25. C	26. B	27. C
28. D	29. A	30. B	31. A	32. A	33. A	34. C	35. D	36. B
37. B	38. C	39. D	40. B	41. B	42. A	43. C	44. A	45. A
46. D	47. B	48. D	49. B	50. D	51. D	52. B	53. A	54. B
55. B	56. D	57. D	58. A	59. B	60. A	61. C	62. B	63. A
64. C	65. A	66. B	67. B	68. C	69. C	70. C		

三、多项选择题

| 1. ABCD | 2. AB | 3. ABCD | 4. ABC | 5. ABCD |
| 6. CD | 7. ABCD | 8. ABD | 9. AC | 10. ABD |

技能考核模拟试卷

一、识别中药饮片

考试时间：8分钟。

配分：20分。

考试要求：考生辨认盛药盘内的20味（四组）中药饮片，按药物编号写出所辨认的药物名称。药名按《上海市中药炮制规范》写正名正字。

答题卡：

组别	药物编号	中药名称	药物编号	中药名称	药物编号	中药名称	药物编号	中药名称	药物编号	中药名称
一组	1		2		3		4		5	
二组	6		7		8		9		10	
三组	11		12		13		14		15	
四组	16		17		18		19		20	

二、中药饮片真伪鉴别

考试时间：8分钟。

配分：10分。

考试要求：考生辨认盛药盘内的10味中药饮片，按饮片编号写出所辨认的饮片的正名正字，并根据饮片性状进行鉴别，写出鉴定结论。

答题卡：

序号	中药饮片正名	真伪鉴别结论	序号	中药饮片正名	真伪鉴别结论
1			6		
2			7		
3			8		
4			9		
5			10		

三、认混药

考试时间：8 分钟。

配分：10 分。

考试要求：考生打开一包混药（不少于 12 味），根据中药饮片性状进行辨别，写出饮片的正名正字。少写或多写一味扣 1 分。

答题卡：

序号	中药饮片正名	序号	中药饮片正名	序号	中药饮片正名
1		6		11	
2		7		12	
3		8		13	
4		9		14	
5		10		15	

四、辨认相似药

考试时间：8 分钟。

配分：10 分。

考试要求：考生辨认两组相似药（每组三味饮片），写出每组饮片的正名正字和每组饮片的主要区别。辨认错误不得分。

答题卡：

组别	中药饮片正名	性状鉴别主要区别
第1组	麻黄	
	细辛	
	徐长卿	
第2组	厚朴	
	肉桂	
	秦皮	

五、临方散剂

考试时间：30 分钟。

配分：30 分。

考试要求：

1. 根据处方调配中药饮片。

处方：

山药 4 g	茯苓 5 g	天花粉 6 g

×3 贴

2. 使用 250 g 中药粉碎机将调配好的中药饮片粉碎成细粉，使用 80 目药筛进行过筛，考核得粉率。

3. 使用研钵将过筛后的 15 g 细粉与 1 g 青黛进行混合研磨。

注意事项：

1. 调配中药饮片按处方要求进行，错配中药饮片或错误使用戥秤造成称量误差较大的，一律作为零分处理。

2. 粉碎机没有盖好盖子，启动电源开关粉碎的作零分处理。

3. 混合研磨没按要求操作或操作过时的不得分。

六、综合测试

考试时间：30 分钟。

配分：30 分。

考试要求：

1. 中药处方审核（分值：5 分）

处方：

姓名：蔡文兰　　性别：女　　年龄：39　　门诊病历号 004004

科别：内科　　就诊时间：2009—05—06　　家庭地址：建国北园 4 幢

临床诊断：症见咽痛咽干、喉核红肿、两腮肿痛、发热恶寒。

治宜清肺利咽　解毒退热。

拟方：

板蓝根 9 g	金银花藤各 12 g	连翘 9 g	薄荷 6 g
牛蒡子（炒）9 g	山楂（焦）12 g	桔梗 6 g	大青叶 9 g
僵蚕 6 g	川乌 12 g	黄芩 10 g	地黄 10 g
天花粉 9 g	生大黄 6 g	贝母 6 g	麦冬 9 g
忍冬藤 6 g			

服 7 剂

医师：管灵

答题卡：

审查项目	分值	审核结论	得分
并开药物应付	1		
中药重味	0.5		
用药禁忌	1		
毒性中药用量	1		
特殊处理药物	0.5		
	0.5		
	0.5		

2. 中药贵细饮片介绍（分值：5 分）

介绍一味贵细中药饮片的用法用量和使用注意事项。

答题卡：

中药饮片名	用法用量	使用注意事项	得分
鹿茸			

3. 介绍中成药（分值：10 分）

（1）介绍中成药的功效与主治

答题卡：

中成药	功效	主治	得分
活血止痛散			

（2）根据案例介绍中成药

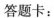

答题卡：

病例	辨病	辨证	治法	中成药名
徐某，女，35 岁，农民。患者于 1 个月前开始出现足膝红肿热痛，重着不移，伴有肩背沉重，肢体疼痛，白带量多色黄，舌苔厚腻而黄，脉滑数				

4. 煎膏剂（膏滋）知识问答（分值：10 分）

（1）什么是清膏？

答：

（2）膏方中的细料药该怎样处理？

答：

说明：技能操作鉴定中认混药与辨认相似药两个项目可抽取一个进行鉴定。

技能考核模拟试卷参考答案

综合测试

1. 中药处方审核

审查项目	标准答案	分值
并开药物应付	金银花藤各12 g；付金银花12 g；付忍冬藤12 g	1
中药重味	金银花藤中有忍冬藤，与后面忍冬藤重味	0.5
用药禁忌	贝母与川乌相反，属配伍禁忌	1
毒性中药用量	川乌为毒性中药，用量过大	1
特殊处理药物	川乌应先煎	0.5
	生大黄应后下	0.5
	薄荷应后下	0.5

2. 中药贵细饮片介绍

中药饮片名	用法用量	使用注意事项	得分
鹿茸	1～2g，研末冲服。或入丸、散	服用本品宜从小量开始，缓缓增加，不可骤用大量，以免阳升风动，头晕目赤，或伤阴动血，凡发热者均当忌服	5

3. 介绍中成药

（1）介绍中成药的功效与主治

中成药	功效	主治	得分
活血止痛散	活血散瘀，消肿止痛	用于跌打损伤，瘀血肿痛	5

（2）根据案例介绍中成药

病例	辨病	辨证	治法	中成药名
徐某，女，35岁，农民。患者于1个月前开始出现足膝红肿热痛，重着不移，伴有肩背沉重，肢体疼痛，白带量多色黄，舌苔厚腻而黄，脉滑数	痹证	湿热下注证	清利湿热	二妙丸

4. 煎膏剂（膏滋）知识问答

（1）什么是清膏？

答：清膏也称水膏，为水溶性，并不放任何其他辅料煎制的膏剂。

（2）膏方中的细料药该怎样处理？

答：细料药中人参、枫斗、海马、鹿茸片、冬虫夏草、西红花等，应单用小锅另煎 3 次，最后合并煎汁、过滤，适当浓缩，备用，待收膏时兑入浓缩的药液中。如有医嘱需粉碎的，应先加工成散剂，待收膏时，随搅拌随加入。如紫河车粉、羚羊角粉、蛤蚧粉、珍珠粉、川贝粉、三七粉等，待收膏时，随搅随加。

附录 1

医疗用毒性药品管理办法

(1988 年 12 月 27 日国务院发布)

一、医疗用毒性药品的定义

医疗用毒性药品（以下简称毒性药品）是指毒性剧烈，治疗剂量与中毒剂量相近，使用不当会致人中毒甚至死亡的药品。

二、中药毒性药品管理品种

我国政府部门规定毒性药品分为两大类，即毒性中药和毒性西药。其中毒性中药品种是指原药材和饮片，不含制剂；而毒性西药品种则是指原料药。

国家规定的毒性中药有 28 个：砒石（红砒、白砒）、砒霜、水银、生白附子、生附子、生川乌、生草乌、斑蝥、青娘子、红娘子、生马钱子、生巴豆、生半夏、生南星、生狼毒、藤黄、生甘遂、洋金花、闹羊花、生千金子、生天仙子、蟾酥、雪上一枝蒿、轻粉、红粉、药升丹、白降丹、雄黄。

各省、自治区、直辖市卫生行政部门可结合当地实际增订管理品种，并报国家卫生行政部门备案。

三、医疗用毒性药品生产、收购、供应和配制的管理规定

1. 毒性药品年度生产、收购、供应和配制计划，由省、自治区、直辖市药品监督管理部门根据医疗需要制定，经省、自治区、直辖市卫生行政部门审核后，由药品监督管理部门下达给指定的毒性药品生产、收购、供应单位，并抄报国家有关管理部门。生产单位不得擅自改变生产计划，自行销售。

2. 药厂必须由医药专业人员负责生产、配制和质量检验，并建立严格的管理制度，严防与其他药品混杂。每次配料，必须经二人以上复核无误，并详细记录每次生产所用原料和成品数，经手人要签字备查。所有工具、容器要处理干净，以防污染其他药品。标示量要准确无误，包装容器要有毒药标志。

3. 毒性药品的收购、经营，由各级药品监督管理部门指定的药品经营单位负责；配方用药由零售药店、医疗单位负责。其他任何单位或者个人均不得从事毒性药品的收购、经营和配方业务。

4. 收购、经营、加工、使用毒性药品的单位必须建立健全保管、验收、领发、核对等制度；严防收假、发错，严禁与其他药品混杂，做到划定仓间或仓位，专柜加锁并由专人保管。

毒性药品的包装容器上必须印有毒药标志，在运输毒性药品的过程中，应当采取有效措施，防止发生事故。

5. 凡加工炮制毒性中药，必须按照《中华人民共和国药典》或者省、自治区、直辖市卫生行政部门制定的《炮制规范》的规定进行。药材符合药用要求的，方可供应、配方和用于中成药生产。

6. 生产毒性药品及其制剂，必须严格执行生产工艺操作规程，在本单位药品检验人员的监督下准确投料，并建立完整的生产记录，保存五年备查。

在生产毒性药品过程中产生的废弃物，必须妥善处理，不得污染环境。

7. 医疗单位供应和调配毒性药品，凭医生签名的正式处方。国营药店供应和调配毒性药品，凭盖有医生所在的医疗单位公章的正式处方。每次处方剂量不得超过二日极量。

调配处方时，必须认真负责，计量准确，按医嘱注明要求，并由配方人员及具有药师以上技术职称的复核人员签名盖章后方可发出。对处方未注明"生用"的毒性中药，应当付炮制品。如发现处方有疑问时，须经原处方医生重新审定后再行调配。处方：次有效，取药后处方保存两年备查。

8. 科研和教学单位所需的毒性药品，必须持本单位的证明信，经单位所在地县以上卫生行政部门批准后，供应部门方能发售。

群众自配民间单、秘、验方需用毒性中药，购买时要持有本单位或者城市街道办事处、乡（镇）人民政府的证明信，供应部门方可发售。每次购用量不得超过二日极量。

四、违反医疗用毒性药品管理办法的处罚规定

1. 对违反本办法的规定，擅自生产、收购、经营毒性药品的单位或者个人，由县以上卫生行政部门没收其全部毒性药品，并处以警告或按非法所得的5～10倍罚款。情节严重、致人伤残或死亡，构成犯罪的，由司法机关依法追究其刑事责任。

2. 当事人对处罚不服的，可在接到处罚通知之日起15日内，向做出处理的机关的上级机关申请复议。但申请复议期间仍应执行原处罚决定。上级机关应在接到申请之日起10日内作出答复。对答复不服的，可在接到答复之日起15日内，向人民法院起诉。

附录 2

麻醉药品和精神药品管理条例

（国务院 2005 年 8 月 3 日发布）

一、麻醉药品和精神药品的立法宗旨、药品监督管理体制和职责

1. 为加强麻醉药品和精神药品的管理，保证麻醉药品和精神药品的合法、安全、合理使用，防止流入非法渠道，根据药品管理法和其他有关法律的规定，制定本条例。

2. 麻醉药品药用原植物的种植，麻醉药品和精神药品的实验研究、生产、经营、使用、储存、运输等活动以及监督管理，适用本条例。

麻醉药品和精神药品的进出口依照有关法律的规定办理。

3. 本条例所称麻醉药品和精神药品，是指列入麻醉药品目录、精神药品目录（以下称目录）的药品和其他物质。精神药品分为第一类精神药品和第二类精神药品。

目录由国务院药品监督管理部门会同国务院公安部门、国务院卫生主管部门制定、调整并公布。

上市销售但尚未列入目录的药品和其他物质或者第二类精神药品发生滥用，已经造成或者可能造成严重社会危害的，国务院药品监督管理部门会同国务院公安部门、国务院卫生主管部门应当及时将该药品和该物质列入目录或者将该第二类精神药品调整为第一类精神药品。

4. 国家对麻醉药品药用原植物以及麻醉药品和精神药品实行管制。除本条例另有规定的外，任何单位、个人不得进行麻醉药品药用原植物的种植以及麻醉药品和精神药品的实验研究、生产、经营、使用、储存、运输等活动。

5. 国务院药品监督管理部门负责全国麻醉药品和精神药品的监督管理工作，并会同国务院农业主管部门对麻醉药品药用原植物实施监督管理。国务院公安部门负责对造成麻醉药品药用原植物、麻醉药品和精神药品流入非法渠道的行为进行查处。国务院其他有关主管部门在各自的职责范围内负责与麻醉药品和精神药品有关的管理工作。

省、自治区、直辖市人民政府药品监督管理部门负责本行政区域内麻醉药品和精神药品的监督管理工作。县级以上地方公安机关负责对本行政区域内造成麻醉药品和精神药品流入非法渠道的行为进行查处。县级以上地方人民政府其他有关主管部门在各自的职责范围内负责与麻醉药品和精神药品有关的管理工作。

6. 麻醉药品和精神药品生产、经营企业和使用单位可以依法参加行业协会。行业协会应当加强行业自律管理。

二、麻醉药品的种植，麻醉药品、精神药品的实验研究和生产

1. 国家根据麻醉药品和精神药品的医疗、国家储备和企业生产所需原料的需要确定需求总量，对麻醉药品药用原植物的种植、麻醉药品和精神药品的生产实行总量控制。

国务院药品监督管理部门根据麻醉药品和精神药品的需求总量制定年度生产计划。

国务院药品监督管理部门和国务院农业主管部门根据麻醉药品年度生产计划，制定麻醉药品药用原植物年度种植计划。

2. 麻醉药品药用原植物种植企业应当根据年度种植计划，种植麻醉药品药用原植物。

麻醉药品药用原植物种植企业应当向国务院药品监督管理部门和国务院农业主管部门定期报告种植情况。

3. 麻醉药品药用原植物种植企业由国务院药品监督管理部门和国务院农业主管部门共同确定，其他单位和个人不得种植麻醉药品药用原植物。

4. 开展麻醉药品和精神药品实验研究活动应当具备下列条件，并经国务院药品监督管理部门批准：

（1）以医疗、科学研究或者教学为目的；

（2）有保证实验所需麻醉药品和精神药品安全的措施和管理制度；

（3）单位及其工作人员 2 年内没有违反有关禁毒的法律、行政法规规定的行为。

5. 麻醉药品和精神药品的实验研究单位申请相关药品批准证明文件，应当依照药品管理法的规定办理；需要转让研究成果的，应当经国务院药品监督管理部门批准。

6. 药品研究单位在普通药品的实验研究过程中，产生本条例规定的管制品种的，应当立即停止实验研究活动，并向国务院药品监督管理部门报告。国务院药品监督管理部门应当根据情况，及时做出是否同意其继续实验研究的决定。

7. 麻醉药品和第一类精神药品的临床试验，不得以健康人为受试对象。

8. 国家对麻醉药品和精神药品实行定点生产制度。

国务院药品监督管理部门应当根据麻醉药品和精神药品的需求总量，确定麻醉药品和精神药品定点生产企业的数量和布局，并根据年度需求总量对数量和布局进行调整、公布。

9. 麻醉药品和精神药品的定点生产企业应当具备下列条件：

（1）有药品生产许可证；

（2）有麻醉药品和精神药品实验研究批准文件；

（3）有符合规定的麻醉药品和精神药品生产设施、储存条件和相应的安全管理设施；

（4）有通过网络实施企业安全生产管理和向药品监督管理部门报告生产信息的能力；

（5）有保证麻醉药品和精神药品安全生产的管理制度；

（6）有与麻醉药品和精神药品安全生产要求相适应的管理水平和经营规模；

（7）麻醉药品和精神药品生产管理、质量管理部门的人员应当熟悉麻醉药品和精神药品管理以及有关禁毒的法律、行政法规；

（8）没有生产、销售假药、劣药或者违反有关禁毒的法律、行政法规规定的行为；

（9）符合国务院药品监督管理部门公布的麻醉药品和精神药品定点生产企业数量和布局的要求。

10. 从事麻醉药品、第一类精神药品生产以及第二类精神药品原料药生产的企业，应当经所在地省、自治区、直辖市人民政府药品监督管理部门初步审查，由国务院药品监督管理部门批准；从事第二类精神药品制剂生产的企业，应当经所在地省、自治区、直辖市人民政府药品监督管理部门批准。

11. 定点生产企业生产麻醉药品和精神药品，应当依照药品管理法的规定取得药品批准文号。

国务院药品监督管理部门应当组织医学、药学、社会学、伦理学和禁毒等方面的专家成立专家组，由专家组对申请首次上市的麻醉药品和精神药品的社会危害性和被滥用的可能性进行评价，并提出是否批准的建议。

未取得药品批准文号的，不得生产麻醉药品和精神药品。

12. 发生重大突发事件，定点生产企业无法正常生产或者不能保证供应麻醉药品和精神药品时，国务院药品监督管理部门可以决定其他药品生产企业生产麻醉药品和精神药品。

重大突发事件结束后，国务院药品监督管理部门应当及时决定前款规定的企业停止麻醉药品和精神药品的生产。

13. 定点生产企业应当严格按照麻醉药品和精神药品年度生产计划安排生产，并依照规定向所在地省、自治区、直辖市人民政府药品监督管理部门报告生产情况。

14. 定点生产企业应当依照本条例的规定，将麻醉药品和精神药品销售给具有麻醉药品和精神药品经营资格的企业或者依照本条例规定批准的其他单位。

15. 麻醉药品和精神药品的标签应当印有国务院药品监督管理部门规定的标志。

三、麻醉药品和精神药品的经营

1. 国家对麻醉药品和精神药品实行定点经营制度。

国务院药品监督管理部门应当根据麻醉药品和第一类精神药品的需求总量，确定麻醉药品和第一类精神药品的定点批发企业布局，并应当根据年度需求总量对布局进行调整、公布。

药品经营企业不得经营麻醉药品原料药和第一类精神药品原料药。但是，供医疗、科学研究、教学使用的小包装的上述药品可以由国务院药品监督管理部门规定的药品批发企业经营。

2. 麻醉药品和精神药品定点批发企业除应当具备药品管理法第十五条规定的药品经营企业的开办条件外，还应当具备下列条件：

（1）有符合本条例规定的麻醉药品和精神药品储存条件；

（2）有通过网络实施企业安全管理和向药品监督管理部门报告经营信息的能力；

（3）单位及其工作人员 2 年内没有违反有关禁毒的法律、行政法规规定的行为；

（4）符合国务院药品监督管理部门公布的定点批发企业布局。

麻醉药品和第一类精神药品的定点批发企业，还应当具有保证供应责任区域内医疗机构所需麻醉药品和第一类精神药品的能力，并具有保证麻醉药品和第一类精神药品安全经营的管理制度。

3. 跨省、自治区、直辖市从事麻醉药品和第一类精神药品批发业务的企业（以下称全国性批发企业），应当经国务院药品监督管理部门批准；在本省、自治区、直辖市行政区域内从事麻醉药品和第一类精神药品批发业务的企业（以下称区域性批发企业），应当经所在地省、自治区、直辖市人民政府药品监督管理部门批准。

专门从事第二类精神药品批发业务的企业，应当经所在地省、自治区、直辖市人民政府药品监督管理部门批准。

全国性批发企业和区域性批发企业可以从事第二类精神药品批发业务。

4. 全国性批发企业可以向区域性批发企业，或者经批准可以向取得麻醉药品和第一类精神药品使用资格的医疗机构以及依照本条例规定批准的其他单位销售麻醉药品和第一类精神药品。

全国性批发企业向取得麻醉药品和第一类精神药品使用资格的医疗机构销售麻醉药品和第一类精神药品，应当经医疗机构所在地省、自治区、直辖市人民政府药品监督管理部门批准。

国务院药品监督管理部门在批准全国性批发企业时，应当明确其所承担供药责任的区域。

5. 区域性批发企业可以向本省、自治区、直辖市行政区域内取得麻醉药品和第一类精神药品使用资格的医疗机构销售麻醉药品和第一类精神药品；由于特殊地理位置的原因，需要就近向其他省、自治区、直辖市行政区域内取得麻醉药品和第一类精神药品使用资格的医疗机构销售的，应当经国务院药品监督管理部门批准。

省、自治区、直辖市人民政府药品监督管理部门在批准区域性批发企业时，应当明确其所承担供药责任的区域。

区域性批发企业之间因医疗急需、运输困难等特殊情况需要调剂麻醉药品和第一类精神药品的，应当在调剂后 2 日内将调剂情况分别报所在地省、自治区、直辖市人民政府药品监督管理部门备案。

6. 全国性批发企业应当从定点生产企业购进麻醉药品和第一类精神药品。

区域性批发企业可以从全国性批发企业购进麻醉药品和第一类精神药品；经所在地省、自治区、直辖市人民政府药品监督管理部门批准，也可以从定点生产企业购进麻醉药品和第一类精神药品。

7. 全国性批发企业和区域性批发企业向医疗机构销售麻醉药品和第一类精神药品，应当将药品送至医疗机构。医疗机构不得自行提货。

8. 第二类精神药品定点批发企业可以向医疗机构、定点批发企业和符合第 10 条规定的药品零售企业以及依照本条例规定批准的其他单位销售第二类精神药品。

9. 麻醉药品和第一类精神药品不得零售。

禁止使用现金进行麻醉药品和精神药品交易，但是个人合法购买麻醉药品和精神药品的除外。

10. 经所在地设区的市级药品监督管理部门批准，实行统一进货、统一配送、统一管理的药品零售连锁企业可以从事第二类精神药品零售业务。

11. 第二类精神药品零售企业应当凭执业医师出具的处方，按规定剂量销售第二类精神药品，并将处方保存 2 年备查；禁止超剂量或者无处方销售第二类精神药品；不得向未成年人销售第二类精神药品。

12. 麻醉药品和精神药品实行政府定价，在制定出厂和批发价格的基础上，逐步实行全国统一零售价格。具体办法由国务院价格主管部门制定。

四、麻醉药品和精神药品的使用

1. 药品生产企业需要以麻醉药品和第一类精神药品为原料生产普通药品的，应当向所在地省、自治区、直辖市人民政府药品监督管理部门报送年度需求计划，由省、自治区、直辖市人民政府药品监督管理部门汇总报国务院药品监督管理部门批准后，向定点生产企业购买。

药品生产企业需要以第二类精神药品为原料生产普通药品的，应当将年度需求计划报所在地省、自治区、直辖市人民政府药品监督管理部门，并向定点批发企业或者定点生产企业购买。

2. 食品、食品添加剂、化妆品、油漆等非药品生产企业需要使用咖啡因作为原料的，应当经所在地省、自治区、直辖市人民政府药品监督管理部门批准，向定点批发企业或者定点生产企业购买。

科学研究、教学单位需要使用麻醉药品和精神药品开展实验、教学活动的，应当经所在地省、自治区、直辖市人民政府药品监督管理部门批准，向定点批发企业或者定点生产企业购买。

需要使用麻醉药品和精神药品的标准品、对照品的，应当经所在地省、自治区、直辖市人民政府药品监督管理部门批准，向国务院药品监督管理部门批准的单位购买。

五、麻醉药品和精神药品的储存

1. 麻醉药品药用原植物种植企业、定点生产企业、全国性批发企业和区域性批发企业以及国家设立的麻醉药品储存单位，应当设置储存麻醉药品和第一类精神药品的专库。该专库应当符合下列要求：

（1）安装专用防盗门，实行双人双锁管理；

（2）具有相应的防火设施；

（3）具有监控设施和报警装置，报警装置应当与公安机关报警系统联网。

全国性批发企业经国务院药品监督管理部门批准设立的药品储存点应当符合前款的规定。

麻醉药品定点生产企业应当将麻醉药品原料药和制剂分别存放。

2. 麻醉药品和第一类精神药品的使用单位应当设立专库或者专柜储存麻醉药品和第一类精神药品。专库应当设有防盗设施并安装报警装置；专柜应当使用保险柜。专库和专柜应当实行双人双锁管理。

3. 麻醉药品药用原植物种植企业、定点生产企业、全国性批发企业和区域性批发企业、国家设立的麻醉药品储存单位以及麻醉药品和第一类精神药品的使用单位，应当配备专人负责管理工作，并建立储存麻醉药品和第一类精神药品的专用账册。药品入库双人验收，出库双人复核，做到账物相符。专用账册的保存期限应当自药品有效期期满之日起不少于 5 年。

4. 第二类精神药品经营企业应当在药品库房中设立独立的专库或者专柜储存第二类精神药品，并建立专用账册，实行专人管理。专用账册的保存期限应当自药品有效期期满之日起不少于 5 年。

六、麻醉药品和精神药品的审批程序和监督管理

1. 申请人提出本条例规定的审批事项申请，应当提交能够证明其符合本条例规定条件的相关资料。审批部门应当自收到申请之日起 40 日内做出是否批准的决定；做出批准

决定的，发给许可证明文件或者在相关许可证明文件上加注许可事项；做出不予批准决定的，应当书面说明理由。

确定定点生产企业和定点批发企业，审批部门应当在经审查符合条件的企业中，根据布局的要求，通过公平竞争的方式初步确定定点生产企业和定点批发企业，并予公布。其他符合条件的企业可以自公布之日起10日内向审批部门提出异议。审批部门应当自收到异议之日起20日内对异议进行审查，并做出是否调整的决定。

2. 药品监督管理部门应当根据规定的职责权限，对麻醉药品药用原植物的种植以及麻醉药品和精神药品的实验研究、生产、经营、使用、储存、运输活动进行监督检查。

3. 省级以上人民政府药品监督管理部门根据实际情况建立监控信息网络，对定点生产企业、定点批发企业和使用单位的麻醉药品和精神药品生产、进货、销售、库存、使用的数量以及流向实行实时监控，并与同级公安机关做到信息共享。

4. 尚未连接监控信息网络的麻醉药品和精神药品定点生产企业、定点批发企业和使用单位，应当每月通过电子信息、传真、书面等方式，将本单位麻醉药品和精神药品生产、进货、销售、库存、使用的数量以及流向，报所在地设区的市级药品监督管理部门和公安机关；医疗机构还应当报所在地设区的市级人民政府卫生主管部门。

设区的市级药品监督管理部门应当每3个月向上一级药品监督管理部门报告本地区麻醉药品和精神药品的相关情况。

5. 对已经发生滥用，造成严重社会危害的麻醉药品和精神药品品种，国务院药品监督管理部门应当采取在一定期限内中止生产、经营、使用或者限定其使用范围和用途等措施。对不再作为药品使用的麻醉药品和精神药品，国务院药品监督管理部门应当撤销其药品批准文号和药品标准，并予以公布。

药品监督管理部门、卫生主管部门发现生产、经营企业和使用单位的麻醉药品和精神药品管理存在安全隐患时，应当责令其立即排除或者限期排除；对有证据证明可能流入非法渠道的，应当及时采取查封、扣押的行政强制措施，在7日内做出行政处理决定，并通报同级公安机关。

药品监督管理部门发现取得印鉴卡的医疗机构未依照规定购买麻醉药品和第一类精神药品时，应当及时通报同级卫生主管部门。接到通报的卫生主管部门应当立即调查处理。必要时，药品监督管理部门可以责令定点批发企业中止向该医疗机构销售麻醉药品和第一类精神药品。

6. 麻醉药品和精神药品的生产、经营企业和使用单位对过期、损坏的麻醉药品和精神药品应当登记造册，并向所在地县级药品监督管理部门申请销毁。药品监督管理部门应当自接到申请之日起5日内到场监督销毁。医疗机构对存放在本单位的过期、损坏麻醉药品和精神药品，应当按照本条规定的程序向卫生主管部门提出申请，由卫生主管部门负责监督销毁。

对依法收缴的麻醉药品和精神药品，除经国务院药品监督管理部门或者国务院公安部门批准用于科学研究外，应当依照国家有关规定予以销毁。

7. 县级以上人民政府卫生主管部门应当对执业医师开具麻醉药品和精神药品处方的情况进行监督检查。

8. 药品监督管理部门、卫生主管部门和公安机关应当互相通报麻醉药品和精神药品生产、经营企业和使用单位的名单以及其他管理信息。

各级药品监督管理部门应当将在麻醉药品药用原植物的种植以及麻醉药品和精神药品的实验研究、生产、经营、使用、储存、运输等各环节的管理中的审批、撤销等事项通报同级公安机关。

麻醉药品和精神药品的经营企业、使用单位报送各级药品监督管理部门的备案事项，应当同时报送同级公安机关。

9. 发生麻醉药品和精神药品被盗、被抢、丢失或者其他流入非法渠道的情形的，案发单位应当立即采取必要的控制措施，同时报告所在地县级公安机关和药品监督管理部门。医疗机构发生上述情形的，还应当报告其主管部门。

公安机关接到报告、举报，或者有证据证明麻醉药品和精神药品可能流入非法渠道时，应当及时开展调查，并可以对相关单位采取必要的控制措施。

药品监督管理部门、卫生主管部门以及其他有关部门应当配合公安机关开展工作。

七、违反麻醉药品和精神药品管理条例的法律责任

1. 药品监督管理部门、卫生主管部门违反本条例的规定，有下列情形之一的，由其上级行政机关或者监察机关责令改正；情节严重的，对直接负责的主管人员和其他直接责任人员依法给予行政处分；构成犯罪的，依法追究刑事责任：

（1）对不符合条件的申请人准予行政许可或者超越法定职权做出准予行政许可决定的；

（2）未到场监督销毁过期、损坏的麻醉药品和精神药品的；

（3）未依法履行监督检查职责，应当发现而未发现违法行为、发现违法行为不及时查处，或者未依照本条例规定的程序实施监督检查的；

（4）违反本条例规定的其他失职、渎职行为。

2. 麻醉药品药用原植物种植企业违反本条例的规定，有下列情形之一的，由药品监督管理部门责令限期改正，给予警告；逾期不改正的，处 5 万元以上 10 万元以下的罚款；情节严重的，取消其种植资格：

（1）未依照麻醉药品药用原植物年度种植计划进行种植的；

（2）未依照规定报告种植情况的；

（3）未依照规定储存麻醉药品的。

3. 定点生产企业违反本条例的规定，有下列情形之一的，由药品监督管理部门责令限期改正，给予警告，并没收违法所得和违法销售的药品；逾期不改正的，责令停产，并处5万元以上10万元以下的罚款；情节严重的，取消其定点生产资格：

（1）未按照麻醉药品和精神药品年度生产计划安排生产的；

（2）未依照规定向药品监督管理部门报告生产情况的；

（3）未依照规定储存麻醉药品和精神药品，或者未依照规定建立、保存专用账册的；

（4）未依照规定销售麻醉药品和精神药品的；

（5）未依照规定销毁麻醉药品和精神药品的。

4. 定点批发企业违反本条例的规定销售麻醉药品和精神药品，或者违反本条例的规定经营麻醉药品原料药和第一类精神药品原料药的，由药品监督管理部门责令限期改正，给予警告，并没收违法所得和违法销售的药品；逾期不改正的，责令停业，并处违法销售药品货值金额2倍以上5倍以下的罚款；情节严重的，取消其定点批发资格。

5. 定点批发企业违反本条例的规定，有下列情形之一的，由药品监督管理部门责令限期改正，给予警告；逾期不改正的，责令停业，并处2万元以上5万元以下的罚款；情节严重的，取消其定点批发资格：

（1）未依照规定购进麻醉药品和第一类精神药品的；

（2）未保证供药责任区域内的麻醉药品和第一类精神药品的供应的；

（3）未对医疗机构履行送货义务的；

（4）未依照规定报告麻醉药品和精神药品的进货、销售、库存数量以及流向的；

（5）未依照规定储存麻醉药品和精神药品，或者未依照规定建立、保存专用账册的；

（6）未依照规定销毁麻醉药品和精神药品的；

（7）区域性批发企业之间违反本条例的规定调剂麻醉药品和第一类精神药品，或者因特殊情况调剂麻醉药品和第一类精神药品后未依照规定备案的。

6. 第二类精神药品零售企业违反本条例的规定储存、销售或者销毁第二类精神药品的，由药品监督管理部门责令限期改正，给予警告，并没收违法所得和违法销售的药品；逾期不改正的，责令停业，并处5 000元以上2万元以下的罚款；情节严重的，取消其第二类精神药品零售资格。

7. 提供虚假材料、隐瞒有关情况，或者采取其他欺骗手段取得麻醉药品和精神药品的实验研究、生产、经营、使用资格的，由原审批部门撤销其已取得的资格，5年内不得提出有关麻醉药品和精神药品的申请；情节严重的，处 1 万元以上 3 万元以下的罚款，有药品生产许可证、药品经营许可证、医疗机构执业许可证的，依法吊销其许可证明文件。

8. 药品研究单位在普通药品的实验研究和研制过程中，产生本条例规定管制的麻醉药品和精神药品，未依照本条例的规定报告的，由药品监督管理部门责令改正，给予警告，没收违法药品；拒不改正的，责令停止实验研究和研制活动。

9. 定点生产企业、定点批发企业和第二类精神药品零售企业生产、销售假劣麻醉药品和精神药品的，由药品监督管理部门取消其定点生产资格、定点批发资格或者第二类精神药品零售资格，并依照药品管理法的有关规定予以处罚。

10. 定点生产企业、定点批发企业和其他单位使用现金进行麻醉药品和精神药品交易的，由药品监督管理部门责令改正，给予警告，没收违法交易的药品，并处 5 万元以上 10 万元以下的罚款。

11. 发生麻醉药品和精神药品被盗、被抢、丢失案件的单位，违反本条例的规定未采取必要的控制措施或者未依照本条例的规定报告的，由药品监督管理部门和卫生主管部门依照各自职责，责令改正，给予警告；情节严重的，处 5 000 元以上 1 万元以下的罚款；有上级主管部门的，由其上级主管部门对直接负责的主管人员和其他直接责任人员，依法给予降级、撤职的处分。

12. 依法取得麻醉药品药用原植物种植或者麻醉药品和精神药品实验研究、生产、经营、使用、运输等资格的单位，倒卖、转让、出租、出借、涂改其麻醉药品和精神药品许可证明文件的，由原审批部门吊销相应许可证明文件，没收违法所得；情节严重的，处违法所得 2 倍以上 5 倍以下的罚款；没有违法所得的，处 2 万元以上 5 万元以下的罚款；构成犯罪的，依法追究刑事责任。

13. 违反本条例的规定，致使麻醉药品和精神药品流入非法渠道造成危害，构成犯罪的，依法追究刑事责任；尚不构成犯罪的，由县级以上公安机关处 5 万元以上 10 万元以下的罚款；有违法所得的，没收违法所得；情节严重的，处违法所得 2 倍以上 5 倍以下的罚款；由原发证部门吊销其药品生产、经营和使用许可证明文件。

药品监督管理部门、卫生主管部门在监督管理工作中发现前款规定情形的，应当立即通报所在地同级公安机关，并依照国家有关规定，将案件以及相关材料移送公安机关。

14. 本章规定由药品监督管理部门做出的行政处罚，由县级以上药品监督管理部门按照国务院药品监督管理部门规定的职责分工决定。

八、附则

麻醉药品目录中的罂粟壳只能用于中药饮片和中成药的生产以及医疗配方使用。